常见化学毒物职业危害防护指南

张 敏 主编

中国医学科学院北京协和医学院群医学及公共卫生学院

科学出版社

北 京

内 容 简 介

化学物质具有种类多、使用范围广、危害多样的特点，《常见化学毒物职业危害防护指南》所列化学物质包含我国职业健康《高毒物品目录》（2003 年）涵盖的全部 54 种和其他专家遴选增加的 49 种，是借鉴国际经验、参考国内外最新研究成果和指南标准加以补充，并结合数十年实践经验的成果，旨在促进实用、可及的化学性职业危害防控策略应用，使全社会都能得到实实在在的益处。本指南针对各种化学物质的不同使用人群和地点，提供了不同侧重点的信息卡、告知卡和应急救援卡，三种卡能够独立使用，也能够相互补充，并可作为不同标准更新的基础。

本指南适用于从事化学毒物的所有相关人员，包括从事化学品生产经营的广大劳动者、用人单位、工会组织，以及化学毒物防控救治的职业健康专业人员、临床医务人员、应急救援人员。

图书在版编目 (CIP) 数据

常见化学毒物职业危害防护指南 / 张敏主编 . —北京：科学出版社，2023.11

ISBN 978-7-03-076877-3

Ⅰ.①常… Ⅱ.①张… Ⅲ.①化学工业 - 有毒物质 - 职业危害 - 防护 - 指南 Ⅳ.① R135-62

中国国家版本馆 CIP 数据核字（2023）第 213780 号

责任编辑：丁慧颖 杨小玲 刘天然 / 责任校对：张小霞
责任印制：肖 兴 / 封面设计：吴朝洪

科学出版社 出版
北京东黄城根北街 16 号
邮政编码：100717
http://www.sciencep.com

北京中科印刷有限公司 印刷
科学出版社发行 各地新华书店经销

*

2023 年 11 月第 一 版 开本：880×1230 1/16
2023 年 11 月第一次印刷 印张：19 1/4
字数：520 000
定价：149.00 元
（如有印装质量问题，我社负责调换）

《常见化学毒物职业危害防护指南》编写委员会

主　编　张　敏　中国医学科学院北京协和医学院群医学及公共卫生学院
副主编　杜燮祎　中国疾病预防控制中心职业卫生与中毒控制所
主　审　黄金祥　中国疾病预防控制中心职业卫生与中毒控制所
　　　　吴维皑　中国疾病预防控制中心职业卫生与中毒控制所
　　　　乌正赉　中国医学科学院基础医学研究所
编　者　中国医学科学院北京协和医学院群医学及公共卫生学院
　　　　王宇萍　王福媛　申文亚　边　峰　刘钰洁
　　　　汤宇婷　杨维中　吴　菁　张　敏　贺楚宁
　　　　骆倩倩　黄一鸣
　　　　中国疾病预防控制中心职业卫生与中毒控制所
　　　　刘　拓　杜燮祎　陈曙旸
　　　　北京市疾病预防控制中心
　　　　吕　琳
　　　　国家卫生健康委职业安全卫生研究中心
　　　　陈　娜
　　　　广东省职业病防治院
　　　　郑倩玲
　　　　湖南省职业病防治院
　　　　李　祈
　　　　3M 中国有限公司
　　　　姚　红

序

健康是促进人的全面发展的必然要求，也是经济社会发展的基础条件，更是民族昌盛和国家富强的重要标志。职业健康是健康中国建设的重要基础和组成部分，事关广大劳动者的健康福祉以及经济发展和社会稳定大局。

随着健康中国 2030 战略的全面实施，我国预防控制职业危害、保障劳动者健康面临新的形势和更高的要求。一方面新旧职业危害日益交织叠加；另一方面职业健康管理和服务人群、领域不断扩展，劳动者日益增长的职业健康需求与职业健康工作发展不平衡、不充分的矛盾突出。此外，还存在部分地方政府监管责任和用人单位主体责任落实不到位的问题；中小微型企业职业健康管理基础薄弱，一些用人单位工作场所的粉尘、化学毒物、噪声等职业危害因素超标严重，劳动者职业健康权益保障存在薄弱环节。

化学毒物具有种类多、使用范围广、危害多样的特点，是工作场所最常见的职业性有害因素之一，仅常见的化学毒物数量就多达 600 多种。化学毒物普遍存在于生产、使用、废弃的过程中，通过呼吸道、胃肠和皮肤等途径侵入劳动者机体，不仅会引起劳动者急、慢性职业中毒，还会导致职业性肿瘤、生殖系统损害和子代健康损害等更长远的健康危害，给劳动者及其家庭、企业、社会和国家造成严重的疾病负担。

据国家统计局公布，2021 年我国约有规模以上工业企业①44 万多家，劳动力人口 7.80 亿多人，接触职业性有害因素人群数以亿计。2021 年，全国共报告各类职业病新病例 15 407 例，其中职业性尘肺病 11 809 例，职业性化学中毒、职业性皮肤病等其他职业病 3598 例；2012 年至 2021 年，年均报告职业病新病例 2.47 万例，因职业病、工伤事故产生的直接经济损失达上千亿元。可见，职业病和职业性疾患仍然是影响劳动者健康、造成劳动者过早失去劳动能力的主要因素。

国际社会高度关注化学品的安全使用，联合国及相关专业机构出台了很多相关国际公约和标准，倡导、呼吁、指导各国加强管理。1980 年，世界卫生组织、国际劳工组织和联合国环境规划署三个国际机构合作成立了国际化学品安全规划署，旨在为化学品的安全使用奠定科学基础，并加强各国在化学品安全方面的能力。在联合国 2030 年 17 个可持续发展目标中，可持续目标 3（良好健康与福祉）和可持续目标 12（负责任的消费和生产）中都提及，要采取措施加强危险化学品的无害环境管理并减少其所致的伤害。此外，国际劳工组织先后颁布多项公约涉及化学品的管理和使用，这些专项和综合性的国际劳工公约对呼吁、指导全球安全使用化学品、预防控制化学毒物职业危害发挥了重要作用。

我国在化学品安全使用方面，也采取了很多行动，相继颁布了一系列法规标准促进劳动者的职业卫生防护。然而，我国职业危害防护面临的问题依旧突出。如何在用人单位，特别是中小微型企业，贯彻落实相关的国家法律法规和标准；帮助临床医生提高对职业病的诊断能力、诊断水平和防控能力，提高职业卫生服务水平；提高全社会化学品事故应急救援能力，保护救援者和公众健康，将化学品所致的突发公共卫生事件的损害减到最低，依然面临重大挑战。为了解决如上

---

① 《中国统计年鉴-2022》：全国规模以上工业企业统计范围，1998～2006 年为全部国有及年主营业务收入在 500 万元及以上非国有工业企业；2007～2010 年为年主营业务收入在 500 万元及以上的工业企业；2011 年及以后年份为年主营业务收入在 2000 万元及以上的工业企业。

问题，特编制该指南。

北京协和医学院职业健康专家张敏教授长期致力于推动我国劳动者职业危害防护研究与发展，特别关注化学毒物的防护议题，她曾经在某大型国有企业从事一线职业危害防控工作十余年，并牵头起草我国多个职业病危害防治标准和国际技术文件，包括《高毒物品目录》（2003 年）和《职业病危害因素分类目录》（2015 版），修订国家强制性职业卫生标准《工作场所有害因素职业接触限值 第 1 部分：化学有害因素》（GBZ 2.1—2019），作为核心专家组成员修订 2013 年版《职业病分类和目录》，积累了大量的实践经验和专业基础。与此同时，张敏教授不断追踪国际前沿，参与国际核心指南的制定，与国内外同行密切合作，牵头翻译、引进了美国国立职业安全卫生研究所编制的《危险化学品应急救援指南》（2003 年）和《危险化学品使用手册》（2005 年）等专业指南和数据库，作为核心、独立专家参加了国际劳工组织 2010 年版职业病名单的修订和《国际职业病诊断和接触标准》（2022 年）的编写，引进了多个国际劳工组织职业危害预防控制工具包，并致力于在中国进行推广应用和适应性研究，为改善工作场所的职业危害控制水平，促进劳动者健康提供一定技术支持。

《常见化学毒物职业危害防护指南》是国内同行数十年职业危害防护经验的系统总结，并借鉴国际经验，参考国内外最新研究成果加以补充。该指南共包括列入《高毒物品目录》（2003 年）、《高毒物品作业岗位职业病危害信息指南》（GBZ/T 204—2007）和《高毒物品作业岗位职业病危害告知规范》（GBZ/T 203—2007）的 54 种化学物质和根据国家职业性化学中毒报告数据遴选后增加的 49 种化学物质，旨在促进实用、可及的化学

性职业危害防控策略应用，使劳动者和用人单位都能得到实实在在的益处。

新型冠状病毒感染（COVID-19）疫情使世界百年未有之大变局加速演进，世界各国劳动者的职业健康受到严重影响。我们要重视《"健康中国 2030"规划纲要》中关于"强化安全生产和职业健康"的重要建设目标，"开展职业病危害基本情况普查，健全有针对性的健康干预措施。进一步完善职业安全卫生标准体系，建立完善重点职业病监测与职业病危害因素监测、报告和管理网络，遏制尘肺病和职业中毒高发势头"，切实促进完善公共安全体系。北京协和医学院以"尊科学济人道"的原则，百年前率先将现代医学科学引入中国，引领和推动了中国现代医学的发展，为我国医学教育、医学科学研究和医疗卫生事业的进步与发展做出了积极的贡献，在国内外享有很高的声誉，进入"211"和"985"工程建设行列，列入国家"双一流"大学建设行列。2022 年，公共卫生与预防医学列为"双一流"建设学科，职业健康专业得到长足发展，在国家和国际职业卫生标准、医护人员职业健康防护以及化学毒物、粉尘和社会心理因素等职业危害预防控制方面具有独特技术优势，不断为国家培养专业人才。

期望该指南为社会各界预防、控制化学毒物的职业危害提供实实在在的帮助，为打造健康中国做出更大贡献，为中华民族伟大复兴打下坚实的健康基础。

王 辰

中国工程院院士

中国工程院副院长

中国医学科学院北京协和医学院院长

2023 年 9 月

前　言

职业健康和安全事关广大劳动者健康福祉，也事关经济发展与社会稳定大局。随着健康中国2030战略的全面实施，我国预防控制职业危害、保障劳动者健康面临新的形势和更高的要求。

职业性有害因素所致的伤害、职业病和工作有关疾病对国民经济带来的损失也是惊人的。国际劳工组织最新数据估算，就多数国家而言，与工作有关的健康问题所造成的经济损失高达国内生产总值的5.2%。

化学毒物是职业性有害因素中的主要有害因素之一，国际社会高度关注化学品的安全使用，联合国及相关专业机构出台了很多相关国际公约和标准，倡导、呼吁、指导各国加强管理。1980年，世界卫生组织、国际劳工组织和联合国环境规划署三个国际机构合作成立了国际化学品安全规划署，旨在为化学品的安全使用奠定科学基础，并加强各国在化学品安全方面的能力。在联合国2030年17个可持续发展目标中，可持续目标3（良好健康与福祉）提出"到2030年，大幅减少危险化学品以及空气、水和土壤污染导致的死亡和患病人数"；可持续目标12（负责任的消费和生产）倡导"到2020年，根据商定的国际框架，实现化学品和所有废物在整个存在周期的无害环境管理，并大幅减少它们排入大气以及渗漏到水和土壤的概率，尽可能降低它们对人类健康和环境造成的负面影响"。国际劳工组织先后颁布多项公约涉及化学品的健康管理和使用，如《预防苯中毒危害公约》（1971年，第136号）、《预防和控制致癌物质和制剂导致职业危害公约》（1974年，第139号）、《职业安全和卫生及工作环境公约》（1981年，第155号）、《防石棉中毒危害公约》（1986年，第162号）、《化学品公约》（1990年，第170号）和《农业中的安全与卫生公约》（2001

年，第184号）等。

我国在化学品安全使用方面也采取了很多重要行动，相继颁布了一系列法规标准，如《中华人民共和国职业病防治法》（2001年颁布，2018年最新修订），《使用有毒物品作业场所劳动保护条例》（2002年颁布）、《危险化学品安全管理条例》（2002年颁布，2013年最新修订）《中华人民共和国安全生产法》（2002年颁布，2014年最新修订）和《突发公共卫生事件应急条例》（2003年颁布，2011年最新修订），对化学品的生产、储存、使用、经营和运输、职业性化学中毒预防控制以及化学品泄漏所造成突发公共卫生事件提出了全面要求。

为了落实这些要求，我们还配套编制了相关的实施指南和标准。根据国家的需要，先后引进翻译了国际上认为最重要的三个数据库之中的两个，即美国国家职业安全卫生研究所编制的《危险化学品应急救援指南》（2003年）和《危险化学品使用手册》（2005年）。我作为牵头专家，先后起草了《高毒物品目录》（2003年）、《高毒物品作业职业病危害的防护实用指南》（2004年）、《高毒物品作业岗位职业病危害信息指南》（GBZ/T 204—2007）和《高毒物品作业岗位职业病危害告知规范》（GBZ/T 203—2007）等国家技术文件、标准，广泛应用于工作场所职业危害防治。

回顾工作历程，依然感到心潮澎湃。2001年，在东风汽车公司做了十余年职业健康工作的我有幸作为引进人才，调往中国疾病预防控制中心职业卫生与中毒控制所工作，参与疾控中心的建设。一到北京，何凤生院士就送给我一张美国国家职业安全卫生研究所的数据库光盘。我被美国国家队做的数据库震撼。我浏览光盘，根据国家的需要，先后翻译引进了国际上认为最重要的三个数据库之中的两个，即《危险化学品应急救援指南》（2003 年）和《危险化学品使用手册》（2005 年）。2002 年，河北省保定市白沟镇箱包胶黏剂导致的职业性化学中毒事故发生；41 天之后，国务院发布《使用有毒物品作业场所劳动保护条例》（2002 年）。为了配套本条例的实施，我有幸作为牵头专家，起草了《高毒物品目录》（2003 年）、《高毒物品作业职业病危害的防护实用指南》（2004 年）、《高毒物品作业岗位职业病危害信息指南》（GBZ/T 204—2007）和《高毒物品作业岗位职业病危害告知规范》（GBZ/T 203—2007）等国家技术文件、标准，这些文件和标准不仅在工作场所日常管理中得到广泛应用，在国家重大事件、突发公共卫生事件，如新中国成立 60 周年和 70 周年庆祝活动的安全生产保障工作、2008 年北京奥运会期间保障工作，以及 2008 年四川汶川地震震后危险化学品安全处置、2015 年 8·12 天津滨海新区爆炸事故和 2019 年江苏省盐城市响水县化学品事故处置中，起到了技术支撑作用。

从 2008 年至今，我的工作发生了很多变化，在国家层面，我又牵头起草了多个职业危害预防控制标准，如《职业病危害因素分类目录》（2015 年），修订国家强制性职业卫生标准《工作场所有害因素职业接触限值 第 1 部分：化学有害因素》（GBZ 2.1—2019），作为核心专家组成员修订《职业病分类和目录》（2013 年）。在国际层面，作为核心、独立专家参加了国际劳工组织《国际职业病名单》（2010 年）的修订和《国际职业病诊断和接触标准》（2022 年）的编写，翻译、引进了多个国际劳工组织职业危害预防控制工具包，并致力于在中国进行推广应用和适用性研究。

在工作中，我国职业危害依然严峻的形势让我非常揪心，部分地方政府监管责任和部分用人单位主体责任落实不到位，一些中小微型企业职业健康管理基础薄弱，工作场所化学毒物超标现象时有发生，对劳动者的职业健康和安全造成不可忽视的威胁。此外，大多临床医生对于危险化学品等职业性有害因素所致疾病的诊断意识薄弱且能力不足，且我国职业健康检查机构、职业病诊断机构、化学品毒性鉴定机构等的数量远不能满足现有的法人单位和劳动者数量，职业卫生服务覆盖率仅为 10%～20%，远低于发达工业化国家 70%～90% 的水平，且职业卫生服务能力严重不足、分布不均匀，劳动者日益增长的职业健康需求与职业健康工作发展不平衡、不充分的矛盾不断突出。

为了协助国家解决上述问题，将既往工作成果更新、出版成为 2017 年我到北京协和医学院工作后的最优先事宜。特别是在中国医学科学院医学与健康科技创新工程协同创新团队"中文临床医学术语系统构建研究"（2017-I2M-3-014）项目的支持之下，我们得以继续开展前期工作。

在继续前期工作的过程中，我们对照国内外最新进展，依据《中华人民共和国职业病防治法》（2001 年颁布，2018 年修订）、《工作场所有害因素职业接触限值 第 1 部分：化学有害因素》（GBZ 2.1—2019）和《职业健康监护技术规范》（GBZ 188—2014）等国家职业卫生标准，以及《危险化学品应急救援指南》（2020 年）等数据库，对相关数据进行了全面核对、更新，这些更新数据又会对修订、更新相关职业卫生标准和职业病目录提供新的工作基础。

编制一个中国化学物质职业危害数据库是我多年的夙愿。随着职业病防治工作的推进，各地反映《高毒物品目录》中 54 种高毒物质的数据库不能满足工作需求。因此，我们又遴选出 49 种化学物质，扩充前面的工作。扩充的部分化学物质的数据已被纳入到 2016 年发布的国家职业卫生标准《中小制鞋企业职业危害预防控制指南》（GBZ/T 272—2016）。

经过前后十余年的精心准备，《常见化学毒物职业危害防护指南》终于进入出版阶段。本指南包括列入《高毒物品目录》的 54 种物质和新增的 49 种化学物质，共 103 种化学物质。期待这是一个动态的数据库，通过后续持续工作，不断遴选增加物质。

本指南共分八部分，包括使用说明、索引、术语解释、高毒物品作业的管理、常见化学毒物作业职业危害防治信息指南卡（简称信息卡）、常见化学毒物作业岗位职业危害告知卡（简称告知卡）、常见化学毒物作业职业危害应急救援卡（简称应急救援卡）、首次隔离和防护距离表等。

从内容设置上，既考虑了管理人员通过说明、索引和术语解释，能够迅速掌握和使用本指南，也考虑了专业人员进一步学习的需要，书末列出了详细的参考文献。

信息卡比较详尽地介绍了103种化学毒物的中英文名称、CAS号、别名、理化特性、职业接触机会、进入人体途径、对人体健康的危害、防护设施和个人防护、工作场所职业卫生规范、健康监护要求、急救和治疗等内容。适合厂矿职业卫生管理人员、急救单位的医务人员、职业卫生服务机构的医务人员等查阅使用。

告知卡简要地介绍了化学毒物对健康的主要危害及其特性和主要防护措施。它是作业场所职业危害警示标识的一种，用于作业场所的职业危害告知，适合劳动者现场阅读。告知卡的下端写有应急电话，一旦发生紧急情况，可以拨打标注的电话获得帮助。

应急救援卡主要介绍了化学毒物潜在危害、公众安全和泄漏、着火、中毒时的应急救援策略，可在化学毒物泄漏、着火、中毒的应急救援时参考。主要读者对象是应急救援指挥人员、现场处理人员、从事有毒作业的工人，以及管理人员和医务人员等。

因为信息卡、告知卡、应急救援卡的使用对象和地点不同，所以编写的内容侧重点不同。信息卡侧重化学毒物理化特性、健康损害、防护措施和救治的介绍，内容丰富而权威；告知卡作为作业场所的职业危害警示标识，内容最为简略；应急救援卡作为应急时的参考，强调的是与应急有关的内容。因此，三种卡能够独立使用，也能够相互补充，并可作为不同标准更新的基础。

本指南还按照危险化学品发生泄漏的范围和时间，给出了每种危险化学品的首次隔离和防护距离。防护距离指在物质泄漏后开始30分钟就可能产生影响的、并随其时间的增加而增加的区域；它被建议用于保护人们免受危险货物泄漏所致有毒蒸气的吸入性危害。对于白天或黑夜发生的大、小泄漏，本指南为救援指挥人员，以及为有技术资质的应急救援人员到达事发地点之前的现场处理人员作出初步决策提供初始指导。

化学毒物职业危害防护一直强调多专业、多部门合作，本指南的编写工作也充分体现了这一原则，由国内外从事职业卫生、学术研究和研究生培养的专业人员联合完成，历时十余年，若干业内资深人士直接参与了初稿撰写、数据更新、清样校对以及协调出版事务等重要工作。

在全书撰写过程中，中国医学科学院北京协和医学院群医学及公共卫生学院和中国疾病预防控制中心的编写团队认真工作，反复审校，并更新大部分数据，在此感谢编写团队所有成员的辛勤付出！

在本书编写长达十余年的过程中，特别值得感谢杨维中教授。他从中国疾控中心应急办主任、中国疾控中心副主任、中华预防医学会副会长兼秘书长及中国医学科学院／北京协和医学院群医学及公共卫生学院执行院长等多个层面，始终给予我无私支持和帮助。对此，特致以诚挚的谢意！

本指南面向从事化学品生产经营的广大劳动者、用人单位、工会组织以及职业健康专业人员、临床医务人员、应急救援人员。我相信，通过提供可操作性的技术支持，本指南一定会成为他们预防、控制化学毒物职业危害的有用工具。

鉴于作者专业能力有限，本书难免会存在各种不足，敬请各位读者评批指正！

张　敏

医学博士／教授

中国医学科学院北京协和医学院群医学及公共卫生学院

2023年6月

目　录

第一章

使用说明

《常见化学毒物职业危害防护指南》是根据中华人民共和国卫生部颁布的《高毒物品目录》编写的一本实用手册，共包括列入《高毒物品目录》的54种化学物质和根据国家职业性化学中毒报告数据遴选后增加的49种化学物质。本指南共分八章，第一章为使用说明；第二章为索引；第三章为术语解释；第四章为高毒物品作业的管理；第五章为常见化学毒物作业职业危害防治信息卡（简称信息卡）；第六章为常见化学毒物作业岗位职业危害告知卡（简称告知卡）；第七章为常见化学毒物作业职业危害应急救援卡（简称应急救援卡）；第八章为首次隔离和防护距离表。最后为参考文献。下面分别叙述各章的使用说明，以方便读者使用。

1.1 关于索引

索引中列出了103种化学毒物的中文名称、CAS号、英文名称及其所对应的信息卡号、告知卡号和应急救援卡号，故可以直接从索引中查到所需要的信息卡、告知卡和应急救援卡。

1.2 关于术语解释

在术语解释中列出了35个本防护指南所涉及的术语。术语解释参照了国家法规、标准、教科书及其他权威词典。

1.3 关于高毒物品作业的管理

在高毒物品作业管理规定中阐述了《使用有毒物品作业场所劳动保护条例》的出台背景、《高毒物品目录》的编制原则和国家对高毒物品管理的一般和特殊要求，内容翔实、全面、通俗易懂。

1.4 关于信息卡及其使用说明

信息卡比较详尽地介绍了103种化学毒物的中英文名称、CAS号、别名、理化特性、职业接触机会、进入人体途径、对人体健康的危害、防护设施和个人防护、工作场所职业卫生规范、健康监护要求、急救和治疗等内容。适合厂矿职业卫生管理人员、急救单位的医务人员、职业卫生服务机构的医务人员等查阅使用。体检项目中标出星号的表示该项目可选。

1.5 关于告知卡及其使用说明

告知卡简要地介绍了化学毒物对健康的主要危害、危险特性和主要防护措施。它是作业场所职业危害警示标识的一种，用于作业场所的职业危害告知，适合现场工人阅读。告知卡下端写有应急电话，一旦发生紧急情况，可以拨打标注的电话获得帮助。

1.6 关于应急救援卡及其使用说明

应急救援卡主要介绍了化学毒物潜在危害、公众安全和泄漏、着火、中毒的应急救援策略，可在化学毒物泄漏、着火、中毒的应急救援时参考。主要读者对象是应急救援指挥人员、现场处理人员、从事有毒作业的劳动者，以及管理人员和医务人员等。其中，注明"P"字母的条目，表示该物质遇热或受污染时会发生强烈的聚合反应；索引中背景为黄色的条目表示该物质遇水反应会释放有毒气体。

1.7 关于三种卡的互相补充

因为信息卡、告知卡、应急救援卡的使用对象和地点不同，所以编写的内容侧重点不同。信息卡侧重化学毒物理化特性、健康损害、防护措施和救治的全面介绍，内容丰富而权威，告知卡作为作业场所的职业危害警示标识，内容最为简略；应急救援卡作为应急时的参考，强调的是与应急有关的内容。因此，三种卡可以独立使用，也可以相互补充。

1.8 关于首次隔离和防护距离表

按照危险化学品发生泄漏的范围和时间，本指南给出了每种危险化学品的首次隔离和防护距离。防护距离指在物质泄漏后30分钟就可能产生影响并随时间的增加而增加的区域。防护距离被建议用于保护人们免受危险货物泄漏所致有毒蒸气的吸入性危害。对于白天或黑夜发生的大、小泄漏，本指南为救援指挥人员，以及为有技术资质的应急救援人员到达事发地点之前的现场处理人员作出初步决策提供初始指导。

第二章
索　引

序号	中文名称	CAS 号	英文名称	信息卡号	告知卡号	应急救援卡号
1	N- 甲苯胺（皮）	100-61-8	N-Methyl aniline（skin）	001	001	153
2	N- 异丙基苯胺（皮）	768-52-5	N-Isopropylaniline（skin）	002	002	—
3	氨	7664-41-7	Ammonia	003	003	125 154
4	苯（皮）	71-43-2	Benzene（skin）	004	004	130
5	苯胺（皮）	62-53-3	Aniline（skin）	005	005	153
6	丙烯酰胺（皮）	79-06-1	Acrylamide（skin）	006	006	153
7	丙烯腈（皮）	107-13-1	Acrylonitrile（skin）	007	007	131
8	对硝基苯胺	100-01-6	p-Nitroaniline	008	008	153
9A	对硝基氯苯（皮）	100-00-5	p-Nitrochlorobenzene（skin）	009A	009	152
9B	二硝基氯苯（皮）	25567-67-3	Dinitro chlorobenzene（skin）	009B	009	
10	二苯胺	122-39-4	Diphenylamine	010	010	—
11	二甲基苯胺（皮）	121-69-7	Dimethylaniline（skin）	011	011	153
12	二硫化碳（皮）	75-15-0	Carbon disulfide（skin）	012	012	131
13	二氯乙炔	7572-29-4	Dichloroacetylene	013	013	—
14	二硝基苯（全部异构体）（皮）	528-29-0/99-65-0/100-25-4	Dinitrobenzene（all isomers）（skin）	014	014	152
15	二硝基甲苯（皮）	25321-14-6	Dinitrotoluene（skin）	015	015	152
16	二氧化氮	10102-44-0	Nitrogen dioxide	016	016	124
17	甲苯 -2, 4- 二异氰酸酯（TDI）	584-84-9	Toluene-2, 4-diisocyanate（TDI）	017	017	156
18	氟化氢（按 F 计）	7664-39-3	Hydrogen fluoride（as F）	018	018	125 157
19	氟及其氟化物（不含氟化氢）（按 F 计）	7782-41-4（氟）	Fluorine and Fluorides（except HF）（as F）	019	019	167
20	镉及其化合物（按 Cd 计）	7440-43-9（镉）	Cadmium and its compounds（as Cd）	020	020	154
21	铬及其化合物（按 Cr 计）	7440-47-3（铬）	Chromium and its compounds（as Cr）	021	021	铬酸（溶液）154 铬酸（固体）141
22	汞	7439-97-6	Mercury	022	022	172
23	碳酰氯	75-44-5	Phosgene	023	023	125
24	黄磷	7723-14-0	Yellow phosphorus	024	024	136
25	甲基肼（皮）	60-34-4	Methyl hydrazine（skin）	025	025	131

续表

序号	中文名称	CAS 号	英文名称	信息卡号	告知卡号	应急救援卡号
26	甲醛	50-00-0	Formaldehyde	026	026	—
27	焦炉逸散物（按苯溶物计）	—	Coke oven emissions（as matter soluble in benzene）	027	027	—
28	肼（皮）	302-01-2	Hydrazine（skin）	028	028	无水 132 152 153
29	可溶性镍化物	7440-02-0	Soluble nickel compounds	029	029	—
30	磷化氢	7803-51-2	Phosphine	030	030	119
31	硫化氢	7783-06-4	Hydrogen sulfide	031	031	117
32	硫酸二甲酯（皮）	77-78-1	Dimethyl sulfate（skin）	032	032	156
33	氯化汞	7487-94-7	Mercuric chloride	033	033	
34	氯萘（皮）	90-13-1	Chloronaphthalene（skin）	034	034	—
35	氯甲醚	107-30-2	Chloromethyl methyl ether	035	035	131
36	氯；氯气	7782-50-5	Chlorine	036	036	124
37	氯乙烯；乙烯基氯	75-01-4	Vinyl chloride	037	037	116
38	锰及其化合物（按 MnO_2 计）	7439-96-5	Manganese and its compounds（as MnO_2）	038	038	—
39	镍与难溶性镍化合物（按 Ni 计）	7440-02-0	Nickel and insoluble compounds（as Ni）	039	039	—
40	铍及其化合物（按 Be 计）（皮，可溶性铍化物）	7440-41-7	Beryllium and its compounds（as Be）（skin，soluble compounds）	040	040	铍粉 134 铍化合物 154
41	偏二甲基肼（皮）	57-14-7	Unsymmetric dimethylhydrazine（skin）	041	041	131
42	铅（尘、烟）	7439-92-1	Lead（dust，fume）	042	042	—
43	氰化氢（按 CN 计）（皮）	74-90-8	Hydrogen cyanide（as CN）（skin）	043	043	117 154
44	氰化物（氰化钠）（按 CN 计）（皮）	143-33-9	Cyanides（sodium cyanide）（as CN）（skin）	044	044	157
45	三硝基甲苯（皮）	118-96-7	Trinitrotoluene（skin）	045	045	113
46	砷化氢（胂）	7784-42-1	Arsine	046	046	1
47	砷及其无机化合物（按 As 计）	7440-38-2	Arsenic and its inorganic compounds（as As）	047	047	152

续表

序号	中文名称	CAS 号	英文名称	信息卡号	告知卡号	应急救援卡号
48	石棉（总尘、纤维）	1332-21-4	Asbestos	048	048	171
49	铊及其可溶性无机化合物（按 Ti 计）（皮）	7440-28-0	Thallium and soluble compounds（as Ti）（skin）	049	049	151
50	羰基镍（按 Ni 计）	13463-39-3	Nickel carbonyl（as Ni）	050	050	131
51	锑及其化合物（按 Sb 计）	7440-36-0	Antimony and its compounds（as Sb）	051	051	170 157
52	五氧化二钒烟尘	1314-62-1	Vanadium pentoxide fume，dust	052	052	151
53	硝基苯（皮）	98-95-3	Nitrobenzene（skin）	053	053	152
54	一氧化碳（非高原）	630-08-0	Carbon monoxide（in non-high altitude area）	054	054	119 一氧化碳冷冻液 168
55	倍硫磷（皮）	55-38-9	Fenthion（skin）	055	055	—
56	苯硫磷（皮）	2104-64-5	EPN（skin）	056	056	—
57	丙烯酸（皮）	79-10-7	Acrylic acid（skin）	057	057	132
58	敌百虫	52-68-6	Trichlorfon，dipterex	058	058	123
59	对硫磷（皮）	56-38-2	Parathion（skin）	059	059	152
60	N, N- 二甲基乙酰胺（皮）	127-19-5	N, N-Dimethyl acetamide（DMAC）（skin）	060	060	—
61	1, 2- 二氯乙烷	107-06-2	1, 2-Dichloroethane	061	061	131
62	二氧化硫	7446-09-5	Sulfur dioxide	062	062	125
63	环氧氯丙烷（皮）	106-89-8	Epichlorohydrin（epoxy chropropane）（skin）	063	063	131
64	环氧乙烷	75-21-8	Ethylene oxide	064	064	119
65	甲醇（皮）	67-56-1	Methanol（skin）	065	065	131
66	甲拌磷（皮）	298-02-2	Thimet（skin）	066	066	152
67	甲酚（皮）	1319-77-3	Cresol（skin）	067	067	153
68	甲基内吸磷（皮）	8022-00-2	Methyl demeton（skin）	068	068	—
69	久效磷（皮）	6923-22-4	Monocrotophos（skin）	069	069	152
70	乐果（皮）	60-51-5	Rogor（skin）	070	070	123
71	可溶性钡化合物（按 Ba 计）	7740-39-3（钡）	Soluble barium compounds（as Ba）	071	071	154
72	硫酸及三氧化硫	7664-93-9（硫酸）	Sulfuric acid and sulfur trioxide	072	072	137
73	3- 氯丙烯	107-05-1	Allyl chloride	073	073	131
74	β- 氯丁二烯（皮）	126-99-8	β-Chloroprene（skin）	074	074	131
75	马拉硫磷（皮）	121-75-5	Malathion（skin）	075	075	152

2

续表

序号	中文名称	CAS 号	英文名称	信息卡号	告知卡号	应急救援卡号
76	内吸磷（皮）	8065-48-3	Demeton（skin）	076	076	—
77	全氟异丁烯	382-21-8	Perfluoroisobutylene	077	077	126
78	三氯乙烯（皮）	79-01-6	Trichloroethylene（skin）	078	078	160
79	三乙基氯化锡（皮）	994-31-0	Triethyltin chloride（skin）	079	079	153
80	杀螟松（皮）	122-14-5	Sumithion（fenitrothion）（skin）	080	080	123
81	四氯化碳（皮）	56-23-5	Carbon tetrachloride（skin）	081	081	151
82	四乙基铅（按 Pb 计）（皮）	78-00-2	Tetraethyl lead（as Pb）（skin）	082	082	131
83	五氯酚及其钠盐（皮）	87-86-5（五氯酚），131-52-2（五氯酚钠）	Pentachlorophenol and its sodium salts（skin）	083	083	154
84	溴甲烷（皮）	74-83-9	Methyl bromide（skin）	084	084	123
85	氧乐果（皮）	1113-02-6	Omethoate（skin）	085	085	123
86	一甲胺（甲胺）	74-89-5	Monomethylamine	086	086	甲胺（水溶液）132 甲胺（无水）118
87	二甲胺	124-40-3	Dimethylamine	087	087	二甲胺（水溶液）132 二甲胺（无水）118
88	三甲胺	75-50-3	Trimethylamine；TMA	088	088	三甲胺（水溶液）132 三甲胺（无水）118
89	乙二胺（皮）	107-15-3	Ethylenediamine（skin）	089	089	132
90	乙酰甲胺磷（皮）	30560-19-1	Acephate（skin）	090	090	123
91	异稻瘟净（皮）	26087-47-8	Kitazine p；IBP（skin）	091	091	123
92	正己烷（皮）	110-54-3	n-Hexane（skin）	092	092	128
93	苯酚（皮）	108-95-2	Phenol（skin）	093	093	153
94	甲硫醇	74-93-1	Methyl mercaptan；Methanethiol	094	094	117
95	三氯甲烷	67-66-3	Trichloromethane；Chloroform	095	095	151
96	氯乙醇（皮）	107-07-3	Chloroethanol（skin）	096	096	131
97	氯甲酸异丙酯	108-23-6	Isopropyl chloroformate	097	097	155
98	萘	91-20-3	Naphthalene	098	098	133
99	邻甲苯胺（皮）	95-53-4	o-Toluidine；2-Toluidine（skin）	099	099	153
100	氯乙酸（皮）	79-11-8	Chloroacetic acid；Monochloroacetic acid（skin）	100	100	153
101	氢氧化钠	1310-73-2	Sodium hydroxide	101	101	154
102	氢氧化钾	1310-58-3	Potassium hydroxide	102	102	154
103	N, N-二甲基甲酰胺（皮）	68-12-2	N, N-Dimethylformamide（DMF）（skin）	103	103	129

第三章

术语解释

3.1 中文名称
Chinese name

化学品的中文名称。依据中国化学会 1980 年推荐使用的《有机化学命名原则》和《无机化学命名原则》命名。

注：2017 年 12 月 20 日，在深圳举办第十届全国有机化学学术会议期间，中国化学会《有机化合物命名原则 2017》一书正式发布，替代了 1980 年推荐使用的《有机化学命名原则》。

3.2 英文名称
English name

化学品的英文名称。依据国际通用的 IUPAC（International Union of Pure and Applied Chemistry）1950 年推荐使用的命名原则命名。

3.3 别名
Synonyms

指化学品在日常生活、生产中的俗称。

3.4 CAS 号
Chemical abstract service number

CAS 号是《美国化学文摘》对化学品登记的检索服务号，是检索化学物质有关信息资料最常用的编号。

3.5 理化性质
Chemical & physical properties

即一般的物理、化学性质，包括外观、嗅味、分子量、熔点、沸点、闪点、溶解性、相对密度、相对蒸气密度、饱和蒸气压、危险特性及其他物理化学特性。

3.6 饱和蒸气压
Saturated vapor pressure

指特定温度下的饱和蒸气压，单位为 kPa。

3.7 分子式
Molecular formula

指用元素符号表示物质分子化学成分的方式。

3.8 可燃液体
Combustible liquid

指闪点在 60.5℃或以下的液体。

3.9 闪点
Flash point

指在规定试验条件下用点火源引燃物质，通常是液体物质能发生闪燃现象的最低温度。

3.10 熔点和沸点
Melting point and boiling point

通常指标准状态下的值，特殊压力另行注明。

3.11 危险特征（性）
Hazardous characteristics

简要概述化学品的燃爆危险特性，包括：①与空气混合能否形成爆炸性混合物；②遇明火、高热、火花、撞击、摩擦等的反应性；③遇其他物质的反应性；④聚合危害性。

3.12 相对密度（水 =1）
Relative density

在给定的条件下，某一物质的密度与参考物质（水）密度的比值。本指南一般指 20℃时物质的密度与 4℃时水的密度比值，不同温度的另行注明。从安全角度考虑，相对密度可提示该物质是漂在水面还是沉在水底（如该物不溶于水）；若漂在水面的油状物着火，用水无法扑灭，且会扩大燃烧面，造成更大危险。

3.13 相对蒸气密度（空气 =1）
Relative vapor density

相对蒸气密度是指在给定的条件下，某一物质的密度与参数物质（空气）密度的比值。填写 0℃时物质的密度与空气的密度比值。从安全角度考虑，蒸气相对密度可提示该蒸气是比空气重还是轻。比空气重的蒸气，在排气时，抽风位置要放在较低的地面而不是房顶，且可燃气体会沿着地面扩散，有引起远距离着火的可能性。

3.14 高毒物品
Highly toxic substances

根据我国《高毒物品目录》确定原则，对在《职业病危害因素分类目录》中列出的有毒物品，具有下列情况之一的应纳入高毒物品管理：①职业接触限值最高容许浓度（MAC）＜ 1mg/m³ 或者时间加权平均容许浓度（PC-TWA）＜ 1mg/m³；②被国际癌症研究署（IARC）认定的人类致癌物；③根据 1990～2001 年职业病统计年报，急性中毒前十名的毒物；④根据 1990～2001 年职业病统计年报，慢性中毒前十名的毒物。

3.15 高毒物品作业
Highly toxic substances in the workplace

是指在存在高毒物品的作业环境中从事或能接触高毒物品的作业。

3.16 职业病
Occupational diseases

指企业、事业单位和个体经济组织等用人单位的劳动者在职业活动中，因接触粉尘、放射性物质和其他有毒、有害物质而引起的疾病。

3.17 职业危害
Occupational hazards

指对从事职业活动的劳动者可能导致的各种职业危害。职业性有害因素包括：职业活动中存在的各种有害的化学、物理、生物因素，以及在作业过程中产生的其他职业有害因素。

3.18 职业禁忌
Occupational contraindication

指劳动者从事特定职业或者接触特定职业病危害因素时，比一般职业人群更易于遭受职业病危害和罹患职业病，或者可能导致原有自身疾病病情加重，或者在从事作业过程中诱发可能导致对他人生命健康构成危险的疾病的个人特殊生理或者病理状态。

3.19 职业接触限值
Occupational exposure limits，OELs

劳动者在职业活动过程中长期反复接触对绝大多数接触者的健康不引起有害作用的容许接触水平，此即职业性有害因素的接触限制量值。化学有害因素的职业接触限值包括时间加权平均容许浓度、短时间接触容许浓度和最高容许浓度三类。物理因素职业接触限值包括时间加权平均容许限值和最高容许限值（引自 GBZ/T 224—2010）。

3.20 短时间接触容许浓度
Permissible concentration-short term exposure limit，PC-STEL

在一个工作日内，任何一次接触不得超过的 15min 时间加权平均容许接触水平。

在遵守 PC-TWA 前提下容许短时间（15min）接触的浓度（引自 GBZ/T 224—2010）。

3.21 时间加权平均容许浓度
Permissible concentration-time weighted average，PC-TWA

以时间为权数规定的 8h 工作日、40h 工作周的平均容许接触浓度（引自 GBZ/T 224—2010）。

3.22　最高容许浓度
Maximum allowable concentration，MAC

在一个工作日内、任何时间和任何工作地点有毒化学物质均不应超过的浓度（引自 GBZ/T 224—2010）。

3.23　立即威胁生命和健康的浓度（IDLH 浓度）
Immediately dangerous to life or health concentration

有害环境中空气污染物浓度达到的某种危险水平，如可致命，或可永久损害健康，或可使人立即丧失逃生能力。

3.24　进入途径
Exposure routes

化学毒物主要通过呼吸道、胃肠和皮肤三种途径侵入机体而引起伤害。工业生产中，主要通过呼吸道吸入和通过皮肤吸收。本指南主要指由从事职业活动所导致的毒物进入途径。

3.25　不良健康效应影响
Adverse effects

指化学毒物经不同途径进入人体后，对人体产生急、慢性中毒（影响）的典型临床表现，以及对眼睛和皮肤等直接接触部位的损害作用。

3.26　防护设施和个人防护
Collective protective equipment and personal protection

是指采用工程方法或使用个人防护用品，预防或控制化学品的危害，主要包括生产过程的密闭和通风，以及对接触者的呼吸、眼、身体和手等的防护。

3.27　工作场所警示标识
Warning signs in the workplace

要求用人单位在工作场所设置的、可以使劳动者对职业危害产生警觉，并采取相应防护措施的图形标识、警示线、警示语句和有毒物品作业岗位职业危害告知卡。

3.28　密闭
Confinement

把人和危险源相对隔离的一种防护措施，如对生产过程中可能产生有害气体、气溶胶、粉尘等危害源实行的隔离。

3.29　通风
Ventilation

利用技术手段合理组织气流，控制或消除生产过程的粉尘、有害气体、高温和余热等危害以创造适宜的生产环境。按照危害程度常分三个层次：①为防止有害气体或粉尘在车间内扩散，采用局部通风或混合性通风；②对于毒性不大的物质建议采用全面通风；③对于没有什么毒性的物质建议保证充分的自然通风。

3.30　职业健康检查项目
Medical examination items

根据《职业健康检查管理办法》（2015 年 3 月 26 日发布，国家卫生和计划生育委员会第 5 号令；2019 年国家卫生健康委员会令 2 号，第一次修订）的要求，职业健康检查包括上岗前、在岗期间、离岗时和应急的健康检查。根据所接触的职业危害类别，按照《职业健康监护技术规范》（GBZ 188）《放射工作人员职业健康监护技术规范》（GBZ 235）的规定确定检查项目和检查周期。检查项目中有星号（＊）的项目为根据职业危害严重程度和劳动者健康危害情况选检项目，其他为必检项目。

3.31　常规医学检查
Routine medical examination

根据《职业健康监护技术规范》（GBZ 188—2014）的规定，常规医学检查项目是指作为一般健康检查和大多数职业病危害因素的健康检查都需要进行的检查项目。常规医学检查包括劳动者个人基本信息资料、一般医学生理指标的检测、症状询问、内科常规检查（皮肤黏膜、浅表淋巴结、甲状腺常规检查，呼吸系统检查，心血管系统检查，消化系统检查），神经系统常规检查，其他专科的常规检查（眼科常规检查、口腔科常规检查、耳科常规检查、鼻及咽部常规检查、皮肤科常规检查），实验室常规检查（血常规、尿常规、肝功能、胸部X射线摄片、心电图、腹部B超、肺功能、肾功能）。

3.32　急救和治疗
First aid and medical treatment

指当机体受到化学毒物急性损害时应采取的现场自救、互救、急救措施，包括在医疗急救单位所应采取的进一步的治疗要点。

3.33　撤离
Evacuation

指所有人员从危险区域转移到安全区域的过程。

3.34　隔离区
Isolation area

指发生事故时，人们接触毒物（上风向）和生命受到（下风向）危险品威胁的区域。

3.35　首次隔离和撤离距离
First isolation and evacuation distances

指在物质泄漏后开始30min就可能产生影响的，并随其时间的增加而增加的区域。

3.36　自给式空气呼吸器
Self-contained breathing apparatus，SCBA

指在特殊环境中提供正常所需空气的设备。主要应用于火灾、毒气泄漏、挥发性液体泄漏、密闭空间等产生有害气体或氧气含量低的区域。其背带及腰带的全部织材均采用防火阻燃材料，金属连接件均为不锈钢材质，使操作者杜绝安全隐患。

3.37　化学品安全技术说明书
Safety data sheet，SDS

又称物质安全技术说明书（Material Safety Data Sheet，MSDS），是包含重要职业安全和健康信息的格式化文件，由国际危害交流标准（International Hazard Communication Standard）强制执行。化学品制造商必须提供此说明书，将化学品的危害信息传达给处理这些化学品的人员。

全球化学品分类和标签协调系统（Globally Harmonized System of Classification and Labelling of Chemicals）包含了此说明书的标准规范。在我国，指导编写化学品SDS的现行标准是《化学品安全技术说明书　内容和项目顺序》（GB/T 16483-2008），以保证SDS中的每项内容都能使下游用户对安全、健康和环境采取必要的防护或保护措施。按照该导则的建议和要求，SDS应该包含以下16个部分：化学品及企业标识、危险性概述、成分/组成信息、急救措施、消防措施、泄漏应急处理、操作处置与储存、接触控制和个体防护、理化特性、稳定性和反应性、毒理学信息、生态学信息、废弃处置、运输信息、法规信息、其他信息。

3.38　世界卫生组织
World Health Organization，WHO

联合国下属专门机构之一，总部设置在瑞士日内瓦，是政府间卫生组织，只有主权国家才能参加。世卫组织在全世界共有六大区域，194个会员国，150多个办事处，共同致力于增进全球人人享有健康福祉。其目标是为世界各地的人们创造一个更美好、更健康的未来。其工作领域包括：卫生系统，非传染性疾病，生命全程促进健康，传染病，防范、监测和应对，全组织范围服务等。

官方网址：https：//www.who.int/

3.39 国际癌症研究署 International Agency for Research on Cancer，IARC

世界卫生组织下设机构之一，是世卫组织专门的癌症研究机构，总部设置在法国里昂。该机构的主要任务是进行和促进对癌症病因的研究，也进行世界范围内的癌症流行病学调查和研究工作。其最重要的成果之一为评估相关科学证据，根据各种因素致癌性证据的充分性，形成人类癌症物分类和清单，发布相关研究报告，并不定期调整和更新清单。根据 2019 年 IARC 最新专题报告，致癌物可分为三类四组，具体分类和标准为：

（1）1 类（对人类具有明确的致癌性）：有足够的证据证明对人类具有致癌性；人类暴露接触有强有力的证据，同时在实验动物中显示出重要的致癌物特征和足够的致癌性证据。

（2）2A 类（很可能对人类产生致癌性）：进行至少两次下列评价，包括至少一次涉及人体和人体细胞或组织的评价。①人类致癌性证据有限；②实验动物有足够的致癌证据；③强有力的证据显示具有致癌物质的关键特征。这类物质或混合物对人体致癌的可能性较高，在动物实验中发现充分的致癌性证据，对人体虽有理论上的致癌性，但实验性的证据有限。

（3）2B 类（可能对人类有致癌性）：该类别存在下列评价之一的情况。①人类致癌性证据有限；②动物实验中有足够的致癌证据；③强有力的证据表明具有致癌物关键特征（无论是暴露于人类接触还是人体细胞接触）。

（4）3 类（目前尚无法分辨是否有致癌性）：不属于以上任何类别的因素通常被放在这个类别中。当在动物实验和人类致癌性证据均不足时，通常放在此类别；当有强有力的证据表明在实验动物中有致癌性机制但不能在人类身上起作用，在人类身上的证据还不够时，也可放在此类别中。

根据 IARC 于 2020 年在《IARC 关于对人致癌危险性鉴定专题报告》中更新的数据，共公布了 1023 种致癌物。

官方网址：https：//www.iarc.who.int/fr/

3.40 美国国家职业安全卫生研究所 National Institute for Occupational Safety and Health，NIOSH

由美国卫生、教育和福利部根据美国《职业安全与健康法》于 1970 年组建，专注于研究劳动者的安全与健康，并赋权用人单位和劳动者创造安全和健康的工作场所。其任务是开发职业安全与卫生领域的新知识，并将这些知识转化为实践。战略目标包含 3 个方面：①进行调查研究来降低与工作有关的疾病和伤害；②通过干预、建议与能力建设来提升安全卫生的工作场所；③通过国际合作来加强全球工作场所的安全与卫生。其研究范围包括：有毒有害物质；粉尘；工业产物；生物（动物与植物）；噪声与振动，听力；电离辐射；紫外、可见光与红外辐射，照明；射频辐射；热环境；通风、空调与工艺过程；电动机；起重、运输与贮存设备，手工搬运；各类事故；职业病理学劳动生理学，工效学；劳动条件；职业危险预防的理论与分析；工业或各行业特殊部门的结合性研究。

官方网址：https：//www.cdc.gov/niosh/

3.41 美国职业安全与健康管理局 Occupational Safety and Health Administration，OSHA

是隶属于美国劳工部的监管机构，1970 年美国国会在《职业安全与健康法》颁布后成立了此部门，其使命是通过发布和推行工作场所的职业安全和健康标准，提供培训、宣传、教育和援助等措施，确保劳动者的安全和健康工作条件。

其最具代表性的成果是颁布 OSHA 标准。美国 OSHA 标准是在美国司法权力管理范围内推行的职业安全与健康标准，其丰富的安全健康文化内容、严谨的安全管理哲学和科学经济的安全管理办法不仅得到了美国社会各行业的高度认可，也得到了世界的广泛推崇。OSHA 标准内容包括：用人单位应检查工作场所是否存在潜在危险，并努力减少或消除危害；保存工伤和疾病的记录；提供培训以识别危险并鼓励使用安全设备；劳动者应遵守 OSHA 标准并遵守法规；穿戴适当的安全设备；报告危险工作条件和与工作有关的疾病或伤害。

官方网址：https：//www.osha.gov/

注：美国《职业安全与健康法》最新更新于 2004 年。

3.42　美国政府工业卫生学家协会
American Conference of Governmental Industrial Hygienists，ACGIH

是通过向公众提供有关职业和环境健康的教育计划和科学技术知识来促进职业和环境健康的慈善公益性科学组织，该组织制定和推广工作场所各种理化物质和制剂的职业接触限值（OEL）指南和建议，当前拥有约 400 种与职业和环境健康与安全相关的标准，包括著名的 TLV®（Threshold Limit Values，阈限值）和 BEI®（Biological Exposure Indices，生物暴露指数）。

官方网址：https：//www.acgih.org/

3.43　中国疾病预防控制中心职业卫生与中毒控制所
National Institute for Occupational Health and Poison Control

始建于 1954 年，曾称中国预防医学科学院职业卫生研究所、中国医学科学院劳动卫生及职业病研究所，是我国第一个由政府主办的劳动卫生与职业病研究和防治的专业学术机构，从事工作领域包括职业卫生、职业医学、卫生毒理、中毒控制等。

官方网址：https：//niohp.chinacdc.cn/

第四章

高毒物品作业的管理

2002年5月12日颁布实施的《使用有毒物品作业场所劳动保护条例》（以下简称《条例》）共八章七十一条，包括总则、作业场所的预防措施、劳动过程的防护、职业健康监护、劳动者的权利与义务、监督管理、罚则和附则。该条例作为职业病防治法配套的行政法规，在使用有毒物品作业场所的卫生许可证制度、工伤保险、高毒特殊作业管理规定、职业卫生医师和护士制度、卫生行政部门责任、职业健康监护制度、责任追究等方面都有明显突破，对于规范有毒物品作业场所劳动保护具有重要意义。2002年6月6日，为了贯彻执行《中华人民共和国职业病防治法》和《条例》，国务院召开了全国职业病防治工作电视电话会议，李岚清副总理指示职业病防治工作要围绕贯彻执行一法一条例，建章立制，狠抓落实。贯彻一法一条例也成为由卫生部牵头、国家九个部委在全国范围内联合开展的有毒有害化学品生产、销售和使用的专项整治工作重点内容和法律依据之一。按照《条例》的要求，全国职业卫生标准委员会组织有关专家，在卫生部的领导下，制定了《高毒物品目录》，本文就此进行介绍。

一、背景

（一）编制目的

《中华人民共和国职业病防治法》（2001版）第十八条规定，国家对从事放射、高毒等作业实行特殊管理；《条例》第三条规定，国家对作业场所使用有毒物品实行特殊管理。《一般有毒物品目录》《高毒物品目录》由国务院卫生行政部门会同有关部门依据国家标准制定、调整并公布。根据上述法律、法规的规定，为加强作业场所高毒物品的许可和特殊管理，控制消除作业场所职业病危害因素，特制定《高毒物品目录》。

（二）编制背景

根据统计，2001年我国约有工业企业790多万个，劳动力人口7.4亿多人，每年新增劳动力人口约1000万，接触职业病危害因素人群数以亿计。我国接触职业危害人数、职业病患者累计数量、死亡数量及新发患者数量，都居世界首位。截至2002年底，全国累计检出尘肺病581 377例，其中累计死亡139 177例，

现有尘肺病患者442 200例。新发尘肺病患者每年仍以约1.5万例的速度增长。2002年我国发生急性职业性化学中毒205起590例，其中死亡112例，病死率为19.0%；发生慢性职业性化学中毒1300例。其中，乡镇企业和外资企业职业中毒明显增加，外资企业职业中毒发病是2001年的2.1倍。其他六类职业病患者568例。粗略计算，每年我国因职业病、工伤事故产生的直接经济损失达800亿元。可以说，职业病和职业性疾患仍然是影响劳动者健康、造成劳动者过早失去劳动能力的主要因素。

近年来，我国职业中毒的发病特点发生明显变化。主要表现在以下几点。

（1）传统的职业危害尚未得到完全控制，新的职业危害不断产生，职业危害逐渐从开采业、机械制造业、化工业扩展到农业、林业、木业加工、皮革制造、宝石加工、箱包加工、制鞋等行业。废品行业收购、销售废旧材料或利用回收矿渣提炼贵重金属而导致中毒是近年来急性中毒的新作业方式，对劳动者的健康构成新的威胁。

（2）急性职业中毒明显多发，群体性危害事件有增无减，而且危害具有群体性，一起急性职业中毒事故往往危及多人，急性职业中毒致死、致残率高，侵害劳动者健康权益的问题突出。例如，河北白沟镇及北京天晔公司农民工的苯中毒、广东东莞安加鞋厂的正己烷中毒等。

（3）用工制度改革同时，农村剩余劳动力大量涌入城市，形成流动劳动力队伍，其社会保障、职业防护等都难以得到保障，职业危害不可预见因素明显增加，健康影响难以估计和控制。个别企业无视劳动者健康权益，个别乡镇企业生产力低下，设备简陋，无任何防护设施，企业管理混乱，制度不全，加之人员整体素质低，法治观念淡漠和文化水平低，职业危害问题突出。

（4）在我国对外开放、引进外资和先进技术的同时，一些具有风险性的产品由境外向境内转移。例如，将已淘汰的高危害技术、产品或已明令禁止使用的有害生产原材料、生产工艺或生产过程向我国境内转移。另外，职业危害从城市和工业区向农村迅速转移，从经济发达地区向欠发达地区转移，从大中型企业向中

小型企业转移。83%的乡镇工业企业存在不同程度的职业病危害，近34%的乡镇企业劳动者接触尘、毒等有害作业，乡镇工业企业职工的职业病和可疑职业病患病率高达15.78%。

（5）职业病疾病谱发生变化，出现一些严重的化学品危害事故，如正己烷中毒、三氯乙烯中毒和药疹样皮炎等新发职业病。

严峻的职业病发病形势引起了国家高层领导的重视。针对2002年3月河北省保定市白沟镇农民工苯中毒事件，时任中国国务院总理朱镕基和副总理李岚清都作出重要批示。总理批示后数十天，即2002年5月12日，《使用有毒物品作业场所劳动保护条例》颁布，自颁布之日起生效。该条例的立法定位如下：职业病防治法的配套行政法规；与职业病防治法立法宗旨保持一致；与职业病防治法遵循的原则一致；与职业病防治法的基本法律制度保持一致；兼收相关法律、行政法规的规定。其特点如下：强调对劳动者的保护；强调企业的责任；强调政府主管部门的责任；与其他法律、行政法规重复的条款多；加大了处罚的力度，强调了行政处罚后仍不改正的处罚情形；强调了对卫生行政部门工作人员失职、渎职行为的处罚。

因此，《高毒物品目录》的制定正是为了更好地落实《条例》，控制职业中毒的严峻形势，切实体现党的"三个代表"重要思想，保护劳动者的健康权益。

二、编制依据、编制原则及高毒物品的判定原则

（一）编制依据

（1）《中华人民共和国职业病防治法》（2002年5月1日实施）（2018年12月29日进行修订）。

（2）《使用有毒物品作业场所劳动保护条例》（2002年5月12日颁布实施）（2013年12月7日进行修订）。

（3）《危险化学品安全管理条例》（2002年1月26日中华人民共和国国务院令第344号公布）。

（4）《工作场所有害因素职业接触限值》（GBZ 2—2002）。

（5）《建设项目职业病危害分类管理办法》（中

华人民共和国卫生部令第22号）（已经废止）。

（6）《职业病危害因素分类目录》（国卫疾控发〔2015〕92号）。

（7）《职业性接触毒物危害程度分级》（GBZ 230—2010）。

（8）IARC认定的人类致癌物名单（2002年）（已更新至2019年版）。

（9）《中国禁止或严格限制的有毒化学品名录（第一批）》（1998年12月25日）（已更新至2018年版）。

（10）《淘汰落后生产能力、工艺和产品的目录》（国家经济贸易委员会，第一～三批）。

（11）《全球化学品统一分类和标签制度》（GHS）推荐的毒性分级标准（2002年）（已更新至2021年版）。

（12）《化学物质毒性全书》（夏元洵主编，1991年7月出版）。

（13）《美国国家职业安全卫生研究所（NIOSH）化学品危害和其他数据库袖珍指南》（NIOSH出版物第2001-145号，2001年8月）（已更新至NIOSH出版物第2005-149号，2010年11月）。

（二）编制原则

（1）《高毒物品目录》的确定体现了与职业病防治法配套规章、职业卫生标准、国家其他有关化学品标准相衔接的原则。主要依据《作业场所有害因素职业接触限值》和《职业病危害因素分类目录》中规定的职业危害因素来确定。

（2）为消除国际贸易壁垒，该目录体现了与国际接轨的原则，即将作业场所中存在的、已经被IARC认定的人类致癌物名单和根据《鹿特丹公约》（关于在国际贸易中对某些危险化学品和农药采用事先知情同意程序的公约）中的化学物清单列入。

（3）考虑国家经济贸易委员会发布的《淘汰落后生产能力、工艺和产品的目录》中的某些与职业病危害有关物品。

（4）考虑我国1990～2001年职业中毒发生的实际情况和对劳动者健康损害的严重程度，以及防控工作的可操作性。

（5）根据经济发展水平和产业政策可做适时补充和调整。

（三）高毒物品的判定原则

化学物品应该从急性毒性、慢性毒性、人群发病情况、致癌性和可能对环境、健康的长远影响等方面来描述，而我国工作场所职业接触限值标准正是考虑了以上因素制定的，因此，考虑到实施特殊管理的难度和我国职业病发病情况，规定有下列情况之一的应纳入《高毒物品目录》。

（1）根据《工作场所有害因素职业接触限值》（GBZ 2—2002）[已更新为《工作场所有害因素职业接触限值第1部分：化学有害因素》（GBZ 2.1—2019）]，MAC＜1mg/m³或者PC-TWA＜1mg/m³，并且列在《职业病危害因素分类目录》中。

（2）被IARC认定的人类致癌物，并且列在《职业病危害因素分类目录》中。

（3）根据1990～2001年职业病统计年报，急性中毒前十名的毒物，并且列在《职业病危害因素分类目录》中。

（4）根据1990～2001年职业病统计年报，慢性职业性化学中毒前十名的毒物，并且列在《职业病危害因素分类目录》中。

三、《高毒物品目录》概况

首先制定了有毒物品的基本目录，包括《职业病危害因素分类目录》中对应的133种化学性因素（最新版已更新至375种）、《工作场所有害因素职业接触限值》中的330种化学因素（最新版已更新至385种）和《职业性接触毒物危害程度分级》中的56种化学物质。

收入《高毒物品目录》中的有毒物品54种，包括：

（1）《工作场所有害因素职业接触限值》中MAC＜1mg/m³的22种有毒物质、PC-TWA＜1mg/m³的67种有毒物质、被IARC认定的8种人类致癌物，以上物质列在《职业危害因素分类目录》中的共有36种。

（2）MAC＞1mg/m³或者PC-TWA＞1mg/m³，以及发病前十名的共18种有毒物质。

以上两项合计，共包含高毒物品54种（表4.1，表4.2）。

4

表4.1 《高毒物品目录》中的人类致癌物

序号	毒物名称	英文名称	CAS号	MAC（mg/m³）	PC-TWA（mg/m³）	PC-STEL（mg/m³）
1	苯	Benzene	71-43-2	—	3	6
2	氯甲醚	Chloromethyl methyl ether	107-30-2	0.005	—	—
3	氯乙烯	Vinyl chloride	75-01-4	—	10	—
4	焦炉逸散物	Coke oven emissions	—	—	0.1	—
5	镉及其化合物	Cadmium and its compounds	7440-43-9	—	0.01	0.02
6	铬及其化合物	Chromium and its compounds	7440-47-3	—	0.05	—
7	可溶性镍化物	Soluble nickel compounds	7440-02-0	—	0.5	1.5
8	镍与难溶性镍化物	Nickel and its insoluble compounds	7440-02-0	—	1	—
9	铍及其化合物	Beryllium and its compounds	7440-41-7	—	0.0005	0.001
10	砷及其无机化合物	Asrenic and its inorganic compounds	7440-38-2	—	0.01	0.02
11	石棉（总尘、纤维）	Asbestos	1332-21-4	—	0.8 0.8f/ml	1.5 1.5f/ml

资料来源：引自中华人民共和国卫生部《高毒物品目录》（2003版）。

注：f/ml即每毫升空气中纤维的根数。

表 4.2　本书所列物质的致癌性分类

序号	中文名称	英文名称	CAS 号	GBZ 2.1 致癌性分类
4	苯（皮）	Benzene（skin）	71-43-2	G1
6	丙烯酰胺（皮）	Acrylamide（skin）	79-06-1	G2A
7	丙烯腈（皮）	Acrylonitrile（skin）	107-13-1	G2B
15	二硝基甲苯（皮）	Dinitrotoluene（skin）	25321-14-6	G2B（2, 4- 二硝基甲苯；2, 6- 二硝基甲苯）
20	镉及其化合物（按 Cd 计）	Cadmium and compounds（as Cd）	7440-43-9（镉）	G1
21	铬及其化合物（按 Cr 计）	Chromium and its compounds（as Cr）	7440-47-3（铬）	G1
26	甲醛	Formaldehyde	50-00-0	G1
27	焦炉逸散物（按苯溶物计）	Coke oven emissions（as matter soluble in benzene）	——	G1
28	肼（皮）	Hydrazine（skin）	302-01-2	G2A
29	可溶性镍化物	Soluble nickel compounds	7440-02-0	G1
32	硫酸二甲酯（皮）	Dimethyl sulfate（skin）	77-78-1	G2A
35	氯甲醚	Chloromethyl methyl ether	107-30-2	G1
37	氯乙烯；乙烯基氯	Vinyl chloride	75-01-4	G1
39	镍与难溶性镍化合物（按 Ni 计）	Nickel and insoluble compounds（as Ni）	7440-02-0	G1（镍化物）G2B（金属和合金）
40	铍及其化合物（按 Be 计）（皮，可溶性铍化物）	Beryllium and its compounds（as Be）（skin，soluble compounds）	7440-41-7	G1
41	偏二甲基肼（皮）	Unsymmetric dimethylhydrazine（skin）	57-14-7	G2B
42	铅（尘、烟）	Lead（dust，fume）	7439-92-1	G2B（铅），G2A（铅的无机化合物）
47	砷及其无机化合物（按 As 计）	Arsenic and its inorganic compounds（as As）	7440-38-2	G1
48	石棉（总尘、纤维）	Asbestos	1332-21-4	G1
50	羰基镍（按 Ni 计）	Nickel carbonyl（as Ni）	13463-39-3	G1
52	五氧化二钒烟尘	Vanadium pentoxide fume，dust	1314-62-1	G2B
53	硝基苯（皮）	Nitrobenzene（skin）	98-95-3	G2B
59	对硫磷（皮）	Parathion（skin）	56-38-2	G2B
61	1, 2- 二氯乙烷	1, 2-Dichloroethane	107-06-2	G2B
63	环氧氯丙烷（皮）	Epichlorohydrin（Epoxy chropropane）（skin）	106-89-8	G2A
64	环氧乙烷	Ethylene Oxide	75-21-8	G1

续表

序号	中文名称	英文名称	CAS 号	GBZ 2.1 致癌性分类
72	硫酸及三氧化硫	Sulfuric acid and sulfur trioxide	7664-93-9（硫酸）	G1
74	β- 氯丁二烯（皮）	β-Chloroprene（skin）	126-99-8	G2B
75	马拉硫磷（皮）	Malathion（skin）	121-75-5	G2A
78	三氯乙烯（皮）	Trichloroethylene（skin）	79-01-6	G1
81	四氯化碳（皮）	Carbon tetrachloride（skin）	56-23-5	G2B
83	五氯酚及其钠盐（皮）	Pentachlorophenol and its sodium salts（skin）	87-86-5(五氯酚)，131-52-2（五氯酚钠）	G2B
95	三氯甲烷	Trichloromethane；Chloroform	67-66-3	G2B
98	萘	Naphthalene	91-20-3	G2B
99	邻甲苯胺（皮）	o-Toluidine，2-Toluidine（skin）	95-53-4	G1
103	N, N- 二甲基甲酰胺（皮）	N, N-Dimethylformamide（DMF）（skin）	68-12-2	G2A

资料来源：引自 GBZ 2.1—2019。

四、我国职业病防治法律法规对高毒物品作业的要求

1. 禁止雇用童工。

2. 有毒物品作业场所需持卫生许可证。用人单位使用有毒物品作业，必须取得卫生行政部门出具的职业卫生安全许可证。要取得职业卫生安全许可证，首先应当依法办理有关手续，取得营业执照。其次，要符合职业病防治法的有关规定，如下。

（1）职业病危害因素的强度或者浓度符合国家职业卫生标准。

（2）有与职业病危害防护相适应的设施。

（3）生产布局合理，符合作业场所与生活场所分开、有害作业与无害作业分开的原则；设置有效的通风装置。

（4）有配套的更衣间、洗浴间、孕妇休息间等卫生设施。

（5）设备、工具、用具等设施符合保护劳动者生理、心理健康的要求。

（6）要符合法律、行政法规和国务院卫生行政部门关于保护劳动者健康的其他要求。

还要符合一些特殊的要求，如下。

（1）高毒作业场所与其他作业场所隔离。

（2）可能突然泄漏大量有毒物品或者易造成急性中毒的作业场所，应设置自动报警装置和事故通风设施。

（3）高毒作业场所设置应急撤离通道和必要的泄险区。

（4）高毒作业场所应当设置红色区域警示线、警示标识和中文警示说明，并设置通信报警设备。

3. 对建设项目存在高毒物品作业的危害评价制度的规定。要求应满足以下几点。

（1）对于可能产生职业中毒危害的建设项目，应当进行职业中毒危害预评价，并经卫生行政部门审核同意。

（2）可能产生职业中毒危害的建设项目的职业中毒危害防护设施应当与主体工程同时设计，同时施工，同时投入生产和使用。

（3）建设项目竣工，应当进行职业中毒危害控制效果评价，并经卫生行政部门验收合格。

（4）存在高毒作业的建设项目应有职业中毒危害防护设施设计，还应当由卫生行政部门进行卫生审查；

经审查，符合国家职业卫生标准和卫生要求的方可施工。

4.对高毒物品作业职业病危害申报的特殊要求，除满足一般要求外，还应当提交下列资料。

（1）职业中毒危害控制效果评价报告。

（2）职业卫生管理制度和操作规程。

（3）职业中毒事故应急救援预案。

（4）使用高毒物品作业的用人单位变更所使用的高毒物品品种，应当重新申报。

5.对高毒物品作业场所检测评价的有关规定。用人单位应按国家有关规定，定期对作业场所职业中毒危害因素进行检测、评价；检测、评价结果应存入用人单位职业卫生档案；并定期向所在地卫生行政部门报告并向劳动者公布。

特别需要注意以下几点。

（1）用人单位对高毒作业场所每月至少应当进行一次职业中毒危害因素检测。

（2）至少每半年对高毒作业进行一次职业中毒危害控制效果评价。

（3）高毒作业职业中毒危害因素不符合国家职业卫生标准和卫生要求时，用人单位必须立即停止高毒作业，并采取相应的治理措施，经治理，职业中毒危害因素符合国家职业卫生标准和卫生要求的，方可重新作业。

6.对存在高毒物品作业的用人单位劳动过程防护责任的规定。

（1）使用高毒物品作业时，应配备专、兼职的职业卫生医师和护士；不具备配备专、兼职的职业卫生医师和护士条件的，应委托依法取得资质的职业卫生技术服务机构提供职业卫生服务。

（2）高毒作业场所应当设置红色区域警示线、警示标识和中文警示说明，并设置通信报警设备。

（3）从事高毒物品作业的用人单位，应当配备应急救援人员和必要的应急救援器材、设备，制订事故应急救援预案，并根据实际情况变化适时修订应急救援预案，定期组织演练。

（4）维修、检修高毒物品的生产装置时：①必须制订维护、检修方案，明确职业中毒危害防护措施，确保维修、检修人员的生命安全和身体健康；②必须

严格按照维护、检修方案和操作规程进行；③维护、检修现场应当有专人监护，并设有警示标识。

（5）当需要进入存在高毒物品的设备、容器或者狭窄场所作业时，用人单位应当事先采取下列措施：①保持作业场所良好的通风状态；②配备职业病防护用品；③设置现场监护人员和现场救援设备。

7.有关辅助设施的特殊规定

（1）从事高毒物品作业的用人单位应当设置淋浴间和更衣室，并设置清洗、存放或处理从事高毒物品作业劳动者的工作服、工作鞋帽等物品的专用间。

（2）劳动者结束作业时，其使用的工作服、工作鞋帽等物品必须存放在高毒作业区域内，不得穿戴到非高毒作业区域。

8.有关用工制度的规定

（1）用人单位应当按规定对从事使用高毒物品作业的劳动者进行岗位轮换。

（2）用人单位应当为从事高毒物品作业的劳动者提供岗位津贴。

9.职业健康监护制度

（1）用人单位应当组织劳动者进行上岗前、定期及离岗时的职业健康检查，在用人单位分立、合并、解散、破产时，也应对从事有毒物品作业的劳动者进行健康检查。

（2）未经职业健康检查的劳动者不得从事有毒物品的作业。

（3）对受到或者可能受到急性职业中毒危害的劳动者，应当及时对其进行健康检查和医学观察；用人单位应当为其建立职业健康监护档案。

（4）检查中发现有职业禁忌的劳动者不得从事其所禁忌的作业。

（5）对有职业禁忌或者有与所从事职业相关的健康损害的劳动者，应及时调离原工作岗位，并妥善安置。

（6）对需要复查和进行医学观察的，应安排其复查和医学观察。

（7）对离岗时未进行职业健康检查的劳动者，不得解除或者终止与其订立的劳动合同。用人单位分立、合并、解散、破产时，应按国家有关规定妥善安置职业病患者。

10.明确规定了工伤保险待遇。患职业病的劳动者

有权按照国家有关工伤保险的规定，享受下列工伤保险待遇。

（1）医疗费。

（2）住院伙食补助费。

（3）康复费。

（4）残疾用具费。

（5）停工留薪期待遇。

（6）生活护理补助费。

（7）一次性伤残补助金。

（8）伤残津贴。

（9）死亡补助金。

（10）丧葬补助金、供养亲属抚恤金和国家规定的其他工伤保险待遇。

11. 强调了有毒物品的管理

（1）有毒物品必须附说明书，没有说明书或者说明书不符合要求的，不得向用人单位销售。

（2）用人单位有权向生产、经营有毒物品的单位索取说明书。

（3）说明书应如实载明产品特性、主要成分、存在的职业中毒危害因素、可能产生的危害后果、安全使用注意事项、职业中毒危害防护及应急救治措施等内容。

（4）有毒物品的包装应当符合国家标准，并加贴或拴挂有毒物品安全标签。有毒物品的包装必须有醒目的警示标识和中文警示说明。

（5）不得经营、使用没有安全标签、警示标识和中文警示说明的有毒物品。

12. 劳动者在存在威胁生命安全或身体健康危险的情况下，有权从危险现场撤离。

13. 明确了罚款规定和罚款收缴分离。

4

第五章

常见化学毒物作业职业危害
防治信息卡

名称：*N*-甲苯胺　　　　　　　　　　　　　　　　常见化学毒物信息卡：001

CAS 号：100-61-8

中文名称：*N*-甲苯胺（皮）　　　　　　　　别　名：甲氨基苯；苯氨基甲烷

英文名称：*N*-Methyl aniline（skin）　　　　分子式：$C_6H_5NHCH_3$

理化性质：无色或浅黄色油状液体，加热后变为红棕色，有弱的氨味。分子量107，熔点 –57℃，沸点196℃，闪点78℃。不溶于水，可溶于油脂和有机溶剂。相对密度0.99，相对蒸气密度3.70，饱和蒸气压0.13kPa（36℃）。遇明火、高热或氧化剂易燃烧、爆炸，分解产生有毒烟雾（苯胺、氮氧化物），与强酸发生剧烈反应。

职业接触：染料、有机合成中间体的过程，溶剂用于纺织、印染、橡胶、冶金、制药等。

进入途径：经皮肤、呼吸道和胃肠进入人体。

健康影响：主要损害血液系统。

●急性中毒：可见高铁血红蛋白血症引起的缺氧和发绀，并可出现溶血性贫血，重者出现肝、肾损害。实验室检查血中高铁血红蛋白增高，可检出 Heinz 小体。有的可出现化学性或出血性膀胱炎。

●慢性影响：头痛、头晕、乏力、失眠、多梦等类神经症表现，并有贫血。偶见湿疹、皮炎。

职业接触限值：PC-TWA　2mg/m³

工作场所监测：每月至少监测一次，每半年至少进行一次控制效果评价。

防护设施和个人防护：严加密闭，提供局部排风和全面通风设施。禁止明火、火花、高热。以有机蒸气形式存在，IDLH浓度为450mg/m³。浓度超标时，按GB/T 18664—2002选择适用的呼吸防护用品，如佩戴自吸过滤式防毒面具配防有机蒸气的过滤元件，穿化学防护服、戴化学防护手套。接触液态物时戴防护眼罩。提供淋浴和洗眼设施。工作场所禁止吸烟、饮食。及时换洗工作服。应急救援时必须佩戴自给式空气呼吸器（self-contained breathing apparatus，SCBA）。

工作场所警示标识：

　　　　　　　　禁止入内　　　　　　　　　　注意防护　　　　　　　　当心中毒

体检项目：

●上岗前：内科常规检查，血常规、尿常规、肝功能、肾功能、心电图、肝肾B超。

●在岗期间：内科常规检查，血常规、尿常规、肝功能、心电图、肾功能、肝肾B超。

体检周期：3年；在做相同或相似工作的劳动者中，有多人同时出现异常表现应及时检查。

职业禁忌：慢性肝病。

可能引起的职业病：急性苯的氨基、硝基化合物中毒。

急救和治疗：

●抢救人员穿戴防护用具，速将患者移至空气新鲜处，去除污染衣物；注意保暖、安静；皮肤污染或溅入眼内时用流动清水冲洗至少20min；呼吸困难者给氧，必要时用合适的呼吸器进行人工呼吸；立即与医疗急救单位联系抢救。

●高铁血红蛋白血症治疗：常用1%亚甲蓝溶液5～10ml（1～2mg/kg）加入10%～25%葡萄糖溶液（20～40ml）中缓慢静脉注射，避免因注射过快或一次用量过大引起恶心、呕吐、腹痛，甚至抽搐、惊厥等。一般用1～2次，间隔1～2h。轻度中毒可用维生素C治疗。

●溶血性贫血治疗：采取综合治疗措施。首选糖皮质激素。

●化学性或出血性膀胱炎治疗：尽早给予止血药，并控制感染。

●其他对症支持治疗，尤其注意保护肝、肾。

名称：*N*- 异丙基苯胺　　　　　　　　　　　　　　　常见化学毒物信息卡：002

CAS 号：768-52-5

中文名称：*N*- 异丙基苯胺（皮）

英文名称：*N*-Isopropylaniline（skin）　　　　　分子式：$C_6H_5NHCH(CH_3)_2$

理化性质：黄色液体，具有特殊的芳香味。分子量135，沸点203℃。不溶于水，可溶于多种溶剂。相对密度0.95（25℃），闪点878℃。易燃，遇明火、高热或氧化剂易燃烧、爆炸，受热、燃烧产生有毒烟雾。

职业接触：应用于药品、除草剂、杀虫剂、染料和颜料的生产；在玻璃纤维、树脂、橡胶加工和冶金生产中使用。

进入途径：经皮肤、呼吸道和胃肠进入人体。

健康影响：主要损害血液系统。

●急性中毒：口唇、指端、耳廓发绀，出现恶心、呕吐、手指麻木、精神恍惚；重者出现呼吸困难，甚至昏迷。可出现溶血性黄疸、肝、肾损害。有的可发生化学性或出血性膀胱炎。

●慢性影响：表现为类神经症，以及恶心、腹胀、心悸、气短等，可有轻度发绀、贫血、肝脾大和肝功能异常。皮炎。

职业接触限值：PC-TWA　10mg/m³

工作场所监测：每月至少监测一次，每半年至少进行一次控制效果评价。

防护设施和个人防护：严加密闭，提供局部排风和全面通风设施。禁止明火、火花、高热。以有机蒸气形式存在，气味警示性未知。浓度超标时，按GB/T 18664—2002选择适用的呼吸防护用品，如佩戴自吸过滤式防毒面具配防有机蒸气的过滤元件，穿化学防护服、戴化学防护手套。接触液态物时戴防护眼罩。提供淋浴和洗眼设施。工作场所禁止饮食、吸烟。及时换洗工作服。浓度超标时，佩戴过滤式防毒口罩或面具。应急救援时必须佩戴自给式空气呼吸器（SCBA）。

工作场所警示标识：

　　　　　　　　　　禁止入内　　　　　　　　　注意防护　　　　　　　　当心中毒

体检项目：

●上岗前：内科常规检查，血常规、尿常规、肝功能、肾功能、心电图、肝肾B超。

●在岗期间：内科常规检查，血常规、尿常规、肝功能、心电图、肾功能、肝肾B超。

体检周期：3年；在做相同或相似工作的劳动者中，有多人同时出现异常表现应及时检查。

职业禁忌：慢性肝病。

可能引起的职业病：急性苯的氨基、硝基化合物中毒。

急救和治疗：

●抢救人员须穿戴防护用具；速将患者移至空气新鲜处，去除污染衣物；注意保暖、安静；皮肤污染后，及时用酒精（乙醇）擦拭局部，并用肥皂水或清水冲洗，溅入眼内时，用流动清水或生理盐水冲洗至少20min；呼吸困难者给氧，必要时用合适的呼吸器进行人工呼吸；立即与医疗急救单位联系抢救。

●高铁血红蛋白血症：常用1%亚甲蓝溶液5～10ml（1～2mg/kg）加入10%～25%葡萄糖溶液20ml中缓慢静脉注射，避免因注射过快或一次用量过大引起恶心、呕吐、腹痛，甚至抽搐、惊厥等。一般用1～2次，间隔1～2h。轻度中毒可用维生素C治疗。

●对症治疗：保护肾功能、纠正缺氧、护肝、使用糖皮质激素等对症支持治疗。

●皮炎可用泼尼松等脱敏剂。皮损可涂丁酸氢化可的松、哈西奈德等。

名称：氨 常见化学毒物信息卡：003

CAS 号：7664-41-7

中文名称：氨；氨气（液氨） 别 名：无水氨；阿摩尼亚

英文名称：Ammonia 分子式：NH₃

理化性质：具有刺激性臭味的无色气体。分子量17，熔点 –78℃，沸点 –33℃。易溶于水、乙醇、乙醚和有机溶剂，其水溶液称氨水，呈强碱性。相对密度 0.77，相对蒸气密度 0.59，饱和蒸气压 1013kPa（26℃）。易燃，自燃点为 651℃。液体氨溢出时温度很低，蒸发迅速；遇酸或氟、氯发生剧烈反应，对铝和锌有腐蚀性。与空气混合，可形成爆炸性气体，遇明火高热能引起燃烧、爆炸。

职业接触：氨可用于制造硫铵、碳酸氢铵、尿素等多种化肥；液氨直接制作氨水，用作农业肥料。氨还用于制碱、制药、鞣革、塑料、树脂、染料、炸药、合成纤维等各种有机化学工业，也可作为冷冻剂，用于石油精炼、炼钢等工业。常见的职业中毒主要是由氨的存储、运输和使用过程的意外事故造成的氨的外溢或泄漏引起的，如液氨钢瓶、液氨罐爆炸或高压液氨管道断裂或阀门破裂，以及因设备失修，跑、冒、滴、漏等液氨外溢所致急性中毒。

进入途径：经呼吸道进入人体。

健康影响：主要损害呼吸系统，可伴有眼和皮肤灼伤。

● 刺激反应：仅有一过性眼和上呼吸道刺激症状，如流泪、咳嗽、咽痛、胸闷、头晕及眼结膜充血等，肺部无明显阳性体征。

● 急性轻度中毒：表现为急性气管炎或支气管炎。出现流泪、畏光、视物模糊、咽干、咽痛、声音嘶哑、咳嗽、咳痰、胸闷及头痛、头晕、乏力，眼结膜充血，咽部充血水肿，肺部有干啰音或哮鸣音。胸部 X 射线检查可见肺纹理增强、增粗、紊乱，边缘模糊。

● 急性中度中毒：表现为化学性支气管肺炎或间质性肺水肿。出现咽部烧灼感、声音嘶哑、剧烈咳嗽、咳痰，有时痰中带血丝，胸闷、呼吸困难，伴有头晕、头痛、恶心、呕吐及乏力等。眼结膜、咽喉部明显充血、水肿，甚至产生喉头水肿，呼吸快、口唇及肢体末端发绀。胸部 X 射线检查可见肺纹理增强、边缘模糊或呈网状阴影；或肺野透亮度降低；或有边缘模糊的散在性或斑片状阴影，病变较局限。

● 急性重度中毒：肺泡性肺水肿或急性呼吸窘迫综合征，或四度喉阻塞，或并发较重的气胸或纵隔气肿，甚至窒息。胸部 X 射线检查可见两肺野有密度较浅、边缘模糊的斑片状、云絮状阴影，可相应融合成大片状阴影或呈蝶翼状阴影，病变较广泛。

职业接触限值：PC-TWA 20mg/m³，PC-STEL 30mg/m³

工作场所监测：每月至少监测一次，每半年至少进行一次控制效果评价。安装报警器。

防护设施和个人防护：配备良好的通风排气设施。合适的防爆、灭火装置。禁止明火、火花。发生泄漏时，将泄漏钢瓶的渗口朝上，防止液态氨逸出。以气体形式存在，IDLH 浓度 360mg/m³。浓度超标时，按 GB/T 18664—2002 选择适用的呼吸防护用品，如佩戴自吸过滤式防毒面具配防氨气的过滤元件，首选全面罩，穿化学防护服、戴化学防护手套。提供淋浴和洗眼设施。工作场所禁止饮食、吸烟。应急救援时必须佩戴自给式空气呼吸器（SCBA）。

工作场所警示标识：

禁止入内 注意防护 当心中毒

体检项目：

上岗前：内科常规检查，血常规、尿常规、血清丙氨酸转氨酶（ALT）、心电图、胸部 X 射线摄片、肺功能。

在岗期间：内科常规检查，血常规、尿常规、血清 ALT、心电图、胸部 X 射线摄片、肺功能。

体检周期：1 年；在做相同或相似工作的劳动者中，有多人同时出现异常表现应及时检查。

职业禁忌：慢性阻塞性肺疾病；支气管哮喘和慢性间质性肺疾病。

可能引起的职业病：急性氨中毒；化学性皮肤灼伤；化学性眼灼伤；刺激性化学物致慢性阻塞性肺疾病。

急救和治疗：

● 抢救人员应佩戴自给式空气呼吸器、穿防静电服进入现场。不宜用水浸湿的毛巾掩面，以免形成氨水灼伤皮肤。立即将患者移至空气清新处，吸氧，脱去被污染的衣物，注意保暖。用 2% 硼酸溶液或大量清水彻底清洗皮肤。溅入眼睛时，用大量流动清水或生理盐水清洗 20min。保持呼吸道通畅，防止喉头水肿或痉挛。呼吸停止时，立即用合适的呼吸器进行人工呼吸。

● 绝对卧床休息、静养，密切观察。

● 防治肺水肿：早期、足量、短期使用糖皮质激素；控制液体输入量；用鼻导管或面罩给氧。

● 可给予支气管解痉剂、去泡沫剂（如 10% 二甲基硅油），雾化吸入疗法；必要时切开气管，清除堵塞物，防止窒息。

● 合理使用抗生素，防治继发感染。

● 加强护理及对症处理。

名称：苯 常见化学毒物信息卡：004

CAS 号：71-43-2

中文名称：苯（皮） 别 名：氢化苯基（苯）；焦安息油

英文名称：Benzene（skin） 分子式：C_6H_6

理化性质：具有特殊芳香气味的无色油状液体，分子量78，熔点5.5℃，沸点80℃，相对密度0.88，相对蒸气密度2.7，饱和蒸气压13.33kPa（26.1℃），易燃、易挥发。微溶于水，可与乙醚、乙醇、丙酮、汽油和二硫化碳等有机溶剂混溶；遇氧化剂或卤素剧烈反应；苯蒸气与空气形成爆炸性混合物，遇明火、高热极易燃烧、爆炸。

职业接触：苯是由煤焦油提炼或石油裂解重整所得。苯的用途极广，主要用作油、脂、橡胶、树脂、油漆、喷漆和氯丁橡胶等的溶剂和稀释剂。也用于制造各种化工产品，如苯乙烯、苯酚、顺丁烯二酸酐、清洁剂、炸药、化肥、农药和燃料等。还可用于制作黏合剂、涂料等。

进入途径：经呼吸道、皮肤进入人体。

健康影响：主要损害神经和造血系统。

●急性中毒：轻者有头晕、头痛、恶心、呕吐、兴奋、步态不稳等酒醉样状态，可伴有黏膜刺激症状。重者烦躁不安、意识模糊、昏迷、抽搐、血压下降，甚至呼吸和循环衰竭，呼吸麻痹而致死亡。

●慢性中毒：轻者白细胞和血小板减少，易感染和出血；重者全血细胞减少，发生再生障碍性贫血、骨髓增生异常综合征或白血病。

●白血病：长期（半年以上）过量接触苯，可导致白血病。

●皮肤和眼损害：直接接触液态苯可引起皮肤脱脂、干燥、皲裂、皮炎；眼灼伤。

职业接触限值：PC-TWA 3mg/m³，PC-STEL 6mg/m³

工作场所监测：每月至少监测一次，每半年至少进行一次控制效果评价。

防护设施和个人防护：严加密闭，提供局部排风和全面通风设施。禁止明火、火花、高热，使用防爆电器和照明设备。以有机蒸气形式存在，气味警示性低（嗅阈约28mg/m³），IDLH浓度为9800mg/m³，浓度超标时，按GB/T 18664—2002选择适用的呼吸防护用品，如佩戴自吸过滤式防毒面具配防有机蒸气的过滤元件，穿化学防护服、戴化学防护手套。接触液态物时戴防护眼罩。提供淋浴和洗眼设施。工作场所禁止饮食、吸烟。及时换洗工作服。应急救援时必须佩戴自给式空气呼吸器（SCBA）。

工作场所警示标识：

禁止入内 注意防护 当心中毒

体检项目：

●上岗前：内科常规检查，血常规、尿常规、血清 ALT、心电图、肝脾 B 超。

●在岗期间：内科常规检查，血常规、尿常规、血清 ALT、心电图、肝脾 B 超。尿反 - 反黏糠酸测定、尿酚、骨髓穿刺*。受检人员血常规异常者应每周复查1次，连续2次。复检项目：血常规结果异常者可选择血细胞形态及分类、骨髓穿刺细胞学检查。

体检周期：1 年；在做相同或相似工作的劳动者中，有多人同时出现异常表现应及时检查。

职业禁忌：血常规结果低于正常参考值；造血系统疾病。

可能引起的职业病：苯中毒；苯所致白血病；接触性皮炎；化学性眼灼伤。

急救和治疗：

●抢救人员穿戴防护用具；立即将患者移至空气新鲜处，去除污染衣物；注意保暖、安静；皮肤污染时用肥皂水清洗，溅入眼内时用流动清水或生理盐水冲洗，各至少20min；呼吸困难者给氧，必要时用合适的呼吸器进行人工呼吸；立即与医疗急救单位联系抢救。

●急性中毒：应卧床休息，急救原则与内科相同，可用葡醛内酯，禁用肾上腺素。

●慢性中毒：根据造血系统损害对症处理。

＊表示选检项目。

名称：苯胺　　　　　　　　　　　　　　　　　　　　　　　常见化学毒物信息卡：005

CAS 号：62-53-3

中文名称：苯胺（皮）　　　　　　　　　　别　名：氨基苯；阿尼林；安尼林

英文名称：Aniline（skin）　　　　　　　　分子式：$C_6H_5NH_2$

理化性质：无色或黄色油状液体，有特殊臭味。分子量93，熔点 –6.3℃，沸点 184℃。易挥发。微溶于水，易溶于乙醇、乙醚、苯、氯仿等有机溶剂。相对密度 1.02，相对蒸气密度 3.22，饱和蒸气压 2kPa（77℃）。弱碱性。遇明火、高热或与强氧化剂或酸等可发生强烈反应，引起燃烧和爆炸危险。遇钠、钾、钙等金属，可产生易燃的氢气；腐蚀铜及其合金。

职业接触：以硝基苯为原料制成。主要用于制造染料及染料的中间体、橡胶促进剂和抗氧化剂、光学白涂剂、照相显影剂、药品合成、除草剂、杀虫剂，也可用于印刷和织物标记墨水，以及树脂、油漆、香料、鞋黑颜料、炸药的生产。另外用于生产 4,4′- 亚甲基二苯基二异氰酸盐（MDI），可用于制备聚氨基甲酸乙酯树脂和弹性纤维，把橡胶黏合到人造纤维和尼龙上。

进入途径：经皮肤、呼吸道和胃肠进入人体。

健康影响：主要损害血液系统。

●急性中毒：可见高铁血红蛋白血症引起的缺氧和发绀，并可出现溶血性贫血，重者可致肝、肾损害。实验室检查血中高铁血红蛋白增高，可检出 Heinz 小体。有的可发生尿路及膀胱刺激症状。

●慢性影响：头痛、头晕、乏力、失眠、多梦等类神经症表现，并有贫血。偶见湿疹、皮炎。

职业接触限值：PC-TWA　3mg/m³

工作场所监测：每月至少监测一次，每半年至少进行一次控制效果评价。

防护设施和个人防护：严加密闭，提供局部排风和全面通风设施。禁止明火、火花、高热。以有机蒸气形式存在，IDLH 浓度为 390mg/m³。浓度超标时，按 GB/T 18664—2002 选择适用的呼吸防护用品，如佩戴自吸过滤式防毒面具配防有机蒸气的过滤元件，穿化学防护服、戴化学防护手套。接触液态物时戴防护眼罩。提供淋浴和洗眼设施。工作场所禁止吸烟、饮食。及时换洗工作服。应急救援时必须佩戴自给式空气呼吸器（SCBA）。

工作场所警示标识：

　　禁止入内　　　　　　　　　　注意防护　　　　　　　当心中毒

5

体检项目：

●上岗前：内科常规检查，血常规、尿常规、肝功能、肾功能、心电图、肝肾 B 超。

●在岗期间：内科常规检查，血常规、尿常规、肝功能、心电图、肾功能、肝肾 B 超。

体检周期：3 年；在做相同或相似工作的劳动者中，有多人同时出现异常表现应及时检查。

职业禁忌：慢性肝病。

可能引起的职业病：急性苯的氨基、硝基化合物中毒。

急救和治疗：

●抢救人员穿戴防护用具；立即将患者移离现场至空气新鲜处，去除污染衣物；注意保暖、安静；皮肤污染或溅入眼内时用流动清水冲洗至少 20min；呼吸困难者给氧，必要时用合适的呼吸器进行人工呼吸；立即与医疗急救单位联系抢救。

●高铁血红蛋白血症治疗：常用 1% 亚甲蓝溶液 5 ～ 10ml（1 ～ 2mg/kg）加入 10% ～ 25% 葡萄糖溶液 20ml 中缓慢静脉注射，避免因注射过快或一次用量过大引起恶心、呕吐、腹痛，甚至抽搐、惊厥等。一般用 1 ～ 2 次，间隔 1 ～ 2h。轻度中毒也可用维生素 C 治疗。

●溶血性贫血治疗：采取综合治疗措施。首选糖皮质激素。

●其他：对症支持治疗，尤其注意保护肝、肾功能。

名称：丙烯酰胺　　　　　　　　　　　　　　　　　　　　常见化学毒物信息卡：006

CAS 号：79-06-1

中文名称：丙烯酰胺（皮）　　　　　　　　　　别　名：乙烯基甲酰胺；2-丙烯酰胺；乙烯基酰胺

英文名称：Acrylamide（skin）　　　　　　　　分子式：$CH_2CHCONH_2$

理化性质：无气味的白色结晶。分子量71，熔点84.5℃，沸点125℃（3.33kPa）。易溶于水、乙醇、丙酮、氯仿，不溶于苯。相对密度1.12（30℃），相对蒸气密度2.45，饱和蒸气压0.2kPa（84.5℃），自燃点424℃。受热或光照下可发生聚合。遇高热分解产生有毒气体（氮氧化物），遇氧化剂发生剧烈反应。

职业接触：单体主要用于生产聚丙烯酰胺。广泛用于石油和矿山开采、隧道建筑、造纸、污水处理和油漆、金属涂料和黏合剂的生产。中毒者主要见于生产与使用丙烯酰胺单体的从业人员。

进入途径：经呼吸道、皮肤和胃肠进入人体。

健康影响：主要损害神经系统。

●急性中毒：短期大量接触可引起意识障碍、精神症状及小脑共济失调，有的数周后可出现周围神经病。

●慢性中毒：可致周围神经病，表现为四肢远端麻木、刺痛、感觉减退或异常、肢端感觉迟钝、手指无力、精细动作困难、下肢乏力、双侧腓肠肌疼痛痉挛。重者小脑功能障碍，四肢远端肌肉萎缩并影响运动功能。

●皮肤直接接触可发生接触性皮炎。

职业接触限值：PC-TWA　0.3mg/m³

工作场所监测：每月至少监测一次，每半年至少进行一次控制效果评价。

防护设施和个人防护：严加密闭，提供局部排风和全面通风。禁止明火、火花、高热，使用防尘、防爆电器与照明设备。以粉尘和有机挥发物形式混合存在。浓度超标时，按GB/T 18664—2002选择适用的呼吸防护用品，如佩戴自吸过滤式防毒面具配防有机蒸气的过滤元件和防颗粒物的过滤元件，穿化学防护服、戴化学防护手套。接触液态物时戴防护眼罩。提供淋浴和洗眼设施。工作场所禁止饮食、吸烟。及时换洗工作服。应急救援时必须佩戴自给式空气呼吸器（SCBA）。

工作场所警示标识：

　　　　　　　　　　禁止入内　　　　　　　　　　注意防护　　　　　　　　　当心中毒

体检项目：

●上岗前：内科常规检查、神经系统常规检查和皮肤科常规检查，血常规、尿常规、血清ALT、血糖、心电图、胸部X射线摄片。复检项目：血糖异常或有周围神经损害表现者可选择糖化血红蛋白、神经-肌电图。

●在岗期间：内科常规检查，神经系统常规检查，皮肤科常规检查，血常规、尿常规、肝功能、血糖、心电图、胸部X射线摄片。复检项目：血糖异常或有周围神经损害表现者可选择糖化血红蛋白、神经-肌电图。

体检周期：1年；在做相同或相似工作的劳动者中，有多人同时出现异常表现应及时检查。

职业禁忌：多发性周围神经病。

可能引起的职业病：丙烯酰胺中毒。

急救和治疗：

●抢救人员穿戴防护用具；速将患者移至空气新鲜处，去除污染衣物；注意保暖、安静；皮肤污染或溅入眼内时用流动清水冲洗至少20min；呼吸困难者给氧，必要时用合适的呼吸器进行人工呼吸；立即与医疗急救单位联系抢救。

●采用对症与支持疗法，治疗原则同内科。

名称：丙烯腈　　　　　　　　　　　　　　　　　　　常见化学毒物信息卡：007

CAS 号：107-13-1

中文名称：丙烯腈（皮）　　　　　　　　　　　　别　名：乙烯基氰；氰代乙烯

英文名称：Acrylonitrile（skin）　　　　　　　　分子式：CH₂CHCN

理化性质：无色透明液体，易挥发，有特殊杏仁气味。分子量 53，熔点 –82℃，沸点 77℃。微溶于水，溶于多种有机溶剂。相对密度 0.8，相对蒸气密度 1.83，饱和蒸气压 13.3kPa（22.3℃）。易燃，自燃点 481℃。其蒸气和空气可形成爆炸性混合物，遇明火、高热易引起燃烧或爆炸，并放出有毒烟雾；遇氧化剂、强酸、强碱、胺类、溴反应剧烈。

职业接触：为合成树脂（如 ABS 高强度树脂）、合成橡胶（如丁腈橡胶）、合成纤维（如腈纶纤维）等重要合成材料的主要原料，还可用于制造丙烯酸酯。

进入途径：经呼吸道、皮肤进入人体。

健康影响：主要损害中枢神经系统，可伴有心、肝、肺等脏器损害。

●急性中毒：轻者头痛、头晕、上腹不适、恶心、呕吐、手足麻木、胸闷、呼吸困难、腱反射亢进、嗜睡状态或意识模糊，可有血清氨基转移酶升高，心电图或心肌酶谱异常。重者可有抽搐、昏迷、肺水肿。

●慢性影响：可出现类神经症等。

●皮肤直接接触可出现红斑、丘疹或水疱。

职业接触限值：PC-TWA　1mg/m³，PC-STEL　2mg/m³

工作场所监测：每月至少监测一次，每半年至少进行一次控制效果评价。

防护设施和个人防护：严加密闭，提供局部排风和全面通风。禁止明火、火花、高热。使用防爆电器和照明设备。以有机蒸气形式存在，气味警示性低（嗅阈约 36mg/m³），IDLH 浓度为 1100mg/m³。浓度超标时，按 GB/T 18664—2002 选择适用的呼吸防护用品，如佩戴自吸过滤式防毒面具配防有机蒸气的过滤元件，穿化学防护服、戴化学防护手套。接触液态物时戴防护眼罩。提供淋浴和洗眼设施。工作场所禁止饮食、吸烟。及时换洗工作服。应急救援时必须佩戴自给式空气呼吸器（SCBA）。

工作场所警示标识：

　　　　　　　　　　禁止入内　　　　　　　　注意防护　　　　　　　　当心中毒

体检项目：

●上岗前：内科常规检查，神经系统常规检查，血常规、尿常规、血清 ALT、心电图。

●在岗期间：内科常规检查，神经系统常规检查，血常规、尿常规、血清 ALT、心电图、肝脾 B 超*、尿硫氰酸盐测定*。

体检周期：3 年；在做相同或相似工作的劳动者中，有多人同时出现异常表现应及时检查。

职业禁忌：中枢神经系统器质性疾病。

可能引起的职业病：急性丙烯腈中毒。

急救和治疗：

●抢救人员穿戴防护用具；速将患者移至空气新鲜处，去除污染衣物；注意保暖、安静；皮肤污染时用肥皂水或清水冲洗，溅入眼内时用流动清水或生理盐水充分冲洗，至少 20min；呼吸困难者给氧，必要时用合适的呼吸器进行人工呼吸；立即与医疗急救单位联系抢救。

●轻度中毒时，静脉缓慢注射 25% 硫代硫酸钠 20～50ml。重度中毒时，使用高铁血红蛋白生成剂（亚硝酸异戊酯、亚硝酸钠）和供硫剂（硫代硫酸钠）。

●对症治疗，如出现脑水肿可应用糖皮质激素及脱水剂、利尿剂。

＊表示选检项目。

5

名称：对硝基苯胺 　　　　　　　　　　　　　　　　　常见化学毒物信息卡：008

CAS 号：100-01-6

中文名称：对硝基苯胺（皮）　　　　　　　　别　名：对氨基硝基苯；1- 氨基 -4- 硝基苯；4- 硝基苯胺

英文名称：*p*-Nitroaniline（skin）　　　　　　分子式：$C_6H_4NH_2NO_2$

理化性质：黄色结晶，具有轻微的氨样气味。分子量138，熔点148℃，沸点332℃。微溶于水，可溶于醇和醚中。相对密度1.424，
　　　　　相对蒸气密度4.77，自燃点180℃。粉末状本品与空气混合，遇明火或高热可能发生爆炸，并产生氮氧化物等有毒气体。

职业接触：常用作染料的中间体，可制造偶氮染料，还可用作药物和农药的中间体。也可作为分析试剂及制造对苯二胺、防腐
　　　　　剂和抗氧化剂。在纺织、皮毛和照相等行业中使用。

进入途径：经皮肤、呼吸道和胃肠进入人体。

健康影响：主要损害血液系统。

●急性中毒：可见高铁血红蛋白血症引起的缺氧和发绀，并可出现溶血性贫血，重者有肝、肾损害。实验室检查血中高铁血红
　　　　　蛋白增高，可检出 Heinz 小体。个别患者有心肌损害。

●慢性影响：头痛、头晕、乏力、失眠、多梦等类神经症表现，并有贫血。偶见湿疹、皮炎。

职业接触限值：PC-TWA　3mg/m³

工作场所监测：每月至少监测一次，每半年至少进行一次控制效果评价。

防护设施和个人防护：严加密闭，提供局部排风和全面通风。禁止明火、火花、高热。以粉尘和有机挥发物形式混合存在，
　　　　　IDLH 浓度为300mg/m³。浓度超标时，按GB/T 18664—2002选择适用的呼吸防护用品，如佩戴自吸过滤式防毒面具配防有机
　　　　　蒸气的过滤元件和防颗粒物的过滤元件。接触液态物时穿化学防护服、戴化学防护手套和防护眼罩。提供淋浴和洗眼设施。
　　　　　工作场所禁止饮食、吸烟。及时换洗工作服。应急救援时必须佩戴自给式空气呼吸器（SCBA）。

工作场所警示标识：

　　　　　　　　　禁止入内　　　　　　　　注意防护　　　　　　　　当心中毒

体检项目：

●上岗前：内科常规检查，血常规、尿常规、肝功能、肾功能、心电图、肝肾 B 超。

●在岗期间：内科常规检查，血常规、尿常规、肝功能、心电图、肾功能、肝肾 B 超。

体检周期：3 年；在做相同或相似工作的劳动者中，有多人同时出现异常表现应及时检查。

职业禁忌：慢性肝病。

可能引起的职业病：急性苯的氨基、硝基化合物中毒。

急救和治疗：

●抢救人员须穿戴防护用具；速将患者移至空气新鲜处，去除污染衣物；注意保暖、安静；皮肤污染或溅入眼内时用流动清水
　　　　　充分冲洗至少 20min；呼吸困难者给氧，必要时用合适的呼吸器进行人工呼吸；立即与医疗急救单位联系抢救。

●高铁血红蛋白血症治疗：常用 1% 亚甲蓝溶液 5 ～ 10ml（1 ～ 2mg/kg）加入 10% ～ 25% 葡萄糖溶液 20ml 中缓慢静脉注射，
　　　　　避免因注射过快或一次用量过大引起恶心、呕吐、腹痛，甚至抽搐、惊厥等。一般用 1 ～ 2 次，间隔 1 ～ 2h。轻度中毒也可
　　　　　用维生素 C 治疗。

●溶血性贫血治疗：采取综合治疗措施。首选糖皮质激素。

●其他对症支持治疗，尤其注意保护肝、肾功能。

名称：对硝基氯苯　　　　　　　　　　　　　　常见化学毒物信息卡：009-A

CAS 号：100-00-5

中文名称：对硝基氯苯（皮）

英文名称：*p*-Nitrochlorobenzene（skin）　　　　分子式：$C_6H_4ClNO_2$

理化性质：黄色固体，具有甜香味。分子量157.6，熔点88.5℃，沸点242℃。不溶于水，溶于多种有机溶剂。相对密度1.3，相对蒸气密度5.44，饱和蒸气压0.020kPa（30℃），自燃点510℃。遇明火能燃烧；加热时可分解，产生氮氧化物、氯化氢、光气和氯等有毒气体。

职业接触：主要用于炸药、染料、农药和橡胶等工业。

进入途径：经皮肤、呼吸道和胃肠进入人体。

健康影响：主要损害血液系统，对皮肤有强刺激作用。

●急性中毒：出现口唇、指（趾）、耳廓发绀，头痛、头晕、乏力、恶心、心悸、胸闷、食欲减退、嗜睡、四肢麻木等。可出现肝、脾大，有压痛，肝功能异常等。对结膜和上呼吸道产生刺激。

●皮肤损害：接触性皮炎。

职业接触限值：PC-TWA　0.6mg/m³

工作场所监测：每月至少监测一次，每半年至少进行一次控制效果评价。

防护设施和个人防护：严加密闭，提供充分的局部排风。禁止明火、火花、高热。以粉尘形式存在，IDLH浓度为1000mg/m³。浓度超标时，按GB/T 18664—2002选择适用的呼吸防护用品，如佩戴自吸过滤式防颗粒物呼吸器、穿化学防护服、戴化学防护手套。接触液态物时戴防护眼罩。提供淋浴和洗眼设施。工作场所禁止饮食、吸烟。及时换洗工作服。应急救援时必须佩戴自给式空气呼吸器（SCBA）。

工作场所警示标识：

　　　　　禁止入内　　　　　　　　　注意防护　　　　　　　当心中毒

体检项目：

●上岗前：内科常规检查，血常规、尿常规、肝功能、肾功能、心电图、肝肾B超。

●在岗期间：内科常规检查，血常规、尿常规、肝功能、心电图、肾功能、肝肾B超。

体检周期：3年；在做相同或相似工作的劳动者中，有多人同时出现异常表现应及时检查。

职业禁忌：慢性肝病。

可能引起的职业病：急性苯的氨基、硝基化合物中毒。

急救和治疗：

●抢救人员须穿戴防护用具；速将患者移至空气新鲜处，去除污染衣物；注意保暖、安静；皮肤污染后，及时用酒精擦拭局部，并用肥皂水或清水冲洗，溅入眼内时，用流动清水或生理盐水冲洗，各20min；呼吸困难者给氧，必要时用合适的呼吸器进行人工呼吸；立即与医疗急救单位联系抢救。

●高铁血红蛋白血症：常用1%亚甲蓝溶液5～10ml（1～2mg/kg）加入10%～25%葡萄糖溶液20ml中缓慢静脉注射，避免因注射过快或一次用量过大引起恶心、呕吐、腹痛，甚至抽搐、惊厥等。一般用1～2次，间隔1～2h。轻度中毒可用维生素C治疗。

●对症治疗：保护肾功能、纠正缺氧、护肝、使用糖皮质激素等对症支持治疗。

●皮炎可用泼尼松、阿司咪唑等。皮损可涂丁酸氢化可的松、哈西奈德等。

名称：二硝基氯苯   常见化学毒物信息卡：009-B

CAS 号：25567-67-3

中文名称：二硝基氯苯（皮）

英文名称：Dinitrochlorobenzene（skin）   分子式：$C_6H_3Cl(NO_2)_2$

理化性质：有六种异构体，为白色或黄色晶体。分子量202.6，熔点28～78℃，沸点315℃。不溶于水，溶于乙醚。相对密度1.7，相对蒸气密度6.98。加热可引起剧烈燃烧和爆炸，产生氮氧化物、氯、氯化氢、光气等有毒气体。能与强氧化剂和强碱反应。

职业接触：主要用于染料、炸药和有机合成等工业。

进入途径：经皮肤、呼吸道和胃肠进入人体。

健康影响：主要损害血液系统，对皮肤有强刺激作用和高致敏性。

●急性中毒：轻度青紫，伴有缺氧症状，也可产生过敏反应，如支气管哮喘。

●皮肤损害：局部接触有瘙痒感或烧灼感，出现红斑、水肿、丘疹、水疱等，重者出现剥脱性皮炎样的改变。

职业接触限值：PC-TWA   0.6mg/m³

工作场所监测：每月至少监测一次，每半年至少进行一次控制效果评价。

防护设施和个人防护：严加密闭，提供充分的局部排风。禁止明火、火花、高热。以粉尘形式存在。浓度超标时，按GB/T 18664—2002 选择适用的呼吸防护用品，如佩戴自吸过滤式防颗粒物呼吸器、穿化学防护服、戴化学防护手套。接触液态物时戴防护眼罩。提供淋浴和洗眼设施。工作场所禁止饮食、吸烟。及时换洗工作服。应急救援时必须佩戴自给式空气呼吸器（SCBA）。

工作场所警示标识：
  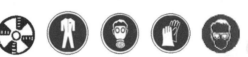

禁止入内   注意防护   当心中毒

体检项目：

●上岗前：内科常规检查，血常规、尿常规、肝功能、肾功能、心电图、肝肾B超。

●在岗期间：内科常规检查，血常规、尿常规、肝功能、心电图、肾功能、肝肾B超。

体检周期：3 年；在做相同或相似工作的劳动者中，有多人同时出现异常表现应及时检查。

职业禁忌：慢性肝病。

可能引起的职业病：急性苯的氨基、硝基化合物中毒。

急救和治疗：

●抢救人员须穿戴防护用具；速将患者移至空气新鲜处，去除污染衣物；注意保暖、安静；皮肤污染后，应及时用酒精擦拭局部，并用肥皂水或清水冲洗，溅入眼内时，用流动清水或生理盐水冲洗至少20min；呼吸困难者给氧，必要时用合适的呼吸器进行人工呼吸；立即与医疗急救单位联系抢救。

●高铁血红蛋白血症：常用1% 亚甲蓝溶液5～10ml（1～2mg/kg）加入10%～25% 葡萄糖溶液20ml 中缓慢静脉注射，避免因注射过快或一次用量过大引起恶心、呕吐、腹痛，甚至抽搐、惊厥等。一般用1～2 次，间隔1～2h。轻度中毒可用维生素C 治疗。

●对症治疗：保护肾功能、纠正缺氧、护肝、使用糖皮质激素等对症支持治疗。

●接触皮炎：脱离接触即可好转，严重时可用泼尼松、阿司咪唑等。皮损可涂丁酸氢化可的松、哈西奈德等。

名称：二苯胺　　　　　　　　　　　　　　　　　　　　常见化学毒物信息卡：010

CAS 号：122-39-4

中文名称：二苯胺　　　　　　　　　　　　别　名：苯氨基苯；N- 苯基苯胺

英文名称：Diphenylamine　　　　　　　　分子式：$(C_6H_5)_2NH$

理化性质：浅棕黄色或棕色晶体，具有特殊的花香味。分子量169，熔点53℃，沸点302℃。不溶于水，溶于乙醇、乙醚、苯和冰醋酸。相对密度1.16，相对蒸气密度5.82，饱和蒸气压0.133kPa（108℃），自燃点634℃。粉尘状本品与空气混合，遇明火可发生爆炸；可与强氧化剂和酸反应；燃烧可产生碳氧化物和氮氧化物等有毒气体。

职业接触：主要用作色谱分析试剂、液体干燥剂、橡胶的抗氧化剂和加速剂、固体火箭推进剂、硝化纤维素和塑料的稳定剂，也用于药物、染料、炸药和农药的合成等。

进入途径：经皮肤、呼吸道和胃肠进入人体。

健康影响：主要损害血液系统。

●急性中毒：缺氧和发绀，并可出现溶血性贫血，重者伴有肝、肾损害。

●慢性影响：头痛、头晕、乏力、失眠、多梦等类神经症表现，并有贫血和肝脾大。

●偶见皮炎。

职业接触限值：PC-TWA　10mg/m³

工作场所监测：每月至少监测一次，每半年至少进行一次控制效果评价。

防护设施和个人防护：严加密闭，提供局部排风和全面通风设施。禁止明火、火花、高热。以粉尘形式存在。按 GB/T18664—2002选择适用的呼吸防护用品，如佩戴自吸过滤式防颗粒物呼吸器。接触液态物时穿化学防护服、戴化学防护手套和防护眼罩。提供淋浴和洗眼设施。工作场所禁止饮食、吸烟。及时换洗工作服。应急救援时必须佩戴自给式空气呼吸器（SCBA）。

工作场所警示标识：　

　　　　　　　　　　禁止入内　　　　　　　　　　注意防护　　　　　　　当心中毒

5

体检项目：

●上岗前：内科常规检查，血常规、尿常规、肝功能、肾功能、心电图、肝肾 B 超。

●在岗期间：内科常规检查，血常规、尿常规、肝功能、心电图、肾功能、肝肾 B 超。

体检周期：3 年；在做相同或相似工作的劳动者中，有多人同时出现异常表现应及时检查。

职业禁忌：慢性肝病。

可能引起的职业病：急性苯的氨基、硝基化合物中毒。

急救和治疗：

●抢救人员须穿戴防护用具；速将患者移至空气新鲜处，去除污染衣物；注意保暖、安静；皮肤污染或溅入眼内时用流动清水充分冲洗至少 20min；呼吸困难者给氧，必要时用合适的呼吸器进行人工呼吸；立即与医疗急救单位联系抢救。

●高铁血红蛋白血症治疗：常用 1% 亚甲蓝溶液 5～10ml（1～2mg/kg）加入 10%～25% 葡萄糖溶液 20ml 中缓慢静脉注射，避免因注射过快或一次用量过大引起恶心、呕吐、腹痛，甚至抽搐、惊厥等。一般用 1～2 次，间隔 1～2h。轻度中毒也可用维生素 C 治疗。

●溶血性贫血治疗：采取综合治疗措施。首选糖皮质激素。

●其他：对症支持治疗，尤其注意保护肝、肾功能。

名称：二甲基苯胺　　　　　　　　　　　　　　　　　　　常见化学毒物信息卡：011

CAS 号：121-69-7

中文名称：二甲基苯胺（皮）　　　　　　　　　　别　名：二甲氨基苯

英文名称：Dimethylaniline（skin）　　　　　　　分子式：$(CH_3)_2C_6H_3NH_2$

理化性质：黄色油状液体。分子量 121，熔点 2.5℃，沸点 194℃。微溶于水，溶于醇、醚等有机溶剂。相对密度 0.98，相对蒸气密度 4.17。呈弱碱性，遇明火、高热或氧化剂可发生燃烧、爆炸，并产生苯胺、氮氧化物等有毒气体。

职业接触：主要用作染料和颜料的中间体，也可作为药品、除草剂、杀虫剂和橡胶生产的中间体，可作为某些化学试剂和金属防腐剂。还可用于有机合成。

进入途径：经皮肤、呼吸道和胃肠进入人体。

健康影响：主要损害血液系统。

●急性中毒：缺氧和发绀，并可出现溶血性贫血，重者伴有肝、肾损害。

●慢性影响：可有头痛、头晕、乏力、失眠、多梦等类神经症表现，并有贫血和肝脾大。

●皮肤发红，眼睛充血、疼痛；可引起过敏性皮炎。

职业接触限值：PC-TWA　5mg/m³，PC-STEL　10mg/m³

工作场所监测：每月至少监测一次，每半年至少进行一次控制效果评价。

防护设施和个人防护：严加密闭，提供局部排风。禁止明火、火花、高热。以有机蒸气形式存在，IDLH 浓度为 500mg/m³。浓度超标时，按 GB/T 18664—2002 选择适用的呼吸防护用品，如佩戴自吸过滤式防毒面具配防有机蒸气的过滤元件，首选全面罩，穿化学防护服、戴化学防护手套。接触液态物时戴防护眼罩。提供淋浴和洗眼设施。工作场所禁止饮食、吸烟。及时换洗工作服。应急救援时必须佩戴自给式空气呼吸器（SCBA）。

工作场所警示标识：　　　　　　　

　　　　　　　　　禁止入内　　　　　　　　注意防护　　　　　　　　当心中毒

体检项目：

●上岗前：内科常规检查，血常规、尿常规、肝功能、肾功能、心电图、肝肾 B 超。

●在岗期间：内科常规检查，血常规、尿常规、肝功能、心电图、肾功能、肝肾 B 超。

体检周期：3 年；在做相同或相似工作的劳动者中，有多人同时出现异常表现应及时检查。

职业禁忌：慢性肝病。

可能引起的职业病：急性苯的氨基、硝基化合物中毒。

急救和治疗：

●抢救人员须穿戴防护用具；速将患者移至空气新鲜处，去除污染衣物；注意保暖、安静；皮肤污染或溅入眼内时用流动清水充分冲洗至少 20min；呼吸困难者给氧，必要时用合适的呼吸器进行人工呼吸；立即与医疗急救单位联系抢救。

●高铁血红蛋白血症治疗：常用 1% 亚甲蓝溶液 5～10ml（1～2mg/kg）加入 10%～25% 葡萄糖溶液 20ml 中缓慢静脉注射，避免因注射过快或一次用量过大引起恶心、呕吐、腹痛，甚至抽搐、惊厥等。一般用 1～2 次，间隔 1～2h。轻度中毒也可用维生素 C 治疗。

●溶血性贫血治疗：采取综合治疗措施。首选糖皮质激素。

●其他：对症支持治疗，尤其注意保护肝、肾功能。

名称：二硫化碳　　　　　　　　　　　　　　　　　　　常见化学毒物信息卡：012

CAS 号：75-15-0

中文名称：二硫化碳（皮）　　　　　　　　　　别　名：硫化碳；二硫代碳酸酐；硫代碳酸酐

英文名称：Carbon disulfide（skin）　　　　　　分子式：CS_2

理化性质：无色或淡黄色液体，有烂萝卜气味，易挥发。分子量 76，熔点 –111℃，沸点 46℃。微溶于水，能与醇、醚、苯混溶。相对密度 1.26，相对蒸气密度 2.67，饱和蒸气压 48kPa（25℃），易燃，自燃点 130～140℃。遇静电火花、明火、高热或氧化剂，可发生燃烧、爆炸。

职业接触：广泛用于黏胶纤维生产、玻璃、橡胶硫化、谷物熏蒸和浮选，还作为溶剂用来溶解脂肪、清漆、硫、磷、树脂等，也用于精制石蜡、石油工业和化学分析。

进入途径：经呼吸道、皮肤和胃肠进入人体。

健康影响：主要损害神经系统。

●急性中毒：轻者头痛、头晕、恶心，出现酒醉样感觉、步态不稳，轻度意识障碍。重者出现谵妄、意识混浊、抽搐乃至昏迷。脑水肿严重者可出现颅内压增高、瞳孔缩小、脑干反射存在或迟钝、病理反射阳性，甚至发生呼吸抑制。

●慢性中毒：轻者四肢对称性手套、袜套样分布的痛觉、触觉或音叉振动觉障碍，同时有跟腱反射减弱，神经 - 肌电图显示神经源性损害。重者四肢远端感觉障碍、跟腱反射消失，伴四肢肌力明显减退，或四肢远端肌肉萎缩；肌电图显示神经源性损害，伴神经传导速度明显减慢或诱发电位明显降低；中毒性脑病；中毒性精神病。

●其他影响：可损害生殖系统，男性精子数量减少、活力减弱；女性月经不调、流产。视力减退等。

职业接触限值：PC-TWA　5mg/m³，PC-STEL　10mg/m³

工作场所监测：每月至少监测一次，每半年至少进行一次控制效果评价。

防护设施和个人防护：严加密闭，提供充分的局部排风和全面通风。禁止明火、火花、高热，使用防爆电器和照明设备，穿防静电工作服。以有机蒸气形式存在，IDLH 浓度为 1600mg/m³。浓度超标时，按 GB/T 18664—2002 选择适用的呼吸防护用品，如佩戴自吸过滤式防毒面具配防有机蒸气的过滤元件。接触液态物时穿化学防护服、戴化学防护手套和防护眼罩。提供淋浴和洗眼设施。工作场所禁止饮食、吸烟。及时换洗工作服。应急救援时必须佩戴自给式空气呼吸器（SCBA）。

工作场所警示标识：　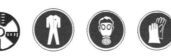

　　　　　　　　　　禁止入内　　　　　　　　　　注意防护　　　　　　　　　当心中毒

体检项目：

●上岗前：内科常规检查，神经系统常规检查，眼科常规检查及眼底检查，血常规、尿常规、血清 ALT、血糖、血脂、心电图、胸部 X 射线摄片。复检项目：血糖异常或有周围神经损害表现者可选择糖化血红蛋白、神经 - 肌电图。

●在岗期间：内科常规检查，神经系统常规检查，眼科常规检查及眼底检查，血常规、尿常规、血糖、血脂。复检项目：血糖异常或有周围神经损害表现者可选择糖化血红蛋白、神经 - 肌电图；眼底检查异常者可选择视野检查。

体检周期：1 年；在做相同或相似工作的劳动者中，有多人同时出现异常表现应及时检查。

职业禁忌：中枢神经系统器质性疾病；多发性周围神经病；视网膜病变。

可能引起的职业病：二硫化碳中毒。

急救和治疗：

●抢救人员须穿戴防护用具；立即将患者移离现场至空气新鲜处，去除污染衣物；注意保暖、安静；皮肤污染时用肥皂水或清水冲洗，溅入眼内时用流动清水或生理盐水充分冲洗，各至少 20min；呼吸困难者给氧，必要时用合适的呼吸器进行人工呼吸；立即与医疗急救单位联系抢救。

●急性中毒：主要为对症和支持治疗，发生脑水肿时可用脱水剂、利尿剂、肾上腺糖皮质激素等，如烦躁不安可使用地西泮、苯巴比妥钠等镇静催眠药，并可给予维生素 C、能量合剂等。

●慢性中毒：B 族维生素、能量合剂，并辅以体疗、理疗及对症治疗。重者加强支持疗法。

名称：二氯乙炔　　　　　　　　　　　　　　　　　　常见化学毒物信息卡：013

CAS 号：7572-29-4

中文名称：二氯乙炔

英文名称：Dichloroacetylene　　　　　　　　　分子式：C_2Cl_2

理化性质：无色油状液体或无色气体，有乙醚气味。分子量 94.9，熔点 –66℃，沸点 32～33℃，相对密度 1.26。不溶于水，溶于乙醚、乙醇和丙酮。振荡、接触热或空气会引起爆炸，在空气中可分解产生光气、氯仿、四氯化碳等有毒物质。

职业接触：氯乙烯热解、四氯乙烷分解可产生，在 70℃条件下，三氯乙烯和碱性物质作用可合成二氯乙炔，合成二氯乙烯时也伴有二氯乙炔的产生。

进入途径：经呼吸道、皮肤进入人体。

健康影响：主要损害神经系统和肝、肾。

●对皮肤、黏膜和眼有刺激作用。

●表现为头痛、头晕、食欲减退、恶心、呕吐，吸入高浓度本品可引起中枢神经系统抑制，长期过量接触可致肝、肾损害。

职业接触限值：MAC　0.4mg/m³

工作场所监测：每月至少监测一次，每半年至少进行一次控制效果评价。

防护设施和个人防护：严加密闭、提供局部排气和全面通风设施。禁止明火、火花、高热。以蒸气和气体形式存在，气味警示性未知。浓度超标时，按 GB/T 18664—2002 选择适用的呼吸防护用品，如佩戴全面罩长管呼吸器，穿化学防护服、戴化学防护手套。工作场所禁止饮食、吸烟。及时换洗工作服。应急救援时必须佩戴自给式空气呼吸器（SCBA）。

工作场所警示标识：　

　　　　　　　　　禁止入内　　　　　　　　注意防护　　　　　　　当心中毒

体检项目：

●上岗前：内科常规检查，皮肤科常规检查。

●在岗期间：内科常规检查，皮肤科常规检查，握力，肌张力，腱反射，末梢感觉神经检查，血、尿常规，肝功能，肾功能，心电图，肝脾 B 超*。

体检周期：1 年；在做相同或相似工作的劳动者中，有多人同时出现异常表现应及时检查。

职业禁忌：严重的皮肤病；严重的神经系统疾病；严重的肝、肾疾病。

可能引起的职业病：二氯乙炔中毒。

急救和治疗：

●抢救人员须穿戴防护用具；立即将患者移离现场至空气新鲜处，去除污染衣物；注意保暖、安静；皮肤污染时用肥皂水或清水冲洗，溅入眼内时用流动清水或生理盐水充分冲洗，各至少 20min；呼吸困难者给氧，必要时用合适的呼吸器进行人工呼吸；立即与医疗急救单位联系抢救。

●对症治疗。

＊表示选检项目。

名称：二硝基苯（全部异构体）　　　　　　　　　　　　　常见化学毒物信息卡：014

CAS 号：528-29-0（邻二硝基苯）；99-65-0（间二硝基苯）；100-25-4（对二硝基苯）

中文名称：二硝基苯（全部异构体）（皮）　　　　别　名：间二硝基苯又称 1, 3- 二硝基苯、2, 4- 二硝基苯

英文名称：Dinitrobenzene（all isomers）（skin）　　分子式：$C_6H_4(NO_2)_2$

理化性质：二硝基苯有对位、间位、邻位三种异构体，均为无色或黄色固体。三种异构体的沸点分别是 299℃、291℃、319℃，熔点分别是 174℃、90℃、118.5℃，分子量 168.1，间二硝基苯微溶于水，其他不溶于水，能溶于大多数有机溶剂。相对密度分别是 1.63（d_4^{18}）、1.58（d_4^{18}）、1.31，相对蒸气密度 5.8，饱和蒸气压＜ 0.1kPa。粉尘与空气混合，遇明火或高热可发生爆炸，燃烧时生成有毒气体和烟雾。

职业接触：主要用于有机合成、染料中间体，还用于炸药和塑料工业等。

进入途径：经皮肤、呼吸道和胃肠进入人体。

健康影响：主要损害血液系统和肝、肾。

●急性中毒：可见高铁血红蛋白血症引起的缺氧和发绀，并可出现溶血性贫血，重者伴有肝、肾损害。实验室检查血中高铁血红蛋白增高，可检出 Heinz 小体。

●慢性影响：肝损害。

职业接触限值：PC-TWA　1mg/m³

工作场所监测：每月至少检测一次，每半年至少进行一次控制效果评价。

防护设施和个人防护：严加密闭，提供局部排风。禁止明火、火花、高热。使用防爆电器和照明设备，穿防静电服。以粉尘和有机挥发物形式混合存在，IDLH 浓度为 200mg/m³，属粉尘，溶于溶剂形成有机蒸气。浓度超标时，按 GB/T 18664—2002 选择适用的呼吸防护用品，如佩戴自吸过滤式防毒面具配防有机蒸气和防颗粒物的过滤元件、穿化学防护服、戴化学防护手套。接触液态物时戴防护眼罩。提供淋浴和洗眼设施。工作场所禁止饮食、吸烟。及时换洗工作服。应急救援时必须佩戴自给式空气呼吸器（SCBA）。

工作场所警示标识：　　　　　　　

　　　　　　　禁止入内　　　　　　　　注意防护　　　　　　　当心中毒

体检项目：

●上岗前：内科常规检查，血常规、尿常规、肝功能、肾功能、心电图、肝肾 B 超。

●在岗期间：内科常规检查，血常规、尿常规、肝功能、心电图、肾功能、肝肾 B 超。

体检周期：3 年；在做相同或相似工作的劳动者中，有多人同时出现异常表现应及时检查。

职业禁忌：慢性肝病。

可能引起的职业病：急性苯的氨基、硝基化合物中毒。

急救和治疗：

●抢救人员须穿戴防护用具；速将患者移至空气新鲜处，去除污染衣物；注意保暖、安静；皮肤污染或溅入眼内时用流动清水充分冲洗至少 20min；呼吸困难者给氧，必要时用合适的呼吸器进行人工呼吸；立即与医疗急救单位联系抢救。

●高铁血红蛋白血症治疗：常用 1% 亚甲蓝溶液 5 ～ 10ml（1 ～ 2mg/kg）加入 10% ～ 25% 葡萄糖溶液 20ml 中缓慢静脉注射，避免因注射过快或一次用量过大引起恶心、呕吐、腹痛，甚至抽搐、惊厥等。一般用 1 ～ 2 次，间隔 1 ～ 2h。轻度中毒也可用维生素 C 治疗。

●溶血性贫血治疗：采取综合治疗措施。首选糖皮质激素。

●其他对症支持治疗，尤其注意保护肝、肾。

名称：二硝基甲苯 　　　　　　　　　　　　　　　　　　常见化学毒物信息卡：015

CAS 号：25321-14-6

中文名称：二硝基甲苯（皮）　　　　　　　别　名：二硝基苯甲烷；甲基二硝基苯

英文名称：Dinitrotoluene（skin）　　　　　分子式：$C_6H_3CH_3(NO_2)_2$

理化性质：有五种异构体。黄色针状晶体，具有特殊气味。分子量182，熔点52.5℃。不溶于水，溶于乙醇、二硫化碳和苯。相对密度1.3，相对蒸气密度6.28，饱和蒸气压0.13kPa。粉尘与空气混合，遇明火、高热或强氧化剂可发生燃烧、爆炸，并产生有毒气体。

职业接触：主要用于有机合成，以及制造聚氨酯染料、三硝基甲苯和2,4-二氨基甲苯的中间体。

进入途径：经皮肤、呼吸道和胃肠进入人体。

健康影响：主要损害血液系统和肝。

●急性中毒：轻者头痛、头晕、恶心、呕吐、食欲缺乏、上腹疼痛、面色苍白、发绀，部分患者伴有缺氧症状。重者意识不清，呼吸浅表、频率加速，大小便失禁，瞳孔散大，对光反应消失，角膜及腱反射消失，极重者可因呼吸麻痹死亡。

●慢性影响：贫血和肝、肾损害。

职业接触限值：PC-TWA　0.2mg/m³

工作场所监测：每月至少监测一次，每半年至少进行一次控制效果评价。

防护设施和个人防护：严加密闭，提供局部排风。禁止明火、火花、高热。使用防爆电器和照明设备，穿防静电服。以粉尘和有机挥发物形式混合存在，IDLH浓度为200mg/m³。浓度超标时按GB/T 18664—2002选择适用的呼吸防护用品，如佩戴自吸过滤式防毒面具配防有机蒸气和防颗粒物的过滤元件，穿化学防护服、戴化学防护手套。接触液态物时戴防护眼罩。提供淋浴和洗眼设施。工作场所禁止饮食、吸烟。及时换洗工作服。应急救援时必须佩戴自给式空气呼吸器（SCBA）。

工作场所警示标识：

　　　　　　　　　禁止入内　　　　　　　　　　　　注意防护　　　　　　　　当心中毒

体检项目：

●上岗前：内科常规检查，血常规、尿常规、肝功能、肾功能、心电图、肝肾B超。

●在岗期间：内科常规检查，血常规、尿常规、肝功能、心电图、肾功能、肝肾B超。

体检周期：3年；在做相同或相似工作的劳动者中，有多人同时出现异常表现应及时检查。

职业禁忌：慢性肝病。

可能引起的职业病：急性苯的氨基、硝基化合物中毒。

急救和治疗：

●抢救人员须穿戴防护用具；速将患者移离现场至空气新鲜处，去除污染衣物；注意保暖、安静；皮肤污染或溅入眼内时用流动清水充分冲洗至少20min；呼吸困难者给氧，必要时用合适的呼吸器进行人工呼吸；立即与医疗急救单位联系抢救。

●高铁血红蛋白血症治疗：常用1%亚甲蓝溶液5～10ml（1～2mg/kg）加入10%～25%葡萄糖溶液20ml中缓慢静脉注射，避免因注射过快或一次用量过大引起恶心、呕吐、腹痛，甚至抽搐、惊厥等。一般用1～2次，间隔1～2h。轻度中毒也可用维生素C治疗。

●溶血性贫血治疗：采取综合治疗措施。首选糖皮质激素。

●其他对症支持治疗：尤其注意保护肝功能。

名称：二氧化氮　　　　　　　　　　　　　　　　　常见化学毒物信息卡：016

CAS 号：10102-44-0

中文名称：二氧化氮

英文名称：Nitrogen dioxide　　　　　　　　　分子式：NO_2

理化性质：棕色有刺激性气体。分子量 46，熔点 –11.2℃，沸点 21.2℃。溶于水生成硝酸，有腐蚀性。溶于碱、二硫化碳和氯仿。相对蒸气密度 1.58，饱和蒸气压 101kPa（21℃）。遇衣物、锯末、棉絮等可燃物时可燃烧。

职业接触：制造硝酸或用硝酸蚀刻或侵蚀金属；制造硝基炸药、硝化纤维、苦味酸等硝基化合物，苯胺燃料的重氮化，以及有机物（如木屑、纸屑）接触浓硝酸时；有机硝基化合物燃烧或爆炸；卫星发射、火箭推进；电焊、亚弧焊、气焊或电弧发光时，产生二氧化氮；汽车废气；地下室谷物上的无机硝酸盐遇高温分解也可产生二氧化氮。

进入途径：经呼吸道进入人体。

健康影响：主要损害呼吸系统。

●急性中毒：轻者胸闷、咳嗽、咳痰，伴有头痛、头晕、无力、心悸、恶心、发热等。眼结膜及鼻咽部轻度充血。进而呼吸困难，胸部紧迫感，咳嗽加剧，咳血丝痰，并有轻度发绀。重者出现肺水肿、急性呼吸窘迫综合征，并发较重程度的气胸或纵隔气肿，昏迷或窒息。

●长期接触可引起支气管炎和肺气肿。

职业接触限值：PC-TWA　5mg/m³，PC-STEL　10mg/m³

工作场所监测：每月至少监测一次，每半年至少进行一次控制效果评价。

防护设施和个人防护：严加密闭，提供局部排风和全面通风设施。以气体形式存在，IDLH 浓度 96mg/m³。浓度超标时，按 GB/T 18664—2002 选择适用的呼吸防护用品，如佩戴长管呼吸器，或佩戴自吸过滤式防毒面具配防氮氧化物的专用过滤元件。接触液态物穿化学防护服、戴化学防护手套和防护眼罩，提供淋浴和洗眼设施。工作场所禁止吸烟、饮食。及时换洗工作服。应急救援时必须佩戴自给式空气呼吸器（SCBA）。

工作场所警示标识：

　　　　　　　　禁止入内　　　　　　　　　　注意防护　　　　　　　当心中毒

体检项目：

●上岗前：内科常规检查，血常规、尿常规、血清 ALT、心电图、胸部 X 射线摄片、肺功能。

●在岗期间：内科常规检查，血常规、尿常规、血清 ALT、心电图、胸部 X 射线摄片、肺功能。

体检周期：1 年；在做相同或相似工作的劳动者中，有多人同时出现异常表现应及时检查。

职业禁忌：慢性阻塞性肺疾病；支气管哮喘；慢性间质性肺疾病。

可能引起的职业病：急性氮氧化物中毒；刺激性化学物致慢性阻塞性肺疾病。

急救和治疗：

●抢救人员须穿戴防护用具；速将患者移离现场至空气新鲜处，去除污染衣物时先用温水化冻；注意保暖、安静；皮肤污染或溅入眼内时用流动清水充分冲洗至少 20min；呼吸困难者给氧，必要时用合适的呼吸器进行人工呼吸；立即与医疗急救单位联系抢救。

●刺激反应者，观察 24～72h，观察期内严格限制活动，静卧，并对症治疗。

●保持呼吸道通畅，给予雾化吸入、支气管解痉剂、去泡沫剂（如二甲基硅油）。

●早期、足量、短程应用糖皮质激素。合理氧疗。防治并发症，维持水、电解质、酸碱平衡。

名称：甲苯 -2, 4- 二异氰酸酯（TDI）　　　　　　　　常见化学毒物信息卡：017

CAS 号：584-84-9

中文名称：甲苯 -2, 4- 二异氰酸酯　　　　　　　别　名：甲苯二异氰酸酯

英文名称：Toluene-2, 4-diisocyanate（TDI）　　　分子式：$CH_3C_6H_3(NCO)_2$

理化性质：为白色液体，静置后可变为淡黄色。分子量 174.15，熔点 20.5℃，沸点 251℃。不溶于水，可与水发生反应，溶于丙酮、乙酸乙酯、甲苯。相对密度 1.22，相对蒸气密度 6.0，饱和蒸气压 0.133kPa（80℃）。

职业接触：主要用于制造聚氨树脂泡沫塑料、泡沫性绝缘材料、聚氨酯涂料和聚氨酯弹性体。

进入途径：经呼吸道进入人体。

健康影响：主要损害呼吸系统，对眼及皮肤、黏膜有刺激作用。

●流泪、咽痛、干咳、胸痛、呼吸困难、窘迫；可致支气管炎、支气管痉挛，重者可引起肺水肿、发绀、昏迷。反复接触可诱发过敏性哮喘，屡次发作可进展为慢性支气管炎、支气管扩张、肺气肿、肺源性心脏病。

●皮肤直接接触可引起皮炎，出现瘙痒、红斑、水肿、丘疹、水疱。

职业接触限值：PC-TWA　0.1mg/m³，PC-STEL　0.2mg/m³

工作场所监测：每月至少监测一次，每半年至少进行一次控制效果评价。

防护设施和个人防护：严加密闭，提供局部排风和全面通风设施。以有机蒸气和雾形式混合存在，气味警示性低（嗅阈约 15mg/m³），IDLH 浓度 72mg/m³。浓度超标时，按 GB/T 18664—2002 选择适用的呼吸防护用品，如佩戴自吸过滤式防毒面具配防有机蒸气和颗粒物的过滤元件，穿化学防护服、戴化学防护手套。接触液态物时戴防护眼罩。提供淋浴和洗眼设施。工作场所禁止吸烟、饮食。及时换洗工作服。应急救援时必须佩戴自给式空气呼吸器（SCBA）。

工作场所警示标识：

　　　　　　　禁止入内　　　　　　　　注意防护　　　　　　　　当心中毒

体检项目：

●上岗前：内科常规检查，重点检查呼吸系统；鼻及咽部常规检查，重点检查有无过敏性鼻炎。血常规、尿常规、血清 ALT、血嗜酸性粒细胞计数、心电图、胸部 X 射线摄片、肺功能，有过敏史或可疑致敏体质者可选择肺弥散功能、血清总 IgE。

●在岗期间：内科常规检查，重点检查呼吸系统；鼻及咽部常规检查，重点检查有无过敏性鼻炎。血常规、心电图、血嗜酸性粒细胞计数、血清总 IgE、肺功能、胸部 X 射线摄片，有哮喘症状者可选择肺弥散功能、抗原特异性 IgE 抗体、变应原皮肤试验、变应原支气管激发试验。

体检周期：初次接触致喘物的前 2 年，每半年体检 1 次，2 年后改为每年 1 次；在岗期间新发过敏性鼻炎劳动者，每 3 个月体检 1 次，连续观察 1 年，1 年后改为每年 1 次。在做相同或相似工作的劳动者中，有多人同时出现异常表现应及时检查。

职业禁忌：慢性阻塞性肺疾病；慢性间质性肺疾病；伴有气道高反应性过敏性鼻炎。

可能引起的职业病：职业性哮喘。

急救和治疗：

●抢救人员须穿戴防护用具；速将患者移离现场至空气新鲜处，去除污染衣物；注意保暖、安静；皮肤污染时用肥皂水或清水冲洗，溅入眼内时用流动清水或生理盐水充分冲洗，各至少 20min；呼吸困难者给氧，必要时用合适的呼吸器进行人工呼吸；立即与医疗急救单位联系抢救。

●治疗：以支持对症为主，辅以抗过敏治疗。严重者给予吸氧、解痉、止咳、镇静，必要时应用肾上腺糖皮质激素。

名称：氟化氢

常见化学毒物信息卡：018

CAS 号：7664-39-3

中文名称：氟化氢（按 F 计）　　　　　　　别　名：氢氟酸

英文名称：Hydrogen fluoride（as F）　　　　分子式：HF

理化性质：无色刺激性液体或气体。分子量 20，熔点 −83℃，沸点 20℃。与水混溶，相对密度 0.69，相对蒸气密度 0.92（0℃）。氢氟酸为强酸，有腐蚀性，可腐蚀玻璃，与多种化合物反应。

职业接触：通过浓硫酸与萤石（氟化钙）反应制取。用于制造氟碳化合物和无机氟化物，提炼某些金属，用作有机化学反应催化剂，以及雕刻玻璃和陶器的腐蚀剂。

进入途径：经呼吸道、皮肤进入人体。

健康影响：主要对皮肤、黏膜有腐蚀刺激作用。

●急性中毒：可致眼、口腔和鼻黏膜溃疡，喉头水肿，支气管炎、肺炎或肺水肿、肺出血；极高浓度可引起反射性窒息。

●皮肤损害：瘙痒、灼伤、皮炎，重者可伤及骨骼、指甲。

●眼灼伤：球结膜水肿、出血、角膜白斑，甚至穿孔。

●慢性影响：牙酸蚀症，嗅觉减退，上呼吸道慢性炎症。

职业接触限值：MAC　2mg/m³

工作场所监测：每月至少监测一次，每半年至少进行一次控制效果评价。

防护设施和个人防护：严加密闭，提供局部排风和全面通风设施。以气体存在，IDLH 浓度 25mg/m³。浓度超标时，按 GB/T 18664—2002 选择适用的呼吸防护用品，如佩戴全面罩长管呼吸器，或佩戴自吸过滤式防毒全面具配防氟化氢的专用过滤元件，穿化学防护服、戴化学防护手套。接触液态物时戴防护眼罩。提供淋浴和洗眼设施。工作场所禁止吸烟、饮食。及时换洗工作服。应急救援时必须佩戴自给式空气呼吸器（SCBA）。

工作场所警示标识：

禁止入内　　　　　　　　　注意防护　　　　　　　当心中毒

体检项目：

●上岗前：内科常规检查，口腔科常规检查，骨科检查（主要是骨关节检查）。血常规、尿常规、肝功能、心电图、骨密度、骨盆正位 X 射线摄片、胸部 X 射线摄片。

●在岗期间：内科常规检查，口腔科常规检查，骨科检查（主要是骨关节检查）。血常规、骨盆正位 X 射线摄片，一侧桡、尺骨或一侧胫、腓骨正位片、尿氟、骨密度。

体检周期：1 年；在做相同或相似工作的劳动者中，有多人同时出现异常表现应及时检查。

职业禁忌：骨关节疾病；地方性氟病。

可能引起的职业病：急性氟化氢中毒；化学性皮肤灼伤；化学性眼灼伤；牙酸蚀症。

急救和治疗：

●抢救人员须穿戴防护用具；速将患者移至空气新鲜处，去除污染衣物；保暖、静卧、吸氧，必要时用合适的呼吸器进行人工呼吸。立即与医疗急救单位联系抢救。

●密切观察 24 ～ 48h；根据病情应用支气管解痉剂及肾上腺糖皮质激素；防治喉头水肿和肺水肿；低血钙时，静脉滴注或缓慢静脉注射补钙；其他对症、支持治疗。

●眼灼伤：立即用大量清水反复冲洗眼部，然后对症处理，预防感染，防止眼球粘连等并发症，必要时手术治疗。

●皮肤接触：用大量清水冲洗 20 ～ 30min；用 25% 硫酸镁或 10% 葡萄糖酸钙等溶液浸泡或湿敷；用冰冷敷创面，控制水肿；对症治疗。

名称：氟及其氟化物（不含氟化氢）

CAS 号：7782-41-4（氟）

中文名称：氟及其化合物（不含氟化氢）（按 F 计）

英文名称：Fluorine and Fluorides（expect HF）（as F）　　　　　分子式：F

理化性质：氟为黄绿色气体。分子量38，熔点 –219℃，沸点 –188℃，与水反应生成氟化氢或二氟化氧。相对蒸气密度1.3。氟是强氧化剂，与可燃和还原性材料发生剧烈反应。氟及其化合物有燃烧和爆炸的危险。

职业接触：用途很广。化学工业中用于制造药物、农药、灭菌剂、杀虫剂、冷冻剂、有机反应催化剂、木材防腐剂、氟塑料和氟橡胶等。轻工业用于制造玻璃、搪瓷和釉料、建筑材料。冶金工业中用于有色金属提炼、钢铁冶炼，生产特殊焊药、焊条外层。国防工业中用于制造火箭系统的高能燃料。提取磷和硅酸盐，焙烧水泥、砖瓦等。

进入途径：经呼吸道、皮肤进入人体。

健康影响：对皮肤、黏膜有刺激和腐蚀作用，损害骨骼。

●急性中毒：出现皮肤、眼、呼吸道黏膜的刺激症状。重者可发生化学性肺炎、肺水肿，出现呼吸困难、口唇发绀、端坐呼吸等，有的可发生喉痉挛、喉头水肿而引起窒息。直接接触可引起皮炎。

●慢性中毒：表现为增生性骨质硬化症，骨骼 X 射线改变分为三期。

职业接触限值：PC-TWA　2mg/m³

工作场所监测：每月至少监测一次，每半年至少进行一次控制效果评价。

防护设施和个人防护：严加密闭，提供局部排风和全面通风设施。以气体存在，IDLH 浓度40mg/m³。浓度超标时，按 GB/T 18664—2002 选择适用的呼吸防护用品，如佩戴全面罩长管呼吸器，穿化学防护服、戴化学防护手套。提供淋浴和洗眼设施。工作场所禁止吸烟、饮食。及时换洗工作服。应急救援时必须佩戴自给式空气呼吸器（SCBA）。

工作场所警示标识：

　　　　　　　　禁止入内　　　　　　　　注意防护　　　　　　　　当心中毒

体检项目：

●上岗前：内科常规检查，口腔科常规检查，骨科检查（主要是骨关节检查）。血常规、尿常规、血清 ALT、心电图、骨密度、骨盆正位 X 射线摄片、胸部 X 射线摄片。

●在岗期间：内科常规检查，口腔科常规检查，骨科检查（主要是骨关节检查）。血常规、骨盆正位 X 射线摄片，一侧桡、尺骨或一侧胫、腓骨正位片，尿氟、骨密度。

体检周期：1 年；在做相同或相似工作的劳动者中，有多人同时出现异常表现应及时检查。

职业禁忌：骨关节疾病；地方性氟病。

可能引起的职业病：氟中毒；化学性眼灼伤。

急救和治疗：

●抢救人员须穿戴防护用具。立即将中毒者移至空气新鲜处，静卧、吸氧，密切观察；积极防治喉头水肿、化学性肺炎、肺水肿；其他对症、支持治疗。

●眼灼伤：立即用大量清水反复冲洗眼部，然后对症处理，预防感染。

●皮肤接触：用大量清水冲洗 20 ～ 30min，对症治疗。

●氟中毒：对症和支持治疗。

名称：镉及其化合物（按 Cd 计）　　　　　　　　　常见化学毒物信息卡：020

CAS 号：7440-43-9（镉）

中文名称：镉及其化合物（按 Cd 计）

英文名称：Cadmium and its compounds（as Cd）　　　分子式：Cd

理化性质：镉为带浅蓝色的白色金属，质软，有延展性，耐磨。原子量 112，熔点 321℃，沸点 765℃，相对密度 8.64。不溶于水，可溶于酸。在加热处理镉时能产生氧化镉烟。常见的化合物有氧化镉、氯化镉、硝酸镉、硫酸镉等。

职业接触：主要用于电镀，制备镍 - 镉或银 - 镉电池，制作镉黄颜料，制造合金和焊条，制造核反应堆的镉棒或涂于石墨棒作中子吸收剂，硬脂酸镉用作塑料稳定剂，硫化镉可用于光电管和太阳能电池，氯化镉用于照相软片的生产。在镉冶炼和上述应用镉及其化合物的过程中均可接触镉。

进入途径：经呼吸道、胃肠进入人体。

健康影响：主要损害呼吸系统和肾。

●金属烟热：出现头晕、乏力、咽干、胸闷、气急、肌肉和关节痛，之后发热，血白细胞增多，较重者伴有畏寒、寒战，一般可在 24h 内恢复。

●急性中毒：轻者表现为气管 - 支气管炎，重者可引起化学性肺炎和肺水肿，甚至发生急性呼吸窘迫综合征。

●慢性中毒：轻者出现肾小管重吸收功能障碍，重者肾功能不全，可伴有骨质疏松、骨软化。

职业接触限值：PC-TWA　0.01mg/m³，PC-STEL　0.02mg/m³

工作场所监测：每月至少监测一次，每半年至少进行一次控制效果评价。

防护设施和个人防护：严加密闭，提供局部排风和全面通风设施。以粉尘或烟形式存在，IDLH 浓度 500mg/m³（尘），9mg/m³（烟）。浓度超标时，按 GB/T 18664—2002 选择适用的呼吸防护用品，如佩戴自吸过滤式防颗粒物呼吸器配 KN95 级别的过滤元件。接触液态物时穿化学防护服、戴化学防护手套和防护眼罩，提供淋浴和洗眼设施。工作场所禁止吸烟、饮食。及时换洗工作服。应急救援时必须佩戴自给式空气呼吸器（SCBA）。

工作场所警示标识：　　　　　　　

　　　　　　　　　禁止入内　　　　　　　注意防护　　　　　　　当心中毒

体检项目：

●上岗前：内科常规检查，血常规、尿常规、血清 ALT、肾功能、心电图、尿镉、肝肾 B 超、胸部 X 射线摄片、肺功能。

●在岗期间：内科常规检查，血常规、尿常规、肾功能、尿镉、尿 β₂- 微球蛋白或尿视黄醇结合蛋白、胸部 X 射线摄片、肺功能。

体检周期：1 年；在做相同或相似工作的劳动者中，有多人同时出现异常表现应及时检查。

职业禁忌：慢性肾脏疾病；骨质疏松症。

可能引起的职业病：镉中毒；金属烟热。

急救和治疗：

●抢救人员须穿戴防护用具；速将患者移离现场至空气新鲜处，静卧、吸氧。皮肤污染时用肥皂水或清水冲洗至少 20min，溅入眼内时用流动清水或生理盐水充分冲洗至少 20min；呼吸困难者给氧，必要时用合适的呼吸器进行人工呼吸；立即与医疗急救单位联系抢救。

●急性中毒：急救原则与内科相同。视病情早期情况短程使用较大剂量糖皮质激素。

●慢性中毒：加强营养，对症治疗。

名称：铬及其化合物（按 Cr 计）   常见化学毒物信息卡：021

CAS 号：7440-47-3（Cr）

中文名称：三氧化铬、铬酸盐、重铬酸盐

英文名称：Chromic and its compounds（as Cr）   分子式：Cr

理化性质：铬是银灰色、质脆而硬的金属，耐腐蚀。沸点 2480℃，熔点 1890℃，原子量 52，相对密度 7.20，不溶于水，可溶于稀硫酸和稀盐酸。铬化合物主要有铬的 +3 价氧化物和碱式硫酸铬，铬的 +6 价化合物，如重铬酸钠、重铬酸钾和三氧化铬、铬酸盐。

职业接触：铬矿开采和矿石精选。铬酸盐制造。电镀。铬合金制造，与铁和镍冶炼成不锈钢，与镍、钛、铌、钴、铜和其他金属等冶炼成特种合金。铬酸盐用于制造颜料、油漆。铬酸铵用作照相感光剂。重铬酸盐用作颜料、强氧化剂，用于鞣革。铬矾用作皮毛的媒染剂、固色剂。

进入途径：经呼吸道、胃肠和皮肤进入人体。

健康影响：主要损害呼吸系统、皮肤、黏膜。

●急性中毒：可出现流泪、流涕、咽干、咳嗽、发热、哮喘、发绀，重者可发生化学性肺炎。

●慢性影响：慢性上呼吸道炎症；长期接触铬烟尘和铬酸雾可引起皮肤溃疡、皮炎、鼻中隔溃疡或穿孔。铬酸盐生产过程中过量接触可致肺癌。

职业接触限值：PC-TWA $0.05mg/m^3$

工作场所监测：每月至少监测一次，每半年至少进行一次控制效果评价。

防护设施和个人防护：严加密闭，提供局部排风和全面通风除尘设施。以粉尘形式存在。浓度超标时，按 GB/T 18664—2002 选择适用的呼吸防护用品，如佩戴自吸过滤式防颗粒物呼吸器配 KN95 级别的过滤元件。接触液态物时穿化学防护服、戴化学防护手套和防护眼罩。提供淋浴和洗眼设施。工作场所禁止吸烟、饮食。及时换洗工作服。应急救援时必须佩戴自给式空气呼吸器（SCBA）。

工作场所警示标识：

禁止入内   注意防护   当心中毒

体检项目：

●上岗前：内科常规检查，鼻及咽部常规检查，皮肤科常规检查，血常规、尿常规、血清 ALT、心电图、胸部 X 射线摄片。

●在岗期间：内科常规检查，鼻及咽部常规检查，皮肤科常规检查，血常规、肺功能、胸部 X 射线摄片、尿常规、尿铬。

体检周期：1 年；在做相同或相似工作的劳动者中，有多人同时出现异常表现应及时检查。

职业禁忌：慢性皮肤溃疡；萎缩性鼻炎。

可能引起的职业病：铬鼻病；职业性肿瘤（六价铬化合物所致肺癌）。化学性皮肤灼伤（铬酸）；皮肤溃疡；接触性皮炎（铬酸及其盐）；化学性眼灼伤（铬酸）；急性化学物中毒性呼吸系统疾病（铬酸）。

急救和治疗：

●抢救人员须穿戴防护用具；速将患者移离现场至空气新鲜处，去除污染衣物；注意保暖、安静；皮肤污染时用肥皂水清洗，溅入眼内时用流动清水或生理盐水冲洗，各至少 20min；呼吸困难者给氧，必要时用合适的呼吸器进行人工呼吸；立即与医疗急救单位联系抢救。

●解毒剂：使用硫代硫酸钠、二巯丙磺钠和二巯丁二钠。

●铬溃疡：用 10% 抗坏血酸溶液擦洗、湿敷或涂抹 5% 硫代硫酸钠软膏。

●其他对症支持治疗。

名称：汞　　　　　　　　　　　　　　　　　　　常见化学毒物信息卡：022

CAS 号：7439-97-6

中文名称：汞　　　　　　　　　　　　别　名：水银

英文名称：Mercury　　　　　　　　　分子式：Hg

理化性质：银白色液态金属。原子量200.7，熔点 –38.9℃，沸点356.6℃，相对密度13.59，饱和蒸气压0.16Pa（20℃）。不溶于水，可溶于稀硝酸。常温下易挥发，生成汞蒸气；易与硫、卤素元素结合，能与多种金属形成汞齐。

职业接触：汞矿石开采、冶炼；处理金、银矿石；含汞化合物制造；实验、测量仪器的制造和维修；日光灯、水银温度计、放射线真空管、X 射线管、开关、电池、整流器等的制造；生产氯气、强碱时和由乙炔制造乙醛和乙酸时汞可用作催化剂；物理、化学、生物实验室研究金、银、青铜、锡的电镀；牙医配制、使用银汞合金制作补牙材料；鞣革，制作毛毡、动物标本、摄影和照相排版、水银底涂料、颜料的过程。

进入途径：常以蒸气形式经呼吸道进入人体。

健康影响：主要损害神经、呼吸、消化和泌尿系统。
- ●急性中毒：轻者发热、头晕、头痛、震颤，口腔 - 牙龈炎及胃肠炎、急性支气管炎。个别出现间质性肺炎、肾病综合征。重者出现急性肾衰竭、癫痫样发作、精神障碍。
- ●慢性中毒：轻者可有神经衰弱综合征、口腔 - 牙龈炎、眼睑、舌或手指震颤、尿汞增高。进而出现精神性格改变、粗大震颤、明显肾脏损害。重者小脑共济失调、严重精神障碍。
- ●皮肤损害：过敏性皮炎，重者可有剥脱性皮炎。

职业接触限值：PC-TWA　0.02mg/m³，PC-STEL　0.04mg/m³

工作场所监测：每月至少监测一次，每半年至少进行一次控制效果评价。

防护设施和个人防护：严加密闭，提供局部排风和全面通风设施。以蒸气形式存在，无气味，IDLH 浓度28mg/m³。浓度超标时，按 GB/T 18664—2002 选择适用的呼吸防护用品，如佩戴自吸过滤式防毒面具配防汞蒸气的过滤元件，接触液态物时穿化学防护服、戴化学防护手套和防护眼罩。提供淋浴和洗眼设施。工作场所禁止吸烟、饮食。及时换洗工作服。应急救援时必须佩戴自给式空气呼吸器（SCBA）。

工作场所警示标识：　　　　　　　

　　　　　　　　　禁止入内　　　　　　　　　注意防护　　　　　　　当心中毒

体检项目：
- ●上岗前：内科常规检查，口腔科常规检查，重点检查口腔黏膜、牙龈；神经系统常规检查，注意有无震颤（眼睑、舌、手指震颤）。血常规、尿常规、血清 ALT、心电图。
- ●在岗期间：内科常规检查；神经系统常规检查，注意有无震颤（眼睑、舌、手指震颤）；口腔科常规检查，重点检查口腔及牙龈炎症。血常规、尿常规、心电图、尿汞、尿 β_2- 微球蛋白或 α_1- 微球蛋白或尿视黄醇结合蛋白。

体检周期：工作场所有毒作业分级Ⅱ级及以上者，1 年 1 次；工作场所有毒作业分级Ⅰ级者，2 年 1 次。在做相同或相似工作的劳动者中，有多人同时出现异常表现应及时检查。

职业禁忌：中枢神经系统器质性疾病；已确诊并需要医学监护的精神障碍性疾病；慢性肾脏疾病。

可能引起的职业病：汞中毒。

急救和治疗：
- ●抢救人员穿戴防护用具；速将患者移离现场至空气新鲜处，去除污染衣物；注意保暖、安静；呼吸困难者给氧，必要时用合适的呼吸器进行人工呼吸；立即与医疗急救单位联系抢救。设备或墙壁上吸附的汞可用碘加热熏蒸，数小时后再用水冲洗。
- ●驱汞治疗：用二巯丙磺钠肌内注射，急性中毒剂量为每次 125～250mg，每 4～6h 一次，2 天后每次 125mg，每天一次，疗程视病情而定；慢性中毒剂量为每次 125～250mg，每天一次，连续 3 天，停 4 天为 1 个疗程，一般 3～4 个疗程。
- ●对症治疗：治疗原则同内科。

5

名称：碳酰氯

CAS 号：75-44-5

中文名称：碳酰氯　　　　　　　　　　　　　　别　名：光气；碳酰二氯

英文名称：Phosgene　　　　　　　　　　　　分子式：$COCl_2$

理化性质：无色气体，有霉变干草和腐烂水果样气味，低温下呈黄绿色液体。分子量98.9，熔点 –104℃，沸点 8.3℃。微溶于水，极易溶于苯、氯仿、乙酸等有机溶剂。相对密度 1.38，相对蒸气密度 3.4，饱和蒸气压 157kPa（20℃）。加热 300℃以上时分解生成氯化氢、一氧化碳等有毒气体；与水缓慢反应，生成腐蚀性气体。

职业接触：光气由一氧化碳和氯气通过活性炭而制得。用于制造塑料、染料及其中间体如猩红酸、二异氰酸甲苯酯，农药如托布津、西维因，医药如乙胺嗪、先锋霉素等的有机合成；光气输送管道或容器爆炸、设备故障或检修过程中，均可接触光气。此外，在金属冶炼，以及四氯化碳、氯仿、氯化苦、三氯乙烯等脂肪族氯烃类燃烧或受热时也可产生光气。

进入途径：经呼吸道进入人体。

健康影响：主要损害呼吸系统。

●急性中毒：轻者咳嗽、气短、胸闷或胸痛，肺部可有散在干、湿啰音。进而痰中带血，伴有轻度发绀。重者呼吸困难、发绀、频繁咳嗽、咳白色或粉红色泡沫样痰，呼吸窘迫，并发气胸、纵隔气肿、严重心肌损害，甚至昏迷、休克、窒息。

●眼灼伤。

职业接触限值：MAC　0.5mg/m³

工作场所监测：每月至少监测一次，每半年至少进行一次控制效果评价。安装报警器。

防护设施和个人防护：严加密闭，提供局部排风和全面通风设施。采用隔离式作业。以气体形式存在，气味警示性低（嗅阈约 2mg/m³），IDLH 浓度 8mg/m³。浓度超标时，按 GB/T 18664—2002 选择适用的呼吸防护用品，如佩戴全面罩长管呼吸器，或佩戴自吸过滤式防毒全面具配防光气专用的过滤元件。接触液态物穿化学防护服、戴化学防护手套和防护眼罩，提供淋浴和洗眼设施。工作场所禁止吸烟、饮食。及时换洗工作服。应急救援时必须佩戴自给式空气呼吸器（SCBA）。

工作场所警示标识：

　　　　　　禁止入内　　　　　　　　　　注意防护　　　　　　　　　当心中毒

体检项目：

●上岗前：内科常规检查，重点检查呼吸系统；血常规、尿常规、血清 ALT、心电图、胸部 X 射线摄片、肺功能。

●在岗期间：内科常规检查，重点检查呼吸系统；血常规、尿常规、血清 ALT、心电图、胸部 X 射线摄片、肺功能。

体检周期：3 年；在做相同或相似工作的劳动者中，有多人同时出现异常表现应及时检查。

职业禁忌：慢性阻塞性肺疾病；支气管哮喘；慢性间质性肺疾病。

可能引起的职业病：急性光气中毒；化学性眼灼伤。

急救和治疗：

●抢救人员须穿戴防护用具；速将患者移离现场至空气新鲜处，去除污染衣物时先用温水化冻；注意保暖、绝对卧床休息，吸氧，留院观察不少于 48h；皮肤污染或溅入眼内时用流动清水冲洗至少 20min；呼吸停止，应立即戴合适的医用呼吸器进行人工呼吸。立即与医疗急救单位联系抢救。

●积极防治肺水肿，早期、足量、短程应用糖皮质激素，控制液体输入，使用二甲基硅油气雾剂，注意保持呼吸道通畅。合理氧疗，吸入氧浓度不宜超过 60%。

●其他对症支持治疗：镇咳、镇静、支气管舒缓剂，纠正电解质紊乱及酸中毒，治疗原则同内科。

名称：黄磷　　　　　　　　　　　　　　　　　　常见化学毒物信息卡：024

CAS 号：7723-14-0

中文名称：黄磷　　　　　　　　　　　　　　　别　名：白磷

英文名称：Yellow phosphorus　　　　　　　　分子式：P₄

理化性质：白色或黄色蜡状固体，在黑暗中呈淡绿色磷光。有大蒜气味。分子量123.9，熔点44.1℃，沸点280℃。不溶于水。相对密度1.82，饱和蒸气压0.133kPa（76.6℃）。能自燃或摩擦起火，产生有毒烟雾（磷的氧化物）；与氧化剂混合可发生爆炸。

职业接触：从磷矿石或磷酸钙中提取。常用于制造红磷、磷化合物、磷酸、磷合金燃烧弹、烟幕弹、烟花爆竹等。在石油化工中作为缩合催化剂，也是制造表面活性剂、稳定剂、干燥剂，以及制药、电子、燃料、农药、化肥等行业不可少的原料。在生产和使用黄磷及其制品的行业中，均有接触黄磷蒸气、粉尘、液体及固体的可能。

进入途径：经呼吸道、皮肤和胃肠进入人体。

健康影响：主要损害消化、泌尿系统和骨骼。

●急性中毒：吸入黄磷蒸气或黄磷灼伤可引起头痛、头晕、乏力、食欲缺乏、恶心、肝区疼痛、肝大及压痛，伴有肝功能异常，可有血尿、蛋白尿、管型尿。继之症状加重，肝功能明显异常，出现肾功能不全、尿素氮和肌酐升高。重者可出现肝、肾衰竭。

●慢性中毒：可出现牙周萎缩、牙周袋加深、牙松动等，可致颌骨骨髓炎，重者下颌骨出现颌骨坏死或瘘管形成。明显刺激呼吸道黏膜，引起呼吸道慢性炎症。可伴有肝、肾损害。

●对皮肤黏膜有刺激，严重者可灼伤皮肤和眼睛。

职业接触限值：PC-TWA　0.05mg/m³，PC-STEL　0.1mg/m³

工作场所监测：每月至少监测一次，每半年至少进行一次控制效果评价。

防护设施和个人防护：因磷接触空气会自燃，需保存于水中，应远离氧化剂和火源，现场应备有灭火装置和良好的通风排气系统。禁止明火、火花、高热。浓度超标时，按GB/T 18664—2002选择适用的呼吸防护用品，以粉尘形式存在时，如佩戴自吸过滤式防颗粒物呼吸器，首选全面罩，蒸气和磷化氢同时存在时佩戴全面罩长管呼吸器。接触液态物时穿化学防护服、戴化学防护手套和防护眼罩。提供淋浴和洗眼设施。工作场所禁止吸烟、饮食。及时换洗工作服。应急救援时必须佩戴自给式空气呼吸器（SCBA）。

工作场所警示标识：

　　　　　　　　禁止入内　　　　　　　　注意防护　　　　　　　当心中毒

体检项目：

●上岗前：内科常规检查，口腔科常规检查，重点检查牙周、牙体。血常规、尿常规、肝功能、心电图、肝脾B超、下颌骨X射线左右侧位片。

●在岗期间：内科常规检查，口腔科常规检查，重点检查牙周、牙体。血常规、尿常规、肝功能、心电图、肝脾B超、下颌骨X射线左右侧位片。

体检周期：肝功能检查，每半年1次；健康检查，1年1次。在做相同或相似工作的劳动者中，有多人同时出现异常表现应及时检查。

职业禁忌：牙本质病变（不包括龋齿）；下颌骨疾病；慢性肝病。

可能引起的职业病：磷中毒；化学性皮肤灼伤；化学性眼灼伤。

急救和治疗：

●抢救人员穿橡胶防护用品并佩戴过滤式防毒口罩或面具；立即将患者移离现场至空气新鲜处，去除污染衣物并放入盛满水的金属容器；立即将皮肤污染处浸入水中或用水冲洗，后覆以湿布；保持呼吸道通畅；注意保暖、安静；立即与医疗急救单位联系抢救。

●皮肤灼伤：立即用大量清水彻底冲洗创面不少于30min，然后用2%硫酸铜轻涂创面，生成不溶性的黑色磷化铜颗粒后用镊子除去，再用1%～2%碳酸氢钠浸泡，最后用清水冲洗创面。也可用大量清水冲洗创面后，在暗室内用2%～3%硝酸银轻涂有磷光的创面，直至磷光消失，再用3%碳酸氢钠浸泡或湿敷，最后用生理盐水冲掉。

●急性中毒：可选用肾上腺糖皮质激素、氧自由基清除剂、钙通道阻滞剂等；保持水、电解质及酸碱平衡；对中毒性肝病采用保肝及营养疗法；对中毒性肾病注意防止血容量不足，采用改善肾脏微循环等治疗，必要时可采用血液净化疗法。

●慢性中毒：注意口腔卫生，及时治疗各种口腔疾病，尽早修复牙体；下颌骨坏死或骨髓炎者应及时给予手术治疗；保护肝、肾功能，给予对症治疗。

5

名称：甲基肼　　　　　　　　　　　　　　　　　　常见化学毒物信息卡：025

CAS 号：60-34-4

中文名称：甲基肼（皮）　　　　　　　　　　　别　名：肼基甲烷；1- 甲基肼；一甲基肼

英文名称：Methyl hydrazine（skin）　　　　　分子式：NH₂NHCH₃

理化性质：具有氨味的无色液体。呈碱性。分子量 46.1，沸点 87.5℃。相对密度 0.874（25℃），相对蒸气密度 1.6，饱和蒸气压 6.61kPa（25℃），自燃点 194℃。溶于水和乙醚，易溶于乙醇。易燃、易爆，有腐蚀性。

职业接触：主要用作火箭燃料。在化学、染料、制药、塑料、橡胶和金属工业中有多种用途，用作溶剂、化学中间体、导弹推进剂、防腐剂、杀虫剂等。

进入途径：经呼吸道、皮肤和胃肠进入人体。

健康影响：主要损害呼吸道和肝，可灼伤皮肤、眼睛。

●对皮肤黏膜有刺激作用：表现为流泪、眼结膜充血和鼻痒。后可出现恶心、呕吐、支气管痉挛、呼吸困难。可致皮肤和眼睛灼伤。

●中枢神经系统：震颤、运动失调、惊厥等。

●血液系统：可致高铁血红蛋白血症。

●其他：肝、肾损害。

职业接触限值：MAC　0.08mg/m³

工作场所监测：每月至少监测一次，每半年至少进行一次控制效果评价。

防护设施和个人防护：严加密闭，提供局部排风和全面通风设施。禁止明火、火花、高热。使用防爆电器和照明设备，穿防静电服。以碱性有机蒸气形式存在，气味警示性低（嗅阈约 3mg/m³），IDLH 浓度 96mg/m³。浓度超标时，按 GB/T 18664—2002 选择适用的呼吸防护用品，如佩戴自吸过滤式防毒面具配防有机胺的过滤元件，首选全面罩。接触液态物穿化学防护服、戴化学防护手套和防护眼罩。提供淋浴和洗眼设施。工作场所禁止吸烟、饮食。及时换洗工作服。应急救援时必须佩戴自给式空气呼吸器（SCBA）。

工作场所警示标识：

　　　　　　　　　禁止入内　　　　　　　　注意防护　　　　　　　　当心中毒

体检项目：

●上岗前：内科常规检查，血常规、尿常规、心电图、血清 ALT。

●在岗期间：内科常规检查，血常规、尿常规，高铁血红蛋白定量，肝功能，肝脾 B 超*，心电图*。

体检周期：3 年；在做相同或相似工作的劳动者中，有多人同时出现异常表现应及时检查。

职业禁忌：肝病；肝脾大；明显的神经系统疾病；严重的呼吸系统疾病；严重的心血管系统疾病。

可能引起的职业病：急性甲基肼中毒。

急救和治疗：

●抢救人员穿戴防护用具，立即将患者移离现场至空气新鲜处，去除污染衣物；注意保暖、安静；皮肤污染或溅入眼内时用流动清水冲洗至少 20min；呼吸困难者给氧，必要时用合适的呼吸器进行人工呼吸；立即与医疗急救单位联系抢救。

●参见"肼"。

　* 表示选检项目。

名称：甲醛　　　　　　　　　　　　　　　　　　　　常见化学毒物信息卡：026

CAS 号：50-00-0

中文名称：甲醛　　　　　　　　　　　　　　别　名：蚁醛

英文名称：Formaldehyde　　　　　　　　　分子式：HCHO

理化性质：无色刺激性气体。分子量30，熔点 –92℃，沸点 –21℃。易溶于水、醇和醚。相对密度0.8，相对蒸气密度1.1，饱和
　　　蒸气压101.3kPa（–19℃），自燃点300℃。蒸气与空气混合遇明火可发生爆炸。37% 的甲醛水溶液俗称福尔马林。

职业接触：用于制造树脂、塑料和橡胶；应用于建筑材料、木材防腐、皮革加工、造纸、染料、制药、农药、油漆、照相胶片、
　　　炸药和石油工业；还可用于消毒、防腐及制作熏蒸剂。

进入途径：经呼吸道、皮肤进入人体。

健康影响：主要损害呼吸系统，对皮肤、黏膜有刺激作用。

●急性中毒：眼结膜充血、水肿。继而咳嗽、咳痰、胸闷、呼吸困难，轻度喉头水肿，重者可致喉痉挛、肺炎和肺水肿。

●慢性影响：眼、咽喉部刺激症状及胸部压迫感。部分患者可出现头晕、头痛、乏力、嗜睡、食欲减退等。对甲醛过敏者，可
　　　出现哮喘和荨麻疹。

●皮肤损害：直接接触可致皮炎。

职业接触限值：MAC　0.5mg/m³

工作场所监测：每月至少监测一次，每半年至少进行一次控制效果评价。

防护设施和个人防护：严加密闭，提供局部排风和全面通风设施。禁止明火、火花、高热。使用防爆电器和照明设备，穿防静电服。
　　　以气体形式存在，气味警示性低（嗅阈约 1mg/m³），IDLH 浓度 37mg/m³。浓度超标时，按 GB/T 18664—2002 选择适用的呼
　　　吸防护用品，如佩戴自吸过滤式防毒面具配防甲醛的专用过滤元件，首选全面罩，或佩戴全面罩长管呼吸器。接触液态物穿
　　　化学防护服、戴化学防护手套和防护眼罩。提供淋浴和洗眼设施。工作场所禁止吸烟、饮食。及时换洗工作服。应急救援时
　　　必须佩戴自给式空气呼吸器（SCBA）。

工作场所警示标识：　　　　　　

　　　　　　　禁止入内　　　　　　　　注意防护　　　　　　　当心中毒

体检项目：

●上岗前：内科常规检查，重点检查呼吸系统；鼻及咽部常规检查。血常规、尿常规、肝功能、血嗜酸性粒细胞计数、心电图、
　　　胸部 X 射线摄片、肺功能，有过敏史或可疑过敏体质者可选择非特异性支气管激发试验、血清总 IgE。

●在岗期间：内科常规检查，皮肤科常规检查，鼻及咽部常规检查。血常规、心电图、血嗜酸性粒细胞计数、肺功能、胸部 X
　　　射线摄片。

体检周期：初次接触甲醛的前两年，每半年体检 1 次，两年后改为每年 1 次；在岗期间劳动者新发过敏性鼻炎，每 3 个月体检
　　　1 次，连续观察 1 年，1 年后改为每年 1 次。在做相同或相似工作的劳动者中，有多人同时出现异常表现应及时检查。

职业禁忌：慢性阻塞性肺疾病；支气管哮喘；慢性间质性肺疾病；伴有气道高反应性的过敏性鼻炎。

可能引起的职业病：急性甲醛中毒；支气管哮喘；刺激性化学物致慢性阻塞性肺疾病；接触性皮炎；化学性眼灼伤。

急救和治疗：

●抢救人员须穿戴防护用具；立即将患者移离现场至空气新鲜处，去除污染衣物；注意保暖、安静；皮肤污染时用大量清水清洗，
　　　再用肥皂水或 2% 碳酸氢钠溶液清洗；溅入眼内时用流动清水或生理盐水冲洗至少 20min；呼吸困难者给氧，必要时用合适的
　　　呼吸器进行人工呼吸；立即与医疗急救单位联系抢救。

●短期内吸入大量甲醛气体后，出现上呼吸道刺激反应者至少观察 48h，避免活动后加重病情。对接触高浓度甲醛者可吸入 0.1%
　　　淡氨水；早期、足量、短程使用糖皮质激素，以防治喉头水肿、肺水肿。保持呼吸道通畅，给予支气管解痉剂、去泡沫剂，
　　　必要时行气管切开术。

5

名称：焦炉逸散物　　　　　　　　　　　　　　　　　常见化学毒物信息卡：027

CAS 号：—

中文名称：焦炉逸散物（按苯溶物计）

英文名称：Coke oven emissions（as matter soluble in benzene）

理化性质：由烃类、酚类和杂环化合物等组成的混合物，含有大量的多环芳烃。

职业接触：在炼焦、炼钢、铸造熔化等过程中从焦炉内逸出。

进入途径：经呼吸道进入人体。

健康影响：主要损害呼吸系统。

●呼吸系统：肺癌。

●引起一氧化碳中毒（见"一氧化碳"）。

●煤焦油引起急慢性皮炎、角化症、疣症、皮肤癌。

●其他有机化合物（苯、酚、烃和杂环化合物等）引致相应健康损害。

职业接触限值：PC-TWA　0.1mg/m^3

工作场所监测：每月至少监测一次，每半年至少进行一次控制效果评价。

防护设施和个人防护：良好的通风和排风管设施。以有机蒸气和油性颗粒物形式混合存在。浓度超标时，按 GB/T 18664—2002
选择适用的呼吸防护用品，如佩戴自吸过滤式防毒面具配防有机蒸气和过滤效率至少 95% 的防油性颗粒物的过滤元件。工作
场所禁止吸烟、饮食。及时换洗工作服。应急救援时必须佩戴 SCBA。

工作场所警示标识：　　　　　　

　　　　　　　　禁止入内　　　　　　　　注意防护　　　　　　　当心中毒

体检项目：

●上岗前：内科常规检查，皮肤科常规检查。血常规、尿常规、血清 ALT、心电图、胸部 X 射线摄片、肺功能。

●在岗期间：内科常规检查，皮肤科常规检查。血常规、心电图、肺功能、胸部 X 射线摄片。复检项目：胸部 X 射线摄片异常
者可选择胸部 CT。

体检周期：1 年；在做相同或相似工作的劳动者中，有多人同时出现异常表现应及时检查。

职业禁忌：慢性阻塞性肺疾病。

可能引起的职业病：职业性肿瘤（焦炉逸散物所致肺癌）；焦炉逸散物所致职业性皮肤病。

急救和治疗：

●定期体检，早期诊断、早期治疗。

●对症处理。

名称：肼 常见化学毒物信息卡：028

CAS 号：302-01-2

中文名称：肼（皮） 别　名：联氨

英文名称：Hydrazine（skin） 分子式：NH_2NH_2

理化性质：无色有鱼腥气味的液体。分子量 32，熔点 1.4℃，沸点 113℃。与水混溶，可溶于乙醇。相对密度 1.011（d_4^{15}），相对蒸气密度 1.1，饱和蒸气压 2.1kPa，自燃点 270℃。呈强碱性和还原性，易挥发，易燃、易爆。与酸形成稳定的盐，与水结合称水合肼。

职业接触：用于塑料、纺织、照相、冶金、染料、医药、农药和橡胶等工业，并用作火箭推进剂、聚合反应催化剂、发泡剂、还原剂、抗氧化剂和净化剂。

进入途径：经皮肤、呼吸道和胃肠进入人体。

健康影响：主要损害呼吸系统，对皮肤、黏膜有刺激腐蚀作用。

●急性中毒：吸入经数小时潜伏期后，出现头晕、头痛、乏力、恶心、呕吐及眼和上呼吸道刺激症状，如流泪、眼胀、咽痛、咳嗽，伴呼吸困难，重者可引起肺水肿。有时发生肝功能异常和贫血。

●慢性影响：主要表现为类神经症、贫血及肝功能障碍。

●皮肤：直接接触可引起接触性皮炎和过敏性湿疹样皮损。

职业接触限值：PC-TWA 0.06mg/m³，PC-STEL 0.13mg/m³

工作场所监测：每月至少监测一次，每半年至少进行一次控制效果评价。

防护设施和个人防护：严加密闭，提供局部排风和全面通风设施。禁止明火、火花、高热。使用防爆电器和照明设备，穿防静电服。以有机碱性蒸气形式存在，气味警示性低（嗅阈约 5mg/m³），IDLH 浓度 110mg/m³。浓度超标时，按 GB/T 18664—2002 选择适用的呼吸防护用品，如佩戴自吸过滤式防毒面具配防有机胺的过滤元件，首选全面罩，接触液态物穿化学防护服、戴化学防护手套和防护眼罩。提供淋浴和洗眼设施。工作场所禁止吸烟、饮食。及时换洗工作服。应急救援时必须佩戴自给式空气呼吸器（SCBA）。

工作场所警示标识：

　　　　　　禁止入内　　　　　　注意防护　　　　　　当心中毒

体检项目：

●上岗前：内科常规检查，血常规、尿常规、血清 ALT、心电图。

●在岗期间：内科常规检查，握力，肌张力，血常规、尿常规，肝功能，肝脾 B 超，心电图，胸部 X 射线摄片*，肺功能*。

体检周期：1 年；在做相同或相似工作的劳动者中，有多人同时出现异常表现应及时检查。

职业禁忌：各种肝病患者；肝脾大者；乙肝病毒携带者；明显的神经系统疾病者；严重的呼吸系统疾病者；严重的心血管系统疾病者。

可能引起的职业病：急性肼中毒；中毒性肝病；接触性皮炎。

急救和治疗：

●抢救人员穿戴防护用具，立即将患者移离现场至空气新鲜处，去除污染衣物；注意保暖、安静；皮肤污染或溅入眼内时用流动清水冲洗至少 20min；呼吸困难者给氧，必要时用合适的呼吸器进行人工呼吸；立即与医疗急救单位联系抢救。

●给大量维生素 B₆，单氨基脂肪酸，如谷氨酸、γ- 氨基丁酸等。

●中毒性肺炎及肺水肿给予氧疗及早期、足量、短程的糖皮质激素。

●其他对症支持治疗。

* 表示选检项目。

名称：可溶性镍化物

CAS 号：7440-02-0

中文名称：可溶性镍化物

英文名称：Soluble nickel compounds

理化性质：常见镍的氯化物、硫酸盐及硝酸盐。加热、燃烧可产生腐蚀性有毒气体。

职业接触：镍矿开采；电镀、抗酸产品制造、磁合金及磁带制造、浇注机器零件制造；油脂加氢、丙烯酸酯合成、油漆颜料和陶瓷、玻璃的制造；镍化合物的再生利用等。

进入途径：经呼吸道进入人体。

健康影响：主要损害呼吸系统和皮肤。

●呼吸系统损害：短期大量吸入可引起急性化学性支气管炎或化学性肺炎。长期接触可出现呼吸道慢性炎症，表现为咳嗽、咳痰、气短、胸闷、胸痛等，也可发生刺激性鼻咽炎和鼻窦炎，伴有失嗅症、鼻息肉、鼻中隔穿孔等。

●过敏性皮炎和湿疹：多见于裸露和接触部位。表现为红斑、丘疹、丘疱疹，伴有剧痒，反复发作，脱离接触可缓解。

职业接触限值：PC-TWA　0.5mg/m^3

工作场所监测：每月至少监测一次，每半年至少进行一次控制效果评价。

防护设施和个人防护：严加密闭，提供局部排风和全面通风设施。以粉尘形式存在。浓度超标时，按 GB/T 18664—2002 选择适用的呼吸防护用品，如佩戴自吸过滤式防颗粒物呼吸器，接触液态物穿化学防护服、戴化学防护手套和防护眼罩，提供淋浴和洗眼设施。工作场所禁止吸烟、饮食。及时换洗工作服。应急救援时必须佩戴自给式空气呼吸器（SCBA）。

工作场所警示标识：

禁止入内　　　　　　　注意防护　　　　　　当心中毒

体检项目：

●上岗前：内科常规检查，皮肤科常规检查，血常规、尿常规、血清 ALT、心电图。

●在岗期间：内科常规检查，皮肤科常规检查，五官检查，胸部 X 射线摄片，肺功能，血常规，鼻镜*，血、尿镍*，痰细胞学和鼻黏膜活组织检查*。

体检周期：1 年；在做相同或相似工作的劳动者中，有多人同时出现异常表现应及时检查。

职业禁忌：严重的皮肤疾病；严重的呼吸系统疾病。

可能引起的职业病：急性化学物中毒性呼吸系统疾病；接触性皮炎（镍盐）。

急救和治疗：

●抢救人员穿戴防护用具，速将患者移离现场至空气新鲜处，去除污染衣物；注意保暖、安静；皮肤污染或溅入眼内时用流动清水冲洗至少 20min；呼吸困难者给氧，必要时用合适的呼吸器进行人工呼吸；立即与医疗急救单位联系抢救。

●急性镍盐中毒时，如体内镍含量较高，可考虑驱镍治疗。可用的络合剂有依地酸二钠钙、二乙烯三胺五乙酸三钠钙和二乙基二硫代氨基甲酸钠。

●镍皮炎：按一般接触性皮炎治疗。

　*表示选检项目。

名称：磷化氢　　　　　　　　　　　　　　　　　常见化学毒物信息卡：030

CAS 号：7803-51-2

中文名称：磷化氢　　　　　　　　　　别　名：膦；三氢化磷

英文名称：Phosphine　　　　　　　　　分子式：PH_3

理化性质：无色气体，有蒜气味。分子量 34，熔点 –133℃，沸点 –87.7℃。微溶于乙醇、乙醚。相对密度 0.75，相对蒸气密度 1.2，自燃点 100～150℃。易燃，与空气接触可自燃，生成有毒的磷的氧化物。遇明火或热源，有燃烧、爆炸的危险。与卤素、氧化剂、氧等发生剧烈反应。

职业接触：磷化锌与磷化铝的制造、包装、运输及使用磷化铝、磷化锌熏蒸粮食、中草药、毛皮时均可接触较高浓度的磷化氢。乙炔气制造及矽铁运输时因原料中磷化钙与水结合或被空气潮解也会产生磷化氢。从事镁粉制备、黄磷制备、黄磷遇水、含磷酸钙的水泥遇水、半导体砷化镓扩磷遇酸、饲料发酵等工作的劳动者在一定条件下均有可能接触较高浓度的磷化氢。此外，含有磷的锌、锡、铝、镁遇弱酸或水也可产生磷化氢。

进入途径：经呼吸道进入人体。

健康影响：主要损害神经、呼吸系统。

●急性中毒：轻者可有头痛、乏力、恶心、咳嗽，轻度意识障碍，也可出现化学性支气管炎或支气管周围炎，重者上述症状加重，并出现肺水肿、昏迷、抽搐、休克，伴有心肌、肝肾损害。

●慢性影响：长期低浓度接触可有头痛、头晕、乏力、失眠、记忆力减退等类神经症表现，以及嗅觉减退、鼻咽部干、咽部充血、胸闷、气短、咳嗽等。

职业接触限值：MAC　0.3mg/m³

工作场所监测：每月至少监测一次，每半年至少进行一次控制效果评价。

防护设施和个人防护：严加密闭，提供局部排风和全面通风设施。禁止明火、火花、高热。使用防爆电器和照明设备，穿防静电服。以气体形式存在，气味警示性低（嗅阈约 0.2mg/m³），IDLH 浓度 280mg/m³。浓度超标时，按 GB/T 18664—2002 选择适用的呼吸防护用品，如佩戴长管呼吸器，或佩戴自吸过滤式防毒面具配防磷化氢的专用过滤元件。接触液态物穿化学防护服、戴化学防护手套和防护眼罩，提供淋浴和洗眼设施。工作场所禁止吸烟、饮食。及时换洗工作服。应急救援时必须佩戴自给式空气呼吸器（SCBA）。

工作场所警示标识：　

　　　　　　　　禁止入内　　　　　　　　　　注意防护　　　　　　　　当心中毒

体检项目：

●上岗前：内科常规检查，神经系统常规检查。血常规、尿常规、血清 ALT、心电图、胸部 X 射线摄片。

●在岗期间：内科常规检查，神经系统常规检查。血常规、尿常规、肝功能、心电图、胸部 X 射线摄片。

体检周期：3 年；在做相同或相似工作的劳动者中，有多人同时出现异常表现应及时检查。

职业禁忌：中枢神经系统器质性病变；慢性间质性肺疾病；支气管哮喘。

可能引起的职业病：急性磷化氢中毒。

急救和治疗：

●抢救人员必须佩戴自给式空气呼吸器进入现场，若无呼吸器，可用碳酸氢钠稀溶液浸湿的毛巾掩口鼻短时间进入现场。立即将中毒者移离现场至空气新鲜处，去除污染衣物。皮肤或眼污染时用流动清水冲洗至少 20min。保持呼吸道通畅，吸氧，必要时用合适的呼吸器进行人工呼吸。注意保暖、安静。立即与医疗急救单位联系抢救。

●吸入高浓度磷化氢者，要卧床休息，至少需观察 24～48h，以利于早期发现病情变化，尤其是迟发性肺水肿。及早用糖皮质激素。纠正水、电解质紊乱，重点防治心、肝、肺、中枢神经系统损害。

名称：硫化氢　　　　　　　　　　　　　　　　　　常见化学毒物信息卡：031

CAS 号：7783-06-4

中文名称：硫化氢　　　　　　　　　　　别　名：氢硫酸；氢化硫

英文名称：Hydrogen sulfide　　　　　　分子式：H₂S

理化性质：无色带臭鸡蛋气味的气体。分子量 34，熔点 –85℃，沸点 –60℃。溶于水生成氢硫酸，可溶于乙醇。相对密度 1.5（0℃），相对蒸气密度 1.2。易燃，自燃点 260℃。与空气混合，遇明火、高热可发生爆炸。

职业接触：含硫化氢的废气、废液排放不当时及在疏通阴沟、粪池时；石油和天然气的开采和炼制过程；采矿的过程；制造镍、铊、锑等多种金属的过程用硫化氢与金属反应时；制造硫黑、硫蓝、硫棕等染料时或使用这些硫化染料染色时；黏胶纤维的纺丝过程；精炼硫酸，制造二硫化碳、硫化铵、硫化钠，制造对硫磷、乐果等农药，或制造含硫药品；未经分离的粗煤气中含有硫化氢；橡胶的硫化过程、造纸、制糖、皮革鞣制、食品等制造业的原料腐败时可产生硫化氢；鱼舱内鱼腐烂可产生硫化氢。

进入途径：经呼吸道进入人体。

健康影响：主要损害中枢神经、呼吸系统，刺激黏膜。

●急性中毒：出现眼刺痛、畏光、流泪、结膜充血、咽部灼热感、咳嗽等，继之出现明显的头痛、头晕、乏力等症状并有轻度至中度意识障碍或有急性气管 - 支气管炎、支气管周围炎。重者出现急性支气管肺炎、肺水肿，甚至昏迷、多脏器衰竭。高浓度可引起"闪电样"死亡。

●慢性影响：长期低浓度接触可有头痛、头晕、乏力、失眠、记忆力减退等类神经症表现，以及多汗、手掌潮湿、皮肤划痕症等自主神经功能紊乱。

职业接触限值：MAC　10mg/m³

工作场所监测：每月至少监测一次，每半年至少进行一次控制效果评价。应安装报警器。

防护设施和个人防护：严加密闭，提供局部排风和全面通风设施。禁止明火、火花、高热。使用防爆电器和照明设备，穿防静电服。以气体形式存在，气味能引起嗅觉疲劳，警示性低，IDLH 浓度 430mg/m³。浓度超标时，按 GB/T 18664—2002 选择适用的呼吸防护用品，如佩戴自吸过滤式防毒面具配防硫化氢的过滤元件。接触液态物穿化学防护服、戴化学防护手套和防护眼罩，提供淋浴和洗眼设施。工作场所禁止吸烟、饮食。及时换洗工作服。应急救援时必须佩戴自给式空气呼吸器（SCBA）。

工作场所警示标识：

　　　　　　　　禁止入内　　　　　　　　注意防护　　　　　　　当心中毒

体检项目：

●上岗前：内科常规检查，神经系统常规检查。血常规、尿常规、血清 ALT、心电图、胸部 X 射线摄片。

●在岗期间：内科常规检查，神经系统常规检查。血常规、尿常规、肝功能、心电图、胸部 X 射线摄片。

体检周期：3 年；在做相同或相似工作的劳动者中，有多人同时出现异常表现应及时检查。

职业禁忌：中枢神经系统器质性病变。

可能引起的职业病：急性硫化氢中毒。

急救和治疗：

●抢救人员必须佩戴 SCBA 进入现场，若无呼吸器，可用碳酸氢钠稀溶液浸湿的毛巾掩口鼻短时间进入现场。立即将中毒者移离现场至空气新鲜处，去除污染衣物；皮肤或眼污染时用流动清水冲洗至少 20min；保持呼吸道通畅，吸氧，必要时用合适的呼吸器进行人工呼吸；注意保暖、安静；立即与医疗急救单位联系抢救。

●卧床休息、严密观察、注意病情变化。对呼吸、心搏骤停者应立即进行心、肺、脑复苏，行高压氧治疗，防治脑水肿、肺水肿和心脏损害，宜早期、足量、短程应用糖皮质激素。

名称：硫酸二甲酯　　　　　　　　　　　　　　　　　　　常见化学毒物信息卡：032

CAS 号：77-78-1

中文名称：硫酸二甲酯（皮）　　　　　　　　　别　名：二甲基硫酸酯

英文名称：Dimethyl sulfate（skin）　　　　　　分子式：$(CH_3O)_2SO_2$

理化性质：无色或淡黄色、略带洋葱气味的油状液体。分子量126，熔点 –37℃，沸点188℃。相对密度1.33，相对蒸气密度4.4。微溶于水，并水解为硫酸和甲醇，溶于乙醚和乙醇。可燃，自燃点187℃。遇热源、明火或氧化剂有燃烧、爆炸的危险。

职业接触：用于生产甲基酯类、醚类和胺类化合物；也用于制造染料、药物、农药和香料，以及酚类衍生物和其他化学品；还用作分离矿物油的溶剂。

进入途径：经呼吸道和皮肤进入人体。

健康影响：主要损害呼吸系统，对眼和皮肤有刺激作用。

●急性中毒：出现眼痛、流泪、咽痛、声嘶、呛咳、胸闷等，可有结膜充血水肿，眼睑、悬雍垂水肿。继之出现咳嗽、咳痰、胸闷、气急，常有轻度发绀。重者明显呼吸困难，发绀，咳大量白色或粉红色泡沫痰，严重的喉头水肿，甚至急性呼吸窘迫综合征或支气管黏膜坏死脱落，导致窒息，可并发严重气胸或纵隔气肿。

●眼、皮肤直接接触，可引起眼睑痉挛、水肿、视物模糊，皮肤呈明显红斑、水肿、水疱、大疱，以至坏死，创面不易愈合。

职业接触限值：PC-TWA　0.5mg/m³

工作场所监测：每月至少监测一次，每半年至少进行一次控制效果评价。

防护设施和个人防护：严加密闭，提供充分的局部排风和全面通风设施。禁止在明火或热表面附近或在焊接时使用该物质。使用防爆电气设备，穿防静电服。以有机蒸气形式存在。浓度超标时，按 GB/T 18664—2002 选择适用的呼吸防护用品，如佩戴自吸过滤式防毒面具配防有机蒸气的过滤元件，首选全面罩。接触液态物穿化学防护服、戴化学防护手套和防护眼罩。提供淋浴和洗眼设施。工作场所禁止吸烟、饮食。及时换洗工作服。应急救援时必须佩戴自给式空气呼吸器（SCBA）。

工作场所警示标识：　　　　　　　

　　　　　　　　禁止入内　　　　　　注意防护　　　　　　当心中毒

体检项目：

●上岗前：内科常规检查，血常规、尿常规、血清 ALT、心电图、胸部 X 射线摄片、肺功能。

●在岗期间：内科常规检查，血常规、尿常规、血清 ALT、心电图、胸部 X 射线摄片、肺功能。

体检周期：3 年；在做相同或相似工作的劳动者中，有多人同时出现异常表现应及时检查。

职业禁忌：慢性阻塞性肺疾病；支气管哮喘。

可能引起的职业病：急性硫酸二甲酯中毒；化学性皮肤灼伤；化学性眼灼伤。

急救和治疗：

●抢救人员必须佩戴 SCBA，穿戴防护服进入现场，若无呼吸器，可用碳酸氢钠稀溶液浸湿的毛巾掩口鼻短时间进入现场。立即将中毒者移离现场至空气新鲜处，更换衣物。对有刺激反应者应观察至少 72h。绝对卧床休息，保持安静。

●用大量的清水（忌用热水）冲洗受污染的眼睛和皮肤各至少 20min。

●保持呼吸道通畅，合理用氧，应用支气管解痉剂，去泡沫剂（如二甲基硅油）、3% 碳酸氢钠溶液雾化吸入，必要时行气管切开术。早期、足量、短程应用糖皮质激素，防治喉头水肿和肺水肿。

●预防感染，防治并发症，维持水及电解质平衡。

●治疗眼及皮肤灼伤。

名称：氯化汞　　　　　　　　　　　　　　　　　　　常见化学毒物信息卡：033

CAS 号：7487-94-7

中文名称：氯化汞　　　　　　　　　　　　　　别　名：升汞

英文名称：Mercuric chloride　　　　　　　　　分子式：$HgCl_2$

理化性质：无色结晶。分子量271，熔点276℃，沸点为302℃，相对密度5.44。易升华，溶于水和乙醇等。与碱金属发生剧烈反应。

职业接触：用于制造氯化亚汞及其他汞化合物；用作木材防腐剂；也可在皮革鞣制、照相、石印、化学制药、杀虫剂生产中使用。

进入途径：经呼吸道、胃肠进入人体。

健康影响：主要损害呼吸、消化系统，长期接触损害神经系统和肾。

● 急性中毒：职业中毒少见，以误服为主。

● 慢性影响：可有胆怯、害羞、易怒、爱哭等精神变化。也可出现神经肌肉的改变、轻微的震颤，消化功能紊乱和口腔炎，少数患者伴有轻度肝、肾损害。

● 皮肤接触可致接触性皮炎，出现红斑、丘疹、水疱，容易继发感染，重者发生剥脱性皮炎。

职业接触限值：PC-TWA　0.025mg/m³

工作场所监测：每月至少监测一次，每半年至少进行一次控制效果评价。

防护设施和个人防护：严加密闭，提供局部排风和全面通风设施。以粉尘形式存在。浓度超标时，按GB/T 18664—2002选择适用的呼吸防护用品，如佩戴自吸过滤式防颗粒物呼吸器，若接触气态物，可佩戴长管呼吸器。接触液态物穿化学防护服、戴化学防护手套和防护眼罩。提供淋浴和洗眼设施。工作场所禁止吸烟、饮食。及时换洗工作服。应急救援时必须佩戴自给式空气呼吸器（SCBA）。

工作场所警示标识：

　　　　　　　　　　禁止入内　　　　　　　　　注意防护　　　　　　　　当心中毒

体检项目：

● 上岗前：内科常规检查；口腔科常规检查，重点检查口腔黏膜、牙龈；神经系统常规检查，注意有无震颤（眼睑、舌、手指震颤）。血常规、尿常规、血清ALT、肾功能、心电图、胸部X射线摄片。

● 在岗期间：内科常规检查；神经系统常规检查，注意有无震颤（眼睑、舌、手指震颤）；口腔科常规检查，重点检查口腔及牙龈炎症。血常规、尿常规、肾功能、心电图、尿汞、尿 β_2- 微球蛋白或 α_1- 微球蛋白或尿视黄醇结合蛋白。

体检周期：工作场所有毒作业分级Ⅱ级及以上者，1年1次；工作场所有毒作业分级Ⅰ级者，2年1次。在做相同或相似工作的劳动者中，有多人同时出现异常表现应及时检查。

职业禁忌：口腔炎；肝、肾疾病；神经、精神疾病；对汞过敏者。

可能引起的职业病：接触性皮炎；急性化学物中毒；化学性眼灼伤。

急救和治疗：

● 抢救人员穿戴防护用具，速将中毒患者移离现场至空气新鲜处，去除污染衣物；注意保暖、安静；皮肤污染或溅入眼内时用流动清水冲洗至少20min；呼吸困难者给氧，必要时用合适的呼吸器进行人工呼吸；立即与医疗急救单位联系抢救。

● 驱汞治疗：可用二巯丙磺钠。

● 对症治疗：保护肝、肾功能；治疗口腔炎。

名称：氯萘

CAS 号：90-13-1

中文名称：氯萘（皮）　　　　　　　　　别　名：1- 氯萘；α- 氯萘

英文名称：Chloronaphthalene（skin）　　分子式：$C_{10}H_7Cl$，$C_{10}H_{8-n}Cl_n$

理化性质：为液体到蜡样固体。分子量 162，熔点 –2.5℃，沸点 259℃。不溶于水，能溶于许多有机溶剂。相对密度 1.19，相对蒸气密度 5.6，饱和蒸气压 3.8Pa（25℃），自燃点＞558℃。

职业接触：用于制造电容器、电缆、电线的绝缘，用作耐压润滑油的添加剂，在铸造业中用作砂芯的添加剂。

进入途径：经呼吸道、皮肤和胃肠进入人体。

健康影响：主要损害肝和皮肤。

●本品不易挥发，尚未见急性职业中毒。

●慢性影响：反复接触其蒸气或粉尘，可引起氯痤疮，多见于面部、耳廓、颈、臂和胸腹部。严重时可损害肝脏，发生中毒性肝病。

职业接触限值：PC-TWA　0.5mg/m^3

工作场所监测：每月至少监测一次，每半年至少进行一次控制效果评价。

防护设施和个人防护：尽可能密闭，提供通风排气设施。以粉尘、雾和有机蒸气形式混合存在，浓度超标时，按 GB/T 18664—2002 选择适用的呼吸防护用品，如佩戴自吸过滤式防毒面具配防有机蒸气和防颗粒物的过滤元件。皮肤暴露部位涂防护膏。工作场所禁止吸烟、饮食。及时换洗工作服。应急救援时必须佩戴自给式空气呼吸器（SCBA）。

工作场所警示标识：

禁止入内　　　　　　注意防护　　　　　当心中毒

体检项目：

●上岗前：内科常规检查，皮肤科常规检查，血常规、尿常规、血清 ALT、心电图。

●在岗期间：内科常规检查，皮肤科常规检查，血常规、尿常规，肝功能，肝脾 B 超，神经 - 肌电图*。

体检周期：1 年；在做相同或相似工作的劳动者中，有多人同时出现异常表现应及时检查。

职业禁忌：慢性肝病。

可能引起的职业病：痤疮；中毒性肝病。

急救和治疗：

●立即将中毒患者移离现场至空气新鲜处，去除污染衣物；用流动清水或肥皂水冲洗污染皮肤至少 20min；保持呼吸道通畅，呼吸困难时吸氧。

●对症支持治疗：保护肝、肾功能。维护皮肤清洁，防止感染。

＊表示选检项目。

名称：氯甲醚　　　　　　　　　　　　　　　　　　　　常见化学毒物信息卡：035

CAS 号：107-30-2

中文名称：氯甲醚　　　　　　　　　　　　　　　别　名：甲基氯甲醚；氯甲基醚

英文名称：Chloromethyl methyl ether　　　　　　分子式：CH₃OCH₂Cl

理化性质：无色或淡黄色液体。分子量 80.5，熔点 –103.5℃，沸点 59℃。在水中和热乙醇中分解产生氯化氢。相对密度 1.06，相对蒸气密度 2.8。易燃，遇明火、热源或氧化剂有引起燃烧的危险。遇水分解出甲醛。燃烧可生成光气和氯化氢等有毒气体。

职业接触：用作甲基化原料及聚合反应溶剂，用于制造离子交换树脂、防水剂和纺织品处理剂。在有甲醛和氯离子同时存在的纺织、造纸、塑料和橡胶等行业，也可接触。

进入途径：经呼吸道、胃肠和皮肤进入人体。

健康影响：主要损害呼吸系统，刺激眼、皮肤。

●急性中毒：职业中毒不多见。吸入较高浓度蒸气后，出现流泪、咽痛、剧烈呛咳、胸闷、发热、寒战等。脱离接触后可好转。也可经数小时潜伏期后发生化学性肺炎或肺水肿，并可伴有心肌损害。重者可因呼吸衰竭而死亡。

●慢性影响：长期吸入，可有咳嗽、咳痰和喘息等慢性支气管炎表现。

●可致肺癌。

职业接触限值：MAC　0.005mg/m³

工作场所监测：每月至少监测一次，每半年至少进行一次控制效果评价。

防护设施和个人防护：严加密闭，提供充分的局部排风和全面通风设施。禁止在明火、热表面附近或在焊接时使用该物质。使用防爆电气设备，穿防静电服。以低沸点有机蒸气形式存在。浓度超标时，按 GB/T 18664—2002 选择适用的呼吸防护用品，如佩戴自吸过滤式防毒面具配防有机蒸气的过滤元件，过滤元件宜每日更换。接触液态物穿化学防护服、戴化学防护手套和防护眼罩，提供淋浴和洗眼设施。工作场所禁止吸烟、饮食。及时换洗工作服。应急救援时必须佩戴自给式空气呼吸器（SCBA）。

工作场所警示标识：　

　　　　　　　　禁止入内　　　　　　　　注意防护　　　　　　　　当心中毒

体检项目：

●上岗前：内科常规检查，血常规、尿常规、血清 ALT、心电图、胸部 X 射线摄片、肺功能。

●在岗期间：内科常规检查，血常规、心电图、肺功能、胸部 X 射线摄片、神经元特异性烯醇化酶（neuron-specific enolase，NSE）。复检项目：胸部 X 射线摄片异常者可选择胸部 CT。

体检周期：1 年；在做相同或相似工作的劳动者中，有多人同时出现异常表现应及时检查。

职业禁忌：慢性阻塞性肺疾病。

可能引起的职业病：职业性肿瘤（肺癌）；急性化学物中毒性呼吸系统疾病；急性化学物中毒性心脏病。

急救和治疗：

●抢救人员穿戴防护用具，速将患者移离现场至空气新鲜处，去除污染衣物；注意保暖、安静；皮肤污染或溅入眼内时用流动清水冲洗至少 20min；呼吸困难者给氧，必要时用合适的呼吸器进行人工呼吸；立即与医疗急救单位联系抢救。

●无特效解毒剂。

●重点预防和治疗肺水肿，治疗方法与内科相同。

名称：氯

CAS 号：7782-50-5

中文名称：氯　　　　　　　　　　　　　　　别　名：氯气；液氯

英文名称：Chlorine　　　　　　　　　　　分子式：Cl_2

理化性质：黄绿色有强烈刺激性的气体。分子量70.9，熔点 –101℃，沸点 –34.6℃。溶于水、碱溶液、二硫化碳和四氯化碳等有机溶剂。相对密度1.1，相对蒸气密度2.5。可与多种化学物质发生剧烈反应，有爆炸的危险；在高热条件下与一氧化碳作用，生成毒性更大的光气。在有水存在的情况下会腐蚀多种金属及塑料、橡胶等。

职业接触：氯由电解食盐产生，广泛用于氯碱工业、制造杀虫剂、漂白剂、消毒剂、溶剂、颜料、塑料、合成纤维等。还可制造盐酸、光气、氯化苯、氯乙醇、氯乙烯、三氯乙烯、过氯乙烯等各种氯化物；在制药业、皮革业、造纸业、印染业，以及医院、游泳池、自来水的消毒等方面都有应用。液氯的灌注、运输或贮存均可能污染空气，甚至发生事故。

进入途径：经呼吸道进入人体。

健康影响：主要损害呼吸系统，刺激皮肤、黏膜。

●急性中毒：轻者呛咳、有少量痰、胸闷；较重者呛咳加重、咳痰、气急、胸闷等，伴有轻度发绀，也可出现呼吸困难和哮喘。重者可发生弥漫性肺泡性肺水肿或中央性肺水肿、急性呼吸窘迫综合征，甚至窒息，可伴有气胸、纵隔气肿等严重并发症。

●慢性影响：表现为皮肤黏膜刺激，慢性牙龈炎、咽炎、支气管炎、支气管哮喘、肺气肿等。心电图异常率增高，可有心肌损害。有的可见鼻黏膜溃疡、嗅觉下降和牙酸蚀。

●眼、皮肤损害：急性结膜炎和眼损伤，液态氯可致眼、皮肤灼伤或急性皮炎。

职业接触限值：MAC　1mg/m³

工作场所监测：每月至少监测一次，每半年至少进行一次控制效果评价。

防护设施和个人防护：严加密闭，提供局部排风和全面通风设施。设备及时检修，防止跑、冒、滴、漏。以气体形式存在，IDLH 浓度88mg/m³。浓度超标时，按GB/T 18664—2002选择适用的呼吸防护用品，如佩戴自吸过滤式防毒面具配防氯气的过滤元件，首选全面罩，穿化学防护服、戴化学防护手套。提供淋浴和洗眼设施。工作场所禁止吸烟、饮食。及时换洗工作服。应急救援时必须佩戴自给式空气呼吸器（SCBA）。

工作场所警示标识：　　　　　　　

　　　　　　　　　禁止入内　　　　　　　　　注意防护　　　　　　当心中毒

体检项目：

●上岗前：内科常规检查，重点检查呼吸系统；血常规、尿常规、血清 ALT、心电图、胸部 X 射线摄片、肺功能。

●在岗期间：内科常规检查，重点检查呼吸系统；血常规、尿常规、血清 ALT、心电图、胸部 X 射线摄片、肺功能。

体检周期：1 年；在做相同或相似工作的劳动者中，有多人同时出现异常表现应及时检查。

职业禁忌：慢性阻塞性肺疾病；支气管哮喘；慢性间质性肺疾病。

可能引起的职业病：急性氯气中毒；牙酸蚀症；刺激性化学物致慢性阻塞性肺疾病；化学性皮肤灼伤；化学性眼灼伤。

急救和治疗：

●抢救人员必须佩戴 SCBA 进入现场，若无呼吸器，可用碳酸氢钠稀溶液浸湿的毛巾掩口鼻短时间进入现场。立即将患者移离现场至空气新鲜处，去除污染衣物；皮肤污染或溅入眼内时用流动清水冲洗至少 20min；呼吸困难者给氧，必要时用合适的呼吸器进行人工呼吸；注意保暖、安静。

●出现刺激反应者，至少严密观察 12h，并给予对症处理。吸入较多者应卧床休息，以免活动后病情加重，并应用喷雾剂、吸氧；必要时给予糖皮质激素。

●急性中毒时需合理氧疗，早期、适量、短程应用糖皮质激素，维持呼吸道通畅，可给予支气管解痉剂和药物雾化吸入。去泡沫剂防治肺水肿，如二甲基硅油气雾剂。控制液体摄入量及防治继发感染。如有指征，应及时行气管切开术。

●维持血压稳定，合理输液及应用利尿剂，纠正酸碱失衡和电解质紊乱，提供良好的护理及营养支持。

●眼及皮肤灼伤的处理，按化学性眼、皮肤灼伤常规处理。

●慢性影响主要采取对症支持治疗。

5

名称：氯乙烯

CAS 号：75-01-4

中文名称：氯乙烯　　　　　　　　　　　　　别　名：乙烯基氯

英文名称：Vinyl chloride　　　　　　　　　分子式：CH_2CHCl

理化性质：无色气体。略具芳香气味。分子量62，熔点 –153℃，沸点 –13℃。微溶于水，溶于醇和醚。相对密度0.91，相对蒸气密度2.15。易燃。与空气混合，遇明火或热源有燃烧、爆炸的危险，燃烧分解生成氯化氢、一氧化碳、二氧化碳和光气。在一定条件下，易聚合。

职业接触：氯乙烯合成和生产聚氯乙烯单体的生产过程，或与乙酸乙烯或丙烯腈制成共聚物的生产过程，用作绝缘材料、黏合剂、涂料、纺织合成纤维，还可作为化学中间体或溶剂。

进入途径：经呼吸道进入人体。

健康影响：主要损害肝、脾和中枢神经系统。

●急性中毒：表现为头晕、头痛、恶心、胸闷、乏力、步态蹒跚等，继之出现轻度意识障碍，重者意识障碍加重，甚至因呼吸循环衰竭而死亡。

●慢性中毒：轻者表现为乏力、恶心、食欲缺乏，也可出现肝大、胀痛、肝功能轻度异常或雷诺征；继之上述症状加剧，还可出现肢端溶骨症、肝进行性肿大、肝功能持续异常或脾大；重者可出现肝硬化。

●职业肿瘤：长期接触可引起肝血管肉瘤。

●皮肤黏膜刺激：接触氯乙烯液体后可出现皮肤麻木、红斑、水肿、水疱甚至坏死，以及眼畏光、流泪、充血。

职业接触限值：PC-TWA　　10mg/m³

工作场所监测：每月至少监测一次，每半年至少进行一次控制效果评价。

防护设施和个人防护：严加密闭，提供局部排风和全面通风设施。禁止明火、火花、高热，使用防爆电气设备，穿防静电服。以气体形式存在。浓度超标时，按GB/T 18664—2002选择适用的呼吸防护用品，如佩戴长管呼吸器，接触液态物穿化学防护服、戴化学防护手套和防护眼罩，提供淋浴和洗眼设施。工作场所禁止吸烟、饮食。及时换洗工作服。应急救援时必须佩戴自给式空气呼吸器（SCBA）。

工作场所警示标识：

禁止入内　　　　　　　　　注意防护　　　　　　　　当心中毒

体检项目：

●上岗前：内科常规检查；手指骨、关节的检查。血常规、尿常规、肝功能、类风湿因子、心电图、肝脾B超。

●在岗期间：内科常规检查；骨科检查，注意手指骨、关节的检查。血常规、尿常规、肝功能、肝脾B超、手部X射线摄片（清釜工）。

体检周期：肝功能检查，每半年1次；工作场所有毒作业分级Ⅱ级及以上者，1年1次；工作场所有毒作业分级Ⅰ级者，2年1次。在做相同或相似工作的劳动者中，有多人同时出现异常表现应及时检查。

职业禁忌：慢性肝病；类风湿关节炎。

可能引起的职业病：氯乙烯中毒；职业性肿瘤（肝血管肉瘤）。

急救和治疗：

●抢救人员穿戴防护用具，速将中毒患者移离现场至空气新鲜处，去除污染衣物；注意保暖、安静；皮肤污染或溅入眼内时用流动清水冲洗至少20min；呼吸困难者给氧，必要时用合适的呼吸器进行人工呼吸；立即与医疗急救单位联系抢救。

●无特效解毒剂。

●急性中毒：注意呼吸、循环功能。及时给予对症治疗。

●慢性中毒：可给予保肝及对症治疗。符合外科手术指征者，可行脾脏切除术。对有肝病或有肢端溶骨症者，须及早调离岗位。

名称：锰及其化合物　　　　　　　　　　　　　　　　　　常见化学毒物信息卡：038

CAS 号：7439-96-5

中文名称：锰及其化合物（按 MnO_2 计）

英文名称：Manganese and its compounds（as MnO_2）

理化性质：锰是灰白色脆硬而活泼的金属。原子量 54.9，熔点 1244℃，沸点 1962℃。不溶于水，溶于稀酸。高温时遇氧或空气易燃烧。锰有多种化合物，常见的有二氧化锰、四氧化三锰、氯化锰、硫酸锰、碳化锰等。

职业接触：锰矿开采、运输与锰合金冶炼；二氧化锰作为去极剂制造干电池；电焊条的制造和使用工业；用于玻璃制造、纺织业、染料制造、油漆和陶瓷行业；有机锰化合物在汽油中用作抗爆剂，高锰酸钾用作消毒剂和强氧化剂。以上生产和使用过程均可接触锰。

进入途径：经呼吸道进入人体。

健康影响：主要损害神经系统。

●金属烟热：吸入大量锰化合物烟尘后发作，有头晕、头痛，恶心、高热、寒战、咽痛、咳嗽等，一般 24 ~ 48h 后症状消退。

●慢性中毒：可有头晕、头痛、易疲乏、睡眠障碍、健忘等类神经症表现；继而出现肌张力增高、震颤、腱反射亢进，并有易兴奋、情绪不稳定等精神改变；重者可出现四肢肌张力增高，伴有静止性震颤，可引发齿轮样强直，并可出现对指或轮替试验不灵活、不准确，闭目难立征阳性、步态不稳、言语障碍等。可伴有显著的精神情绪改变，如情感淡漠、反应迟钝、不自主哭笑、强迫观念、冲动行为等。

职业接触限值：PC-TWA　0.15mg/m³

工作场所监测：每月至少监测一次，每半年至少进行一次控制效果评价。

防护设施和个人防护：严加密闭，提供局部排风和全面通风设施。禁止明火、火花、高热，使用防爆电器和照明设备。以粉尘或烟形式存在。浓度超标时，按 GB/T 18664—2002 选择适用的呼吸防护用品，如佩戴自吸过滤式防颗粒物呼吸器配 KN95 级别的过滤元件。接触液态物穿化学防护服、戴化学防护手套和防护眼罩，提供淋浴和洗眼设施。工作场所禁止吸烟、饮食。及时换洗工作服。应急救援时必须佩戴自给式空气呼吸器（SCBA）。

工作场所警示标识：

　　　　　　　　　禁止入内　　　　　　　　　注意防护　　　　　　当心中毒

体检项目：
●上岗前：内科常规检查，神经系统常规检查及四肢肌力、肌张力检查。血常规、尿常规、血清 ALT、心电图。
●在岗期间：内科常规检查，神经系统常规检查及运动功能检查，语速、面部表情等检查。血常规、尿常规、血清 ALT。

体检周期：1 年；在做相同或相似工作的劳动者中，有多人同时出现异常表现应及时检查。

职业禁忌：中枢神经系统器质性疾病；已确诊并仍需医学监护的精神障碍性疾病。

可能引起的职业病：慢性锰中毒；金属烟热。

急救和治疗：
●金属烟热：脱离接触后可自行好转。重者适当输液，口服解热镇痛药，防治肺部继发感染。
●慢性中毒：可用金属络合剂如依地酸二钠钙驱锰。出现明显的锥体外系损害或中毒性精神病时，治疗原则与神经、精神科相同。

5

名称：镍与难溶性镍化合物 常见化学毒物信息卡：039

CAS 号：7440-02-0

中文名称：镍与难溶性镍化合物（按 Ni 计）

英文名称：Nickel and its insoluble compounds（as Ni）

理化性质：镍为一种银白色坚硬、有延展性和铁磁性的金属。熔点 1453℃，沸点 2732℃，相对密度 8.9。不溶于水。难溶性镍化合物主要包括氧化镍等。

职业接触：镍矿开采和冶炼；制备不锈钢，软磁合金及镍铜、镍铝、镍钴等非铁基合金；镀镍，用于制造坩埚、器皿、精密工具、医疗器械、仪器仪表；在原子能工业，用作热中子的机械断续器；制造镍镉电池；镍粉用作化学催化剂。

进入途径：经呼吸道进入人体。

健康影响：主要损害呼吸系统和皮肤。

●呼吸系统损害：大量吸入可引起急性化学性支气管炎或化学性肺炎。长期接触可出现呼吸道慢性炎症，表现为咳嗽、咳痰、气短、胸闷、胸痛等，也可发生刺激性鼻咽炎和鼻窦炎，伴有失嗅症、鼻息肉、鼻中隔穿孔等。

●过敏性皮炎和湿疹：多见于裸露和接触部位。表现为红斑、丘疹、丘疱疹，伴有剧痒，反复发作，脱离接触可缓解。

职业接触限值：PC-TWA 1mg/m^3

工作场所监测：每月至少监测一次，每半年至少进行一次控制效果评价。

防护设施和个人防护：严加密闭，提供局部排风和全面通风设施。禁止明火、火花、高热。以粉尘形式存在。浓度超标时，按 GB/T 18664—2002 选择适用的呼吸防护用品，如佩戴自吸过滤式防颗粒物呼吸器配 KN95 级别的过滤元件。接触液态物穿化学防护服、戴化学防护手套和防护眼罩，提供淋浴和洗眼设施。工作场所禁止吸烟、饮食。及时换洗工作服。应急救援时必须佩戴自给式空气呼吸器（SCBA）。

工作场所警示标识：

禁止入内　　　　　　　　注意防护　　　　　　当心中毒

体检项目：

●上岗前：内科常规检查，皮肤科常规检查。血常规、尿常规、血清 ALT、心电图、胸部 X 射线摄片。

●在岗期间：内科常规检查，皮肤科常规检查，鼻喉检查，血常规，尿常规，胸部 X 射线摄片，肺功能。

体检周期：1 年；在做相同或相似工作的劳动者中，有多人同时出现异常表现应及时检查。

职业禁忌：严重的皮肤疾病；严重的呼吸系统疾病。

可能引起的职业病：急性镍中毒；接触性皮炎。

急救和治疗：

●急性镍盐中毒时，给予对症和支持治疗。如体内镍含量较高，可考虑驱镍治疗。可用的络合剂有依地酸二钠钙、二乙烯三胺五乙酸三钠钙和二乙基二硫代氨基甲酸钠。

●镍皮炎：按一般接触性皮炎治疗。

●其他支持对症治疗，治疗原则同内科。

名称：铍及其化合物

CAS 号：7440-41-7（铍）

中文名称：铍及其化合物（按 Be 计）（皮，可溶性铍化物）

英文名称：Beryllium and its compounds（as Be）（skin，soluble compounds）

理化性质：铍为灰白色金属。原子量 9，熔点 1284℃，沸点 2970℃，相对密度 1.84。不溶于水，可溶于盐酸、硫酸及热硝酸中，与强碱反应可生成铍酸盐，并放出氢。常用铍化合物有氧化铍、氢氧化铍、氟化铍、氯化铍、碳化铍和硫酸铍等。

职业接触：铍矿开采和铍冶炼；铍合金制造；原子能工业中金属铍用作原子反应堆的中子减速剂、反射体材料和中子源；航空和宇航工业中用作耐高温部件，制造耐高温陶瓷；铍箔用于 X 射线荧光屏材料。

进入途径：经呼吸道进入人体。

健康影响：主要损害呼吸系统。

●急性铍病：轻者鼻咽部干痛、咳嗽、胸部不适；重者出现气短、剧咳、咳痰、咯血、发热，甚至肺水肿、呼吸衰竭或其他脏器损害。胸部 X 射线表现为肺纹理增强、扭曲及紊乱，或肺野内弥漫云絮状或斑片状阴影。

●慢性铍病：轻者胸闷、咳嗽，活动时气短，重者胸闷胸痛明显，安静时气短，或呼吸困难、发绀。胸部 X 射线表现为不规则小阴影，并在肺区出现数量不一的小颗粒状阴影。

●皮肤和眼损害：表现为过敏性皮炎、皮肤溃疡、肉芽肿、眼灼伤。

职业接触限值：PC-TWA 0.0005mg/m³，PC-STEL 0.001mg/m³

工作场所监测：每月至少监测一次，每半年至少进行一次控制效果评价。

防护设施和个人防护：严加密闭，提供局部排风和全面通风设施。禁止明火、火花、高热。湿式作业。以粉尘或烟形式存在，IDLH 浓度 10mg/m³，浓度超标时，按 GB/T 18664—2002 选择适用的呼吸防护用品，如佩戴自吸过滤式防颗粒物呼吸器配 KN95 级别的过滤元件。接触液态物穿化学防护服、戴化学防护手套和防护眼罩，提供淋浴和洗眼设施。工作场所禁止吸烟、饮食。及时换洗工作服。应急救援时必须佩戴自给式空气呼吸器（SCBA）。

工作场所警示标识：

禁止入内   注意防护   当心中毒

体检项目：

●上岗前：内科常规检查，皮肤科常规检查。血常规、尿常规、心电图、血清 ALT、胸部 X 射线摄片、肺功能。

●在岗期间：内科常规检查，皮肤科常规检查。血常规、尿常规、心电图、血清 ALT、肺功能、胸部 X 射线摄片。

体检周期：1 年；在做相同或相似工作的劳动者中，有多人同时出现异常表现应及时检查。

职业禁忌：活动性肺结核；慢性阻塞性肺疾病；支气管哮喘；慢性间质性肺疾病；慢性皮肤溃疡。

可能引起的职业病：铍病；皮肤溃疡；化学性眼灼伤。

急救和治疗：

●抢救人员穿戴防护用具，立即将中毒患者移离现场至空气新鲜处，去除污染衣物；注意保暖、安静；皮肤污染或溅入眼内时用流动清水冲洗至少 20min；呼吸困难者给氧，必要时用合适的呼吸器进行人工呼吸；立即与医疗急救单位联系抢救。

●急性铍病，给氧、止咳、吸痰、抗炎、卧床休息，补充营养，纠正并发症。重者除内科常规治疗外，可及早应用糖皮质激素。

●慢性铍病，脱离接触。较长期使用糖皮质激素，可改善呼吸及全身症状，减缓肺部病变的发展。

名称：偏二甲基肼　　　　　　　　　　　　　　常见化学毒物信息卡：041

CAS 号：57-14-7

中文名称：偏二甲基肼（皮）　　　　　　　别　名：1,1-二甲基肼

英文名称：Unsymmetric dimethylhydrazine（skin）　　分子式：$NH_2N(CH_3)_2$

理化性质：无色有氨味液体。分子量60.1，熔点 –58℃，沸点 63.9℃。与水混溶。相对密度 0.79，相对蒸气密度 1.94，饱和蒸气压 16.4kPa。呈弱碱性，易挥发，易燃、易爆。蒸气与空气混合，遇明火或热源易燃烧、爆炸，遇高热分解出有毒气体。

职业接触：主要用作火箭推进剂、化学合成、照相试剂、燃料稳定剂、添加剂、植物生长调节剂、酸性气体吸收剂。

进入途径：经呼吸道、皮肤进入人体。

健康影响：主要损害中枢神经系统，常伴有肝损害。

●急性中毒：头晕、头痛、乏力、恶心；继而上述症状加重，出现呕吐、食欲缺乏、兴奋、烦躁不安、肢体抽搐，可有肝损害；重者可发生全身阵发性强直性痉挛。

●慢性影响：主要损害肝脏。

●皮肤损害：可致皮肤灼伤和过敏性皮炎。

职业接触限值：PC-TWA　0.5mg/m³

工作场所监测：每月至少监测一次，每半年至少进行一次控制效果评价。

防护设施和个人防护：严加密闭，提供局部排风和全面通风设施。禁止明火、火花、高热。使用防爆电器和照明设备，穿防静电服。以碱性有机蒸气形式存在，IDLH 浓度120mg/m³。浓度超标时，按 GB/T 18664—2002 选择适用的呼吸防护用品，如佩戴自吸过滤式防毒面具配防有机胺的过滤元件，首选全面罩。接触液态物穿化学防护服、戴化学防护手套和防护眼罩。提供淋浴和洗眼设施。工作场所禁止吸烟、饮食。及时换洗工作服。应急救援时必须佩戴自给式空气呼吸器（SCBA）。

工作场所警示标识：

　　　　　　禁止入内　　　　　　　　注意防护　　　　　　　当心中毒

体检项目：

●上岗前：内科常规检查，神经系统常规检查。血常规、尿常规、血清 ALT、心电图、肝脾 B 超 *。

●在岗期间：内科常规检查，神经系统常规检查。血常规、尿常规、血清 ALT、心电图、肝脾 B 超 *。

体检周期：3 年；在做相同或相似工作的劳动者中，有多人同时出现异常表现应及时检查。

职业禁忌：中枢神经系统器质性病变。

可能引起的职业病：急性偏二甲基肼中毒。

急救和治疗：

●抢救人员穿戴防护用具，立即将中毒患者移离现场至空气新鲜处，去除污染衣物；注意保暖、安静；皮肤污染或溅入眼内时用流动清水冲洗至少 20min；立即与医疗急救单位联系抢救。

●根据中毒病情轻重，给予维生素 B_6 及保肝治疗。

●对症支持治疗：纠正酸碱失衡及电解质紊乱。

　*表示选检项目。

名称：铅（尘、烟）　　　　　　　　　　　　　　　　常见化学毒物信息卡：042

CAS 号：7439-92-1

中文名称：铅（尘、烟）

英文名称：Lead（dust，fume）

理化性质：蓝灰色金属，有延展性。原子量 207.2，熔点 327℃，沸点 1740℃，相对密度 11.3。不溶于水，溶于稀盐酸、硝酸。加热至 400～500℃时产生大量铅蒸气，在空气中迅速氧化成氧化亚铅，凝集成烟尘。

职业接触：铅矿开采及冶炼；蓄电池生产；制造含铅耐腐蚀化工设备、管道、构件；交通运输业，火车轴承挂瓦、桥梁工程、船舶制造与拆修；放射性防护材料制造；印刷业中的熔铅、铸字、浇版等；保险丝、电缆、含铅焊锡、电子显像管及电子陶瓷的制造；制造子弹；制造铅化合物。

进入途径：经呼吸道、胃肠进入人体。

健康影响：主要损害神经、消化、造血系统。

●急性中毒：职业中毒少见，多由消化道吸收引起。口内有金属味，恶心、呕吐、腹胀、阵发性腹绞痛、便秘或腹泻、头痛、血压升高、出汗多、尿少、面色苍白。重者发生中毒性脑病，出现痉挛、抽搐，甚至谵妄、高热、昏迷和循环衰竭。此外可有中毒性肝病、中毒性肾病及贫血，也可出现麻痹性肠梗阻。

●慢性中毒：早期症状常不明显，多表现为类神经症，可有腹部隐痛、腹胀、便秘等。病情加重时，可出现腹绞痛、贫血和轻度周围神经病。重者可有铅麻痹、中毒性脑病。

职业接触限值：PC-TWA　0.05mg/m³（尘），PC-TWA　0.03mg/m³（烟）

工作场所监测：每月至少监测一次，每半年至少进行一次控制效果评价。

防护设施和个人防护：严加密闭，提供局部排风和全面通风设施。以粉尘或烟形式存在，IDLH 浓度 700mg/m³。浓度超标时，按 GB/T 18664—2002 选择适用的呼吸防护用品，如佩戴过滤式防颗粒物呼吸器配 KN95 级别的过滤元件，穿颗粒物防护服、戴防护手套。提供淋浴设施。工作场所禁止吸烟、饮食。及时换洗工作服。应急救援时必须佩戴自给式空气呼吸器（SCBA）。

工作场所警示标识：　　　　　　

　　　　　　　　　　禁止入内　　　　　　　　注意防护　　　　　　　当心中毒

体检项目：

●上岗前：内科常规检查；神经系统常规检查。血常规、尿常规、血清 ALT、心电图、血铅或尿铅*，血红细胞锌原卟啉（EPP）*或红细胞游离原卟啉（FEP）*、神经 - 肌电图*。

●在岗期间：内科常规检查，重点检查消化系统和贫血的体征；神经系统常规检查。血常规、尿常规、心电图、血铅和 / 或尿铅*，血红细胞锌原卟啉（EPP）*或红细胞游离原卟啉（FEP）*、神经 - 肌电图*。复检项目：血铅 ≥ 600μg/L 或尿铅 ≥ 120μg/L 者可选择尿 δ- 氨基 -γ- 酮戊酸（δ-ALA）；有周围神经损害表现者可行神经 - 肌电图检查。

体检周期：血铅 400～600μg/L，或尿铅 70～120μg/L，每 3 个月复查血铅或尿铅 1 次；血铅 < 400μg/L，或尿铅 < 70μg/L，每年体检 1 次。在做相同或相似工作的劳动者中，有多人同时出现异常表现应及时检查。

职业禁忌：中度及以上贫血；卟啉病；多发性周围神经病。

可能引起的职业病：慢性铅中毒；金属烟热。

急救和治疗：

●驱铅治疗：使用金属络合剂如依地酸二钙钠（CaNa₂EDTA）、二巯丁二钠（Na-DMS）。

●对症支持治疗：腹绞痛时，可用 10% 葡萄糖酸钙 10～20ml 静脉注射。此外尚可注射阿托品、口服钙剂和维生素 C 等。及时纠正水、电解质紊乱。

*表示选检项目。

名称：氰化氢   常见化学毒物信息卡：043

CAS 号：74-90-8

中文名称：氰化氢（按 CN 计）（皮）   别　名：氢氰酸

英文名称：Hydrogen cyanide（as CN）（skin）   分子式：HCN

理化性质：具有苦杏仁味的无色气体或液体，分子量 27，熔点 –13℃，沸点 25.7℃，相对密度 0.69，相对蒸气密度 0.94，饱和蒸气压 81.8kPa。溶于水，呈弱酸性，易水解为甲酸或氨。氰化氢还与醚、醇、苯、甲苯、氯仿、甘油等互溶。易燃。与空气混合有爆炸危险。

职业接触：氰化钠和硫酸反应、一氧化碳和氨高温合成、甲酰胺脱水、氨加甲烷氧化等方法制备氰化氢均有职业接触；氰化钾与硫磺制备硫氰酸钾、硫酸二甲酯与氰化钠制备乙腈、二溴乙烷与氰化钾制备丁二腈等反应生成副产物氰化氢；作为原料，乙炔 - 氰化氢合成法制取丙烯腈、氰化氢和丙酮反应制取丙酮氰醇、氰化物和氯气制备活性染料（艳红）中间体——三聚氯氰。焦炭炼钢过程发生火灾时，聚氨酯泡沫家具燃烧能产生氰化氢；用于合成纤维和塑料生产、金属磨光、电镀液、冶金、摄影过程及生产氰盐，也可用作熏蒸剂。

进入途径：经呼吸道、皮肤和胃肠进入人体。

健康影响：主要损害神经和呼吸系统、刺激黏膜。

●急性中毒：前驱期出现流泪、流涕、流涎、喉痒，口中有苦杏仁味或金属味，口唇及咽部麻木；继而恶心、呕吐、震颤、耳鸣、眩晕、乏力、胸闷、心悸、言语困难、头痛剧烈；病情加重可出现呼吸困难、意识模糊、气急、瞳孔散大、眼球突出、大汗淋漓，可有视力及听力下降，甚至意识丧失、牙关紧闭、全身阵发性强制性痉挛、大小便失禁、皮肤黏膜呈鲜红色等；严重者深度昏迷，呼吸、心搏停止，可在数分钟内死亡。

●慢性影响：可有慢性结膜炎、鼻炎、咽炎，嗅觉及味觉减退；类神经症及自主神经功能紊乱；还可出现肌肉酸痛、强直发僵、动作迟缓；也可引起甲状腺增大。

●皮肤或眼接触氰化氢可引起灼伤。

职业接触限值：MAC　1mg/m³

工作场所监测：每月至少监测一次，每半年至少进行一次控制效果评价。应安装警报器。

防护设施和个人防护：严加密闭，提供局部排风和全面通风设施。禁止明火、火花、高热。以气体形式存在，气味警示性低，IDLH 浓度 56mg/m³。浓度超标时，按 GB/T 18664—2002 选择适用的呼吸防护用品，如佩戴全面罩长管呼吸器，或佩戴自吸过滤式防毒全面具配防氰化氢的过滤元件。穿化学防护服、戴化学防护手套。接触液态物戴防护眼罩。提供淋浴和洗眼设施。工作场所禁止吸烟、饮食。及时换洗工作服。应急救援时必须佩戴自给式空气呼吸器（SCBA）。

工作场所警示标识：　　　　　　

                 禁止入内   注意防护   当心中毒

体检项目：

●上岗前：内科常规检查；神经系统常规检查。血常规、尿常规、血清 ALT、心电图。

●在岗期间：内科常规检查；神经系统常规检查。血常规、尿常规、血清 ALT、心电图、肝脾 B 超*、尿硫氰酸盐测定*。

体检周期：3 年；在做相同或相似工作的劳动者中，有多人同时出现异常表现应及时检查。

职业禁忌：中枢神经系统器质性疾病。

可能引起的职业病：急性氰化物中毒。

急救和治疗：

●抢救人员必须佩戴自给式空气呼吸器，穿防护静电服或棉服进入现场，若无呼吸器，可用碳酸氢钠稀溶液浸湿的毛巾掩口鼻短时间进入现场。立即将中毒者移离现场至空气新鲜处，吸氧，去除污染衣物，用流动清水冲洗污染皮肤、眼睛至少 20min。静卧、保暖。保持呼吸道通畅。呼吸、心搏停止者，立即进行心肺脑复苏术。

●立即使用解毒剂，速将亚硝酸异戊酯 1～2 支放在手帕或纱布内压碎，嘱患者在 15s 内吸入，数分钟后再重复一次。随后用 3% 亚硝酸钠 10ml 缓慢静脉注射，再用同一针头注入 25%～50% 硫代硫酸钠 20～50ml，必要时半小时后半量重复。或用 10% 4- 二甲基氨基苯酚（4-DMAP）2ml 肌内注射。

●上述治疗的同时，给氧，有条件者可用高压氧治疗。

●重视对症支持治疗：密切监护心肺功能，及时处理肺水肿、脑水肿。

   * 表示选检项目。

名称：氰化物　　　　　　　　　　　　　　　　　　　常见化学毒物信息卡：044

CAS 号：143-33-9（氰化钠）

中文名称：氰化物（氰化钠）（按 CN 计）（皮）

英文名称：Cyanides（sodium cyanides）（as CN）（skin）

理化性质：主要有氰化钾、氰化钠、氰化钙等。多为白色结晶或粉末。溶于水、乙醇等。受高热或遇无机酸可分解产生氰化氢。大多有强腐蚀性，可腐蚀各种金属。

职业接触：用作化学试剂、化学中间体、杀虫剂、金属清洁剂；用于从矿石中提取金银。在电镀、有机合成、冶金、照相、农药制造等行业及化合物的制备过程可接触。

进入途径：经呼吸道、皮肤和胃肠进入人体。

健康影响：主要损害神经和呼吸系统、刺激黏膜。

●急性中毒：氰化物的毒性取决于其释放氰离子的速度。前驱期出现流泪、流涕、流涎、喉痒，口中有苦杏仁味或金属味，口唇及咽部麻木；继而恶心、呕吐、震颤、耳鸣、眩晕、乏力、胸闷、心悸、言语困难、头痛剧烈；病情加重可出现呼吸困难、意识模糊、气急、瞳孔散大、眼球突出、大汗淋漓，可有视力及听力下降，甚至意识丧失、牙关紧闭、全身阵发性强制性痉挛、大小便失禁、皮肤黏膜呈鲜红色等；严重者深度昏迷，呼吸、心搏停止，可在数分钟内死亡。

●慢性影响：可引起皮炎、鼻黏膜损害，也可出现缺氧、头痛、心悸、恶心、全身肌肉酸痛、活动受限和甲状腺肿大。

●亚铁氰化物、铁氰化物一般不易引起中毒，但遇酸可释放氰离子引起上述中毒症状。

职业接触限值：MAC　1mg/m³

工作场所监测：每月至少监测一次，每半年至少进行一次控制效果评价。

防护设施和个人防护：严加密闭，提供局部排风和全面通风设施。禁止用酸。以粉尘形式存在，IDLH 浓度 50mg/m³。浓度超标时，按 GB/T 18664—2002 选择适用的呼吸防护用品，如佩戴自吸过滤式防颗粒物呼吸器配 KN95 级别的过滤元件，首选全面罩，穿颗粒物防护服、戴防护手套；伴随气态物同时存在时，可佩戴全面罩长管呼吸器。接触液态物戴防护眼罩。提供淋浴和洗眼设施。工作场所禁止吸烟、饮食。及时换洗工作服。应急救援时必须佩戴自给式空气呼吸器（SCBA）。

工作场所警示标识：　　　　　　　

　　　　　　　禁止入内　　　　　　　注意防护　　　　　　　当心中毒

体检项目：

●上岗前：内科常规检查；神经系统常规检查。血常规、尿常规、血清 ALT、心电图。

●在岗期间：内科常规检查；神经系统常规检查。血常规、尿常规、血清 ALT、心电图、肝脾 B 超*、尿硫氰酸盐测定*。

体检周期：3 年；在做相同或相似工作的劳动者中，有多人同时出现异常表现应及时检查。

职业禁忌：中枢神经系统器质性疾病。

可能引起的职业病：急性氰化物中毒。

急救和治疗：

●抢救人员必须佩戴自给式空气呼吸器，穿防静电服或棉服进入现场，若无呼吸器，可用浸湿的毛巾掩口鼻短时间进入现场。立即将中毒者移离现场至空气新鲜处，吸氧，去除污染衣物，用流动清水冲洗污染皮肤、眼睛各至少 20min。静卧、保暖。保持呼吸道通畅。呼吸、心搏停止者，立即进行心肺脑复苏术。

●立即使用解毒剂，速将亚硝酸异戊酯 1～2 支放在手帕或纱布内压碎，嘱患者在 15s 内吸入，数分钟后再重复一次。随后用 3% 亚硝酸钠 10ml 缓慢静脉注射，再用同一针头注入 25%～50% 硫代硫酸钠 20～50ml，必要时半小时后半量重复。或用 10% 4- 二甲基氨基苯酚（4-DMAP）2ml 肌内注射。给氧，有条件者可用高压氧治疗。密切监护心肺功能，及时处理肺水肿、脑水肿。

*表示选检项目。

名称：三硝基甲苯

CAS 号：118-96-7

中文名称：三硝基甲苯（皮） 别　名：TNT（梯恩梯）；黄色炸药

英文名称：Trinitrotoluene（skin） 分子式：$CH_3C_6H_2(NO_2)_3$

理化性质：灰黄色晶体，有六种异构体。分子量227，熔点80.1℃，沸点240℃。不溶于水，可溶于多数有机溶剂。相对密度1.6，
相对蒸气密度7.8。易燃，遇明火、受热或受撞击、摩擦或震动可发生爆炸。

职业接触：主要用在国防工业；采矿和开掘隧道时多用含10%TNT的硝胺炸药。制造硝铵炸药的粉碎、球磨、过筛、配料及装
药等生产过程，运输、保管及使用过程均可接触。染料、照相与药品制造也可接触。

进入途径：经皮肤、呼吸道和胃肠进入人体。

健康影响：主要损害肝、眼晶状体、血液系统。

●急性中毒：少见。有头晕、头痛、恶心、呕吐、食欲缺乏、上腹部痛，面色苍白，口唇、鼻尖、耳廓、指（趾）端青紫，尿频、
尿急和排尿痛等。重者意识不清、气急、大小便失禁、瞳孔散大，对光反射消失，严重者因呼吸麻痹而死亡。

●慢性中毒：轻者可有头晕、乏力、食欲缺乏、肝区痛，继而恶心、厌油，肝大有压痛或叩痛，肝功能异常。较重者脾脏增大，
重者可致肝硬化或再生障碍性贫血。长期接触可致白内障。

职业接触限值：PC-TWA　0.2mg/m³，PC-STEL　0.5mg/m³

工作场所监测：每月至少监测一次，每半年至少进行一次控制效果评价。

防护设施和个人防护：严加密闭，提供局部排风和全面通风设施。禁止明火、火花、高热。使用防爆电器和照明设备，穿防静
电服。以粉尘和有机蒸气形式混合存在，IDLH浓度1000mg/m³。浓度超标时，按GB/T 18664—2002选择适用的呼吸防护用品，
如佩戴自吸防毒面具配防有机蒸气和防颗粒物的过滤元件。提供淋浴和洗眼设施。工作场所禁止吸烟、饮食。及时换洗工作服。
应急救援时必须佩戴自给式空气呼吸器（SCBA）。

工作场所警示标识：

　　　　　　　　禁止入内　　　　　　　　注意防护　　　　　　　当心中毒

体检项目：

●上岗前：内科常规检查，重点检查肝脏；眼科常规检查及眼晶状体、玻璃体、眼底检查。血常规、尿常规、肝功能、心电图、
肝脾B超、胸部X射线摄片。

●在岗期间：内科常规检查，重点检查肝脏；眼科常规检查及眼晶状体、玻璃体、眼底检查。血常规、肝功能、心电图、
肝脾B超。

体检周期：肝功能检查，每半年1次；健康检查，1年1次。在做相同或相似工作的劳动者中，有多人同时出现异常表现应及时检查。

职业禁忌：慢性肝病；白内障。

可能引起的职业病：慢性三硝基甲苯中毒；三硝基甲苯白内障；中毒性肝病。

急救和治疗：

●速将患者移离现场至空气新鲜处，去除污染衣物；注意保暖、安静；皮肤污染或溅入眼内时用流动清水冲洗至少20min；呼吸
困难者给氧，必要时用合适的呼吸器进行人工呼吸；立即与医疗急救单位联系抢救。

●急性中毒：给予维生素C加葡萄糖静脉注射或静脉滴注。出现发绀者给予亚甲蓝。对呼吸、心搏骤停者进行心肺复苏治疗。
高压氧舱治疗。昏迷时间长、缺氧者，应积极防治脑水肿。

●白内障：尚无特效药，可用氨肽碘、吡诺克辛钠等眼药水滴眼。

●慢性肝病：可选用葡醛内酯、联苯双酯、维生素C等治疗。禁止饮酒，禁用或慎用可引起肝脏损害的药物。

●其他对症支持治疗。

名称：砷化氢（胂）　　　　　　　　　　　　　　　常见化学毒物信息卡：046

CAS 号：7784-42-1

中文名称：砷化氢（胂）　　　　　　　　　别　名：胂；砷化三氢

英文名称：Arsine　　　　　　　　　　　　分子式：AsH₃

理化性质：有大蒜气味的无色气体。分子量78，熔点 –116℃，沸点 –55℃，相对蒸气密度2.66。微溶于水，可溶于酸、碱、乙醇、甘油等。遇火燃烧生成三氧化二砷，加热至230℃，可分解为元素砷及氢气。

职业接触：锌、锡、锑、铝、铅、镍、钴等金属矿石中常含硫化砷，含砷矿石在冶炼、加工、贮存过程中与工业硫酸或盐酸等酸类反应，或用水浇熄炽热金属矿渣，或金属矿渣遇湿，均可产生砷化氢。生产和使用乙炔、生产合成染料、电解法生产硅铁、氰化法提取金银，也可产生砷化氢。无机砷或有机砷水解时生成，如海鱼腐败鱼体内的有机砷能转化生成砷化氢。

进入途径：经呼吸道进入人体。

健康影响：主要损害血液系统和肾。

●急性中毒：乏力、头晕、头痛、恶心，继而畏寒、发热、腰背部酸痛，有酱油色尿，巩膜皮肤黄染等急性血管内溶血表现，有轻度贫血，可继发轻度中毒性肾病，重者出现寒战、发热、明显腰背疼痛或腹痛，尿呈深酱色，少尿或无尿，巩膜皮肤极度黄染，极严重溶血者皮肤呈古铜色或黄紫色，可有发绀、意识障碍、中度或重度中毒性肾病。

职业接触限值：MAC　0.03mg/m³

工作场所监测：每月至少监测一次，每半年至少进行一次控制效果评价。

防护设施和个人防护：严加密闭，提供局部排风和全面通风设施。禁止明火、火花、高热。使用防爆电器和照明设备，穿防静电服。以气体形式存在，气味警示性低（嗅阈约 3mg/m³），IDLH 浓度20mg/m³。浓度超标时，按 GB/T 18664—2002 选择适用的呼吸防护用品，如佩戴全面罩长管呼吸器，或佩戴自吸过滤式防毒全面具配防砷化氢的专用过滤元件，穿化学防护服、戴化学防护手套。提供淋浴和洗眼设施。工作场所禁止吸烟、饮食。及时换洗工作服。应急救援时必须佩戴自给式空气呼吸器（SCBA）。

工作场所警示标识：

禁止入内　　　　　　　　　注意防护　　　　　　　　当心中毒

体检项目：

●上岗前：内科常规检查；血常规、尿常规、肝功能、肾功能、血清葡萄糖 -6- 磷酸脱氢酶缺乏症筛查试验（高铁血红蛋白还原试验等）、心电图。

●在岗期间：内科常规检查；血常规、尿常规、肝功能、肾功能、血清葡萄糖 -6- 磷酸脱氢酶缺乏症筛查试验（高铁血红蛋白还原试验等）、心电图。

体检周期：3 年；在做相同或相似工作的劳动者中，有多人同时出现异常表现应及时检查。

职业禁忌：慢性肾脏疾病；血清葡萄糖 -6- 磷酸脱氢酶缺乏症。

可能引起的职业病：急性砷化氢中毒。

急救和治疗：

●抢救人员必须佩戴自给式空气呼吸器，穿防静电服或棉服进入现场。若无呼吸器，可用水浸湿的毛巾掩口鼻短时间进入现场，立即将中毒者移离现场至空气新鲜处，保持呼吸道通畅，必要时吸氧，呼吸停止，应立即戴合适的医用呼吸器进行人工呼吸。

●大量接触症状较轻者需严密观察 48h，安静休息，鼓励饮水，口服碱性药物，并检测尿常规及尿潜血。中毒患者应住院治疗，早期、足量、短程使用糖皮质激素，早期合理输液，正确使用利尿剂以维持尿量，碱化尿液，忌用肾毒性较大的药物。对重度中毒者，尽早采用血液净化疗法；根据溶血程度和速度，必要时可采用换血治疗；维持水、电解质和酸碱平衡，防治继发感染，保证足够的热量等对症治疗。

名称：砷及其无机化合物   常见化学毒物信息卡：047

CAS 号：7440-38-2

中文名称：砷及其无机化合物（按 As 计）

英文名称：Arsenic and its inorganic compounds（as As）   分子式：As

理化性质：砷银灰色晶体。原子量 74.9，熔点 817℃，沸点 613℃（升华），相对密度 5.78。可升华，不溶于水，溶于硝酸。燃烧产生氧化砷烟。无机砷的种类多，主要有氧化砷（三氧化二砷和五氧化二砷）和硫化砷等。

职业接触：在自然界，砷主要以硫化物的形式存在，并常以混合物的形态分布于各种金属矿石。冶炼和焙烧雄黄或其他夹杂砷化合物的矿石时，可接触到三氧化二砷。在冶炼炉的烟道灰和矿渣中，也存在一定量的三氧化二砷粉尘。砷化合物常用于生产防锈剂、防腐剂、颜料、医药、农药、半导体原材料等。

进入途径：经呼吸道、皮肤和胃肠进入人体。

健康影响：主要损害皮肤、肝、呼吸及神经系统。

●急性中毒：职业中毒少见。咳嗽、咳痰，眼结膜充血、畏光、流泪、咽部红肿、口唇起疱。可有腹痛、腹泻、头痛、头晕、胸闷、乏力等；少数出现肝损害。

●慢性中毒：有头痛、头晕、失眠、多梦、乏力、消化不良、消瘦、肝区不适，继而皮肤角化过度、躯干部及四肢出现弥漫的黑色或棕褐色的色素沉着和色素脱失斑，可有轻度肝损伤、轻度周围神经病。重者可出现肝硬化、周围神经病伴肢体运动障碍或肢体瘫痪。

●长期接触可致肺癌、皮肤癌。

●部分砷化物可引起眼灼伤。

职业接触限值：PC-TWA 0.01mg/m³，PC-STEL 0.02mg/m³

工作场所监测：每月至少监测一次，每半年至少进行一次控制效果评价。

防护设施和个人防护：严加密闭，提供局部排风和全面通风设施。禁止明火、火花、高热。以粉尘或烟形式存在，IDLH 浓度 100mg/m³。浓度超标时，按 GB/T 18664—2002 选择适用的呼吸防护用品，如佩戴自吸过滤式防颗粒物呼吸器配 KN95 级别的过滤元件，首选全面罩，穿颗粒物防护服、戴防护手套。接触液态物戴防护眼罩。提供淋浴和洗眼设施。工作场所禁止吸烟、饮食。及时换洗工作服。应急救援时必须佩戴自给式空气呼吸器（SCBA）。

工作场所警示标识：

　　　　　　　　　　禁止入内　　　　　　　注意防护　　　　　　当心中毒

体检项目：

●上岗前：内科常规检查，重点检查消化系统，如肝脏大小、硬度、肝区叩痛等；神经系统常规检查及肌力、共济运动检查；皮肤科检查，重点检查皮疹、皮炎、皮肤过度角化、皮肤色素沉着。血常规、尿常规、肝功能、尿砷、心电图、肝脾 B 超。

●在岗期间：内科常规检查；神经系统常规检查及肌力、共济运动检查；皮肤科检查，重点检查躯干部及四肢有无弥漫的黑色或棕褐色的色素沉着和色素脱失斑，指（趾）甲 Mees 纹，手、足掌皮肤过度角化及脱屑等。血常规、尿常规、肝功能、空腹血糖、尿砷或发砷、心电图、肝脾 B 超、胸部 X 射线摄片；有周围神经损害表现者可行神经 - 肌电图。

体检周期：肝功能检查，每半年 1 次；工作场所有毒作业分级Ⅱ级及以上者，1 年 1 次；工作场所有毒作业分级Ⅰ级者，2 年 1 次。在做相同或相似工作的劳动者中，有多人同时出现异常表现应及时检查。

职业禁忌：慢性肝病；多发性周围神经病；严重慢性皮肤病。

可能引起的职业病：砷中毒；职业性肿瘤（砷及其化合物所致肺癌、皮肤癌）；化学性眼灼伤。

急救和治疗：

●抢救人员穿戴防护用具，立即将患者移离现场至空气新鲜处，去除污染衣物；注意保暖、安静；皮肤污染或溅入眼内时用流动清水冲洗至少 20min；立即与医疗急救单位联系抢救。

●解毒剂：主要使用二巯丙磺钠、二巯丁二钠。

●其他对症处理，治疗方法同内科和皮肤科。

名称：石棉　　　　　　　　　　　　　　　　　　常见化学毒物信息卡：048

CAS 号：1332-21-4

中文名称：石棉（总尘、纤维）

英文名称：Asbestos

理化性质：石棉是含有铁、镁、镍等多种金属元素的矽酸盐，具有耐酸碱、耐高温、坚固、拉力强度大、抗腐蚀、绝缘等特性。纤维状结构。有蛇纹石（温石棉）、角闪石类（青石棉、铁石棉、透闪石、直闪石、阳起石）等品种。

职业接触：在石棉矿开采、运输、贮存、包装，石棉制品生产加工（如纺织、石棉水泥制品、耐磨、绝缘、防火材料等）制造中均可接触；也可作为滤料、填料。广泛用于建筑、造船、航天和交通机械中的隔热、保温、防火、制动材料。在铸造工业中也可使用。

进入途径：经呼吸道进入人体。

健康影响：主要损害呼吸系统。

●石棉肺（石棉沉着病）。

●急慢性胸膜炎。

●胸膜斑。

●肺癌。

●间皮瘤。

职业接触限值：PC-TWA　0.8mg/m^3（粉尘），0.8f/ml（纤维）

工作场所监测：每月至少监测一次，每半年至少进行一次控制效果评价。

防护设施和个人防护：严加密闭，提供局部排风和全面通风设施。以纤维状粉尘形式存在。浓度超标时，按 GB/T 18664—2002 选择适用的呼吸防护用品，如佩戴自吸过滤式防颗粒物呼吸器配 KN95 级别的过滤元件，首选可更换式面罩（不建议选用随弃式面罩），穿颗粒物防护服、戴防护手套和防护眼罩。提供淋浴和洗眼设施。工作场所禁止吸烟、饮食。及时换洗工作服。应急救援时必须佩戴自给式空气呼吸器（SCBA）。

工作场所警示标识：

　　禁止入内　　　　　　　　　　　注意防护　　　　　　　　当心中毒

体检项目：

●上岗前：内科常规检查，重点检查呼吸系统、心血管系统；血常规、尿常规、血清 ALT、心电图、后前位 X 射线高千伏胸片或数字化摄影胸片（DR 胸片）、肺功能、肺弥散功能*。

●在岗期间：内科常规检查，重点检查呼吸系统和心血管系统；后前位 X 射线高千伏胸片或数字化摄影胸片（DR 胸部 X 射线摄片）、心电图、肺功能。复检项目：后前位 X 射线胸片异常者可选择侧位 X 射线高千伏胸片、胸部 CT、肺弥散功能。

体检周期：生产性粉尘作业分级Ⅰ级者，2 年 1 次；生产性粉尘作业分级Ⅱ级及以上者，1 年 1 次；胸部 X 射线胸片表现有尘肺样小阴影改变的基础上，至少有 2 个肺区小阴影的密集度达到 0 或 1 级，或有 1 个肺区小阴影密集度到达 1 级，每年检查 1 次，连续观察 5 年，若 5 年内不能确诊为石棉肺患者，按"生产性粉尘作业分级Ⅰ级者，2 年 1 次，生产性粉尘作业分级Ⅱ级及以上者，1 年 1 次"执行；石棉肺患者每年检查 1 次，或根据病情随时检查。在做相同或相似工作的劳动者中，有多人同时出现异常表现应及时检查。

职业禁忌：活动性结核病；慢性阻塞性肺疾病；慢性间质性肺疾病；伴肺功能损害的疾病。

可能引起的职业病：石棉肺；职业性肿瘤（石棉所致肺癌、间皮瘤）。

急救和治疗：

●确诊石棉肺，石棉所致肺癌、间皮瘤的患者，调离作业岗位。

●对症支持治疗。

＊表示选检项目。

名称：铊及其可溶性无机化合物 　　　　　　　　　常见化学毒物信息卡：049

CAS 号：7440-28-0

中文名称：铊及其可溶性无机化合物（按 Ti 计）（皮）

英文名称：Thallium and soluble compounds（as Ti）（skin）

理化性质：铊为灰白色柔软金属。原子量 204.37，熔点 303.5℃，沸点 1457℃。易溶于硝酸和硫酸。相对密度 11.58。在空气中易被氧化，常温下可与卤素及乙醇发生反应。主要化合物有碳酸铊、硫酸铊、硝酸铊、乙酸铊、甲酸铊、丙二酸铊、氯化铊、氧化铊、溴化铊和碘化铊，除后四种化合物微溶于水外，其余均易溶于水。车间空气中的铊以烟尘形式存在。

职业接触：主要用于制造光电管、合金、低温温度计、颜料、染料、烟花。溴化铊和碘化铊用于制造红外线滤色玻璃的原料。硫酸铊用于制造杀虫剂和杀鼠剂。乙酸铊曾用于脱发及治疗头癣。此外，铊广泛存在于铁、铝、铜、锌等矿石中，这些矿石的开采和冶炼过程可接触。

进入途径：经呼吸道、皮肤和胃肠进入人体。

健康影响：主要损害神经系统和肝、肾。职业中毒少见。

●急性中毒：头晕、头痛、乏力、恶心、呕吐、腹痛、咽部烧灼感，继而食欲减退、下肢沉重、四肢远端特别是下肢麻木，痛觉、触觉减退、呈手套、袜套分布或跟腱反射减弱，重者可出现中毒性脑病、中毒性精神病、四肢远端肌肉萎缩并影响运动功能、多发性脑神经损害，可伴有心、肝或肾损害。

●慢性中毒：乏力、下肢无力、四肢发麻，进而双足跟、足底痛觉过敏，下肢呈对称性袜套样分布的痛觉、触觉或音叉振动觉障碍，重者四肢远端感觉障碍、肌力明显减退、运动功能受损、肌肉萎缩，可伴有视神经萎缩、中毒性脑病、中毒性精神病等。

●特异表现为脱发，胡须、阴毛和腋毛也可脱落。

职业接触限值：PC-TWA　0.05mg/m³，PC-STEL　0.1mg/m³

工作场所监测：每月至少监测一次，每半年至少进行一次控制效果评价。

防护设施和个人防护：严加密闭，提供局部排风和全面通风设施。以烟的形式存在，IDLH 浓度 20mg/m³。浓度超标时，按 GB/T 18664—2002 选择适用的呼吸防护用品，如佩戴自吸过滤式防颗粒物呼吸器配 KN95 级别的过滤元件，穿颗粒物防护服、戴防护手套。接触液态物戴防护眼罩。提供淋浴和洗眼设施。工作场所禁止吸烟、饮食。及时换洗工作服。应急救援时必须佩戴自给式空气呼吸器（SCBA）。

工作场所警示标识：　　　　　　

　　　　　　　　禁止入内　　　　　　　　　注意防护　　　　　　　　当心中毒

体检项目：

●上岗前：内科常规检查，神经系统常规检查及肌力、共济运动检查；眼科常规检查及辨色力、眼底检查。血常规、尿常规、肝功能、心电图。

●在岗期间：内科常规检查，神经系统常规检查及肌力、共济运动检查。毛发检查，视野、眼底检查，神经 - 肌电图检查*，血、尿常规*，肝功能*，心电图*，肝脾 B 超*，尿铊*等。

体检周期：1 年。

职业禁忌：多发性周围神经病；视神经病；视网膜病。

可能引起的职业病：急、慢性铊中毒。

急救和治疗：

●立即脱离现场，移至空气新鲜处，去除污染衣物，皮肤污染用肥皂水清洗至少 20min，溅入眼内时用流动清水冲洗至少 20min。抢救人员进入现场必须穿戴防护用具。

●普鲁氏蓝对急、慢性铊中毒均有效。用法：每日 250mg/kg 溶于 15% 甘露醇 200ml 中分 4 次口服。严重急性中毒患者，血液灌流比血液透析效果好，两者合用效果更好。适量口服氯化钾可增加铊从尿中的排出，但要慎用。慢性中毒可试用巯基类药物（如二巯丁二钠）或还原型谷胱甘肽等。对症、支持治疗，给予足够的营养和 B 族维生素。

　*表示选检项目。

名称：羰基镍　　　　　　　　　　　　　　　　　　常见化学毒物信息卡：050

CAS 号：13463-39-3

中文名称：羰基镍（按 Ni 计）

英文名称：Nickel carbonyl（as Ni）　　　　　　分子式：Ni(CO)₄

理化性质：略带黄色液体。分子量 170.8，熔点 –25℃，沸点 43℃，相对密度 1.32，饱和蒸气压 42.8kPa（20℃）。不溶于水，溶于乙醇、乙醚、苯。易挥发。遇紫外线即开始分解；加热时可分解为一氧化碳和金属镍。与氧和氧化剂起强烈反应，可以自燃。

职业接触：制备羰基镍，进行高压羰化，粗羰基镍精炼时可接触羰基镍。提炼高纯度的镍粉，用于制造高级钢，当一氧化碳通入金属镍反应釜中反应时可有羰基镍逸出。将氯化镍溶解于氨中，再用一氧化碳处理用于合成丙烯酸盐时能生成羰基镍。在有机合成、橡胶和石油工业中羰基镍可用作催化剂。在电子工业和精密仪表工业，羰基镍还用于镍的喷涂。

进入途径：经呼吸道、皮肤进入人体。

健康影响：主要损害呼吸系统。

●急性中毒：吸入高浓度后即刻出现头晕、头痛、乏力、嗜睡、胸闷、咽干、恶心、食欲缺乏，眼结膜和咽部充血，进而咳嗽、痰多、气急，可有痰中带血，重者咳大量白色或粉红色泡沫痰，呼吸困难，发绀，甚至发生急性呼吸窘迫。可因严重缺氧导致脑、心、肝损害。

●慢性影响：头晕、头痛、疲乏无力、夜间失眠、白天嗜睡、多梦、记忆力减退、咳嗽、胸痛、胸闷、气短。少数患者可有心、肝功能异常，过敏性皮炎。

职业接触限值：MAC　0.002mg/m³

工作场所监测：每月至少监测一次，每半年至少进行一次控制效果评价。

防护设施和个人防护：严加密闭，提供局部排风和全面通风设施。禁止明火、火花、高热。使用防爆电器和照明设备。以蒸气和气体形式混合存在，IDLH 浓度 50mg/m³。浓度超标时，按 GB/T 18664—2002 选择适用的呼吸防护用品，如佩戴全面罩长管呼吸器。提供淋浴和洗眼设施。工作场所禁止吸烟、饮食。及时换洗工作服。应急救援时必须佩戴自给式空气呼吸器（SCBA）。

工作场所警示标识：

　　　　　　　　禁止入内　　　　　　注意防护　　　　　　当心中毒

体检项目：

●上岗前：内科常规检查，皮肤科常规检查。血常规、尿常规、心电图、血清 ALT、胸部 X 射线摄片、肺功能。

●在岗期间：内科常规检查，皮肤科常规检查。血常规、尿常规、心电图、血清 ALT、胸部 X 射线摄片、肺功能。

体检周期：3 年；在做相同或相似工作的劳动者中，有多人同时出现异常表现应及时检查。

职业禁忌：慢性阻塞性肺疾病。

可能引起的职业病：急性羰基镍中毒。

急救和治疗：

●抢救人员穿戴防护用具，立即将中毒患者移离现场至空气新鲜处，去除污染衣物；注意保暖、安静、卧床休息，严密观察；皮肤污染或溅入眼内时用流动清水冲洗至少 20min；呼吸困难者给氧，必要时用合适的呼吸器进行人工呼吸；立即与医疗急救单位联系抢救。

●纠正缺氧，吸入氧气并保持呼吸道通畅。

●防治肺水肿：早期、足量、短程应用糖皮质激素，控制液体输入量。可以应用去泡沫剂（二甲基硅油气雾剂）。

●对症处理：预防感染、防治并发症、维持电解质平衡。

名称：锑及其化合物

CAS 号：7440-36-0

中文名称：锑及其化合物（按 Sb 计）

英文名称：Antimony and its compounds（as Sb）

理化性质：锑是银白色金属，质硬而脆，易成粉末。原子量 121.7，熔点 630℃，沸点 1750℃，相对密度 6.7。化学稳定性好，耐酸腐蚀。加热时可燃烧，生成锑氧化物，锑粉与空气混合，可形成爆炸性混合物。常见的锑化合物有氧化锑、硫化锑和氯化锑。

职业接触：锑矿石焙烧、熔炼和锑冶炼；锑金属及其化合物的碾磨、粉碎、加工过程；锑精炼过程；含锑金属酸处理时可释放锑化氢。锑合金制造；锑白（Sb_2O_3）用作阻燃剂、颜料、防火涂料；硫化锑用作橡胶硬化剂及发烟剂；纯金属锑及三氯化锑等常用于电子工业，也可用于制药。

进入途径：经呼吸道、胃肠进入人体。

健康影响：主要损害呼吸系统、皮肤、黏膜。

●急性中毒：眼刺痛、流泪、鼻痒、流涕、喷嚏、鼻干、鼻塞、咽痛、咳嗽、咳血性痰、胸闷、胸痛、气短。可有眼结膜、鼻咽部黏膜充血，喉头、声带水肿。重者剧咳、喘鸣、呼吸困难、发绀。可伴有乏力、头晕、头痛、四肢肌肉关节酸痛。可对心肌和肝、肾造成损害。吸入高浓度锑化氢可引起溶血，出现腰痛、贫血、黄疸和排酱油色尿，严重者发生急性肾衰竭。

●慢性影响：慢性结膜炎、鼻咽炎、鼻旁窦炎，鼻中隔糜烂、穿孔。长期咳嗽、咳痰、咯血、胸闷、气短，并常伴有肺气肿。长期吸入含锑烟尘可发生锑尘肺。

职业接触限值：PC-TWA　0.5mg/m³

工作场所监测：每月至少监测一次，每半年至少进行一次控制效果评价。

防护设施和个人防护：严加密闭，提供局部排风和全面通风设施。禁止明火、火花、高热。以粉尘或烟的形式存在，IDLH 浓度 80mg/m³。浓度超标时，按 GB/T 18664—2002 选择适用的呼吸防护用品，如佩戴自吸过滤式防颗粒物呼吸器配 KN95 级别的过滤元件，穿颗粒物防护服、戴防护手套。接触液态物戴防护眼罩。提供淋浴和洗眼设施。工作场所禁止吸烟、饮食。及时换洗工作服。应急救援时必须佩戴自给式空气呼吸器（SCBA）。

工作场所警示标识：

　　　　　　　禁止入内　　　　　　注意防护　　　　　　　当心中毒

体检项目：

●上岗前：内科常规检查，皮肤科常规检查。血常规、尿常规、心电图、血清 ALT。

●在岗期间：内科常规检查，皮肤科常规检查，眼鼻喉检查，肺通气功能，肝、肾功能，血、尿常规，胸部 X 射线摄片，心电图，肝脾 B 超*。

体检周期：3 年；在做相同或相似工作的劳动者中，有多人同时出现异常表现应及时检查。

职业禁忌：严重呼吸系统疾病；严重或顽固性皮肤病；严重神经系统疾病；心血管系统器质性病变。

可能引起的职业病：急性化学物中毒性呼吸系统疾病（氯化锑）；金属烟热；化学性眼灼伤；中毒性肝病；急性化学物中毒性血液系统疾病。

急救和治疗：

●抢救人员穿戴防护用具，速将患者移至空气新鲜处，去除污染衣物；注意保暖、安静；皮肤污染或溅入眼内时用流动清水冲洗至少 20min；呼吸困难者给氧，必要时用合适的呼吸器进行人工呼吸；立即与医疗急救单位联系抢救。

●解毒治疗：选用二巯丙磺钠、二巯丁二钠、二巯丁二酸等驱锑治疗。急性中毒可重复给药，每天 2～4 次，详见汞中毒。

●锑化氢引起的溶血，早期、短程、足量使用糖皮质激素，并口服碳酸氢钠碱化尿液。呼吸道刺激性炎症可用抗生素防治感染。维持水、电解质平衡。

　　*表示选检项目。

名称：五氧化二钒烟尘 　　　　　　　　　　　　　　　　　常见化学毒物信息卡：052

CAS 号：1314-62-1

中文名称：五氧化二钒烟尘

英文名称：Vanadium pentoxide fume，dust 　　　　分子式：V_2O_5

理化性质：棕色固体。分子量181.88，熔点690℃，沸点1750℃（分解）。相对密度3.36。溶于水呈酸性溶液，遇碱形成钒酸盐或偏钒酸盐，均为强氧化剂。有刺激性。

职业接触：钒矿开采和冶炼。在无机或有机化学工业中用作重要催化剂，用于制造硫酸、邻苯二甲酸、顺丁烯二酸，也用作显影剂、染料等。在陶瓷和玻璃工业中也使用，煤燃烧也可产生。

进入途径：经呼吸道、皮肤和胃肠进入人体。

健康影响：主要损害呼吸系统和眼。

●急性中毒：一过性眼烧灼感、流泪、流涕、咽痛、咳嗽、气短、绿色舌苔，进而上述症状加重，频繁剧咳、哮喘、呼吸困难、眼结膜和鼻咽部充血、红肿，较重者出现支气管炎或支气管肺炎，甚至肺水肿和呼吸窘迫综合征。

●慢性影响：头晕、乏力、失眠、耳鸣、恶心、食欲缺乏。可有眼结膜充血、咽充血、鼻塞、鼻干、鼻出血、嗅觉减退、鼻黏膜糜烂、溃疡，甚至穿孔。重者致慢性支气管炎、支气管扩张。

●直接接触可致湿疹样皮炎或荨麻疹。

职业接触限值：PC-TWA　0.05mg/m³

工作场所监测：每月至少监测一次，每半年至少进行一次控制效果评价。

防护设施和个人防护：严加密闭，提供局部排风和全面通风设施。以粉尘或烟的形式存在，IDLH 浓度70mg/m³。浓度超标时，按 GB/T 18664—2002 选择适用的呼吸防护用品，如佩戴自吸过滤式防颗粒物呼吸器配 KN95 级别的过滤元件，穿颗粒物防护服、戴防护手套。接触液态物戴防护眼罩。提供淋浴和洗眼设施。工作场所禁止吸烟、饮食。及时换洗工作服。应急救援时必须佩戴自给式空气呼吸器（SCBA）。

工作场所警示标识：

　　　　　　　禁止入内　　　　　　　　　注意防护　　　　　　　　当心中毒

体检项目：

●上岗前：内科常规检查，重点检查呼吸系统。血常规、尿常规、心电图、血清 ALT、胸部 X 射线摄片、肺功能。

●在岗期间：内科常规检查，重点检查呼吸系统。血常规、尿常规、心电图、血清 ALT、胸部 X 射线摄片、肺功能。

体检周期：3 年；在做相同或相似工作的劳动者中，有多人同时出现异常表现应及时检查。

职业禁忌：慢性阻塞性肺疾病。

可能引起的职业病：急性钒中毒；化学性眼灼伤。

急救和治疗：

●抢救人员穿戴防护用具，立即将患者移离现场至空气新鲜处，去除污染衣物；注意保暖、安静；皮肤污染或溅入眼内时用流动清水冲洗至少 20min；呼吸困难者给氧，必要时用合适的呼吸器进行人工呼吸；立即与医疗急救单位联系抢救。

●对症治疗，应用咳嗽、喘息用镇咳药、支气管扩张药。用抗生素防治肺部感染。

●抢救人员穿戴防护用具，速将患者移离现场至空气新鲜处，去除污染衣物；注意保暖、安静；皮肤污染或溅入眼内时用流动清水冲洗至少 20min；呼吸困难者给氧，必要时用合适的呼吸器进行人工呼吸；立即与医疗急救单位联系抢救。

●解毒剂：大剂量维生素 C 与依地酸二钠钙（$CaNa_2EDTA$）联合应用可加速钒的排出。

●对症治疗，咳嗽、哮喘用镇咳药、支气管扩张药。用抗生素防治肺部感染。

名称：硝基苯

CAS 号：98-95-3

中文名称：硝基苯（皮）　　　　　　　　　　　别　名：密斑油

英文名称：Nitrobenzene（skin）　　　　　　　分子式：$C_6H_5NO_2$

理化性质：无色或微黄色晶体或油状液体，带有苦杏仁气味。分子量 123，熔点 5.7℃，沸点 210.8℃。易挥发。微溶于水，易溶于乙醇、乙醚及其他有机溶剂。相对密度 1.2，相对蒸气密度 4.3，饱和蒸气压 20kPa。遇明火、高热或与强氧化剂接触，可引起燃烧，有爆炸的危险。

职业接触：主要用于制造联苯胺、喹啉、苯胺、偶氮苯、染料等，也是制造蜡漆、鞋油、墨水、香料及炸药等的中间体。

进入途径：经呼吸道、皮肤进入人体。

健康影响：主要损害血液系统和肝。

● 急性中毒：头痛、头晕、乏力、皮肤黄染、口唇、指甲、耳廓发绀，四肢麻木，重者出现呼吸困难、心悸、心律失常、抽搐，以及肝大、肝功能异常、溶血性贫血，甚至昏迷死亡。

● 慢性影响：可有头痛、头晕、乏力、失眠多梦、记忆力减退等类神经症表现，以及肝大、溶血、黄疸。

职业接触限值：PC-TWA　2mg/m³

工作场所监测：每月至少监测一次，每半年至少进行一次控制效果评价。

防护设施和个人防护：严加密闭，提供局部排风和全面通风设施。禁止明火、火花、高热。以粉尘或有机蒸气形式混合存在，IDLH 浓度 1000mg/m³。浓度超标时，按 GB/T 18664—2002 选择适用的呼吸防护用品，如佩戴自吸过滤式防毒面具配防有机蒸气和防颗粒物的过滤元件。接触液态物穿化学防护服、戴化学防护手套和防护眼罩。提供淋浴和洗眼设施。工作场所禁止吸烟、饮食。及时换洗工作服。应急救援时必须佩戴自给式空气呼吸器（SCBA）。

工作场所警示标识：

　　　　　　　　禁止入内　　　　　　　　　　注意防护　　　　　　　　　当心中毒

体检项目：

● 上岗前：内科常规检查，血常规、尿常规、肝功能、肾功能、心电图、肝肾 B 超。

● 在岗期间：内科常规检查，血常规、尿常规、肝功能、心电图、肾功能、肝肾 B 超。

体检周期：3 年；在做相同或相似工作的劳动者中，有多人同时出现异常表现应及时检查。

职业禁忌：慢性肝病。

可能引起的职业病：急性苯的氨基、硝基化合物中毒。

急救和治疗：

● 抢救人员穿戴防护用具，立即将中毒患者移离现场至空气新鲜处，去除污染衣物；注意保暖、安静；皮肤污染或溅入眼内时用流动清水冲洗至少 20min；呼吸困难者给氧，必要时用合适的呼吸器进行人工呼吸；立即与医疗急救单位联系抢救。

● 高铁血红蛋白血症可给予高渗葡萄糖加维生素 C，或亚甲蓝（1～2mg/kg）治疗。

● 溶血性贫血治疗：采取综合治疗措施。首选糖皮质激素。

● 其他：对症支持治疗，尤其注意保护肝、肾功能。对昏迷时间长、缺氧严重者，应防治脑水肿。

名称：一氧化碳（非高原）　　　　　　　　　　　常见化学毒物信息卡：054

CAS 号：630-08-0

中文名称：一氧化碳（非高原）

英文名称：Carbon monoxide（in non-high altitude area）　　　分子式：CO

理化性质：无色、无味、无刺激性气体。分子量 28，熔点 –199℃，沸点 –191℃，相对密度 1.25。在水中溶解度很低，但易溶于氨水。易燃、易爆。与空气混合有爆炸的危险。

职业接触：含碳的物质燃烧不完全时都可产生一氧化碳。冶金工业中炼焦、炼铁、锻冶、铸造和热处理的生产；化学工业中合成氨、丙酮、光气、甲醇的生产；矿井放炮、瓦斯爆炸；碳素石墨电极制造；内燃机试车；金属羰化物的生产；生产和使用含一氧化碳的可燃气体时，都可能接触。炸药或火药爆炸后的气体含一氧化碳（30%～60%）。使用柴油或汽油的内燃机废气中也含有一氧化碳（1%～8%）。

进入途径：经呼吸道进入人体。

健康影响：主要损害神经系统。

●急性中毒：头痛、头晕、心悸、恶心，进而症状加重，出现呕吐、四肢无力、轻度至中度意识障碍，重者昏迷，可伴脑水肿、休克或严重的心肌损害、肺水肿、呼吸衰竭、上消化道出血、脑局灶损害如锥体系或锥体外系损害体征。浓度极高时，可致迅速昏迷，甚至数分钟内死亡。

●迟发性脑病：部分中毒患者昏迷苏醒后，经过 2～30 天的假愈期，又出现一系列神经精神症状，或出现震颤麻痹，肢体瘫痪，病理征阳性，皮层性失明、失认、失用、失写、失算，继发性癫痫发作。

●慢性影响：可有头痛、头晕、耳鸣、乏力、失眠、多梦、记忆力减退等类神经症表现。

职业接触限值：PC-TWA　20mg/m³，PC-STEL　30mg/m³

工作场所监测：每月至少监测一次，每半年至少进行一次控制效果评价。安装报警器。

防护设施和个人防护：严加密闭，提供局部排风和全面通风设施。禁止明火、火花、高热。使用防爆电器和照明设备，穿防静电服。以气体形式存在，无气味警示性，IDLH 浓度 1700mg/m³。浓度超标时，按 GB/T 18664—2002 选择适用的呼吸防护用品，如佩戴长管呼吸器，或佩戴自吸过滤式防毒面具配防一氧化碳的专用过滤元件。提供淋浴和洗眼设施。工作场所禁止吸烟、饮食。及时换洗工作服。应急救援时必须佩戴自给式空气呼吸器（SCBA）。

工作场所警示标识：　　　　　　

　　　　　　　　禁止入内　　　　　　　　　　注意防护　　　　　　　　当心中毒

体检项目：

●上岗前：内科常规检查，血常规、尿常规、心电图、血清 ALT。

●在岗期间：内科常规检查，血常规、尿常规、心电图、血清 ALT、血碳氧血红蛋白测定*。

体检周期：3 年；在做相同或相似工作的劳动者中，有多人同时出现异常表现应及时检查。

职业禁忌：中枢神经系统器质性疾病。

可能引起的职业病：急性一氧化碳中毒。

急救和治疗：

●抢救人员必须佩戴自给式空气呼吸器，穿防静电服或棉服进入现场。立即将中毒者移离现场至空气新鲜处，静卧、保暖。保持呼吸道通畅，吸氧，对发生猝死者立即进行心肺脑复苏。

●轻度中毒者给予吸氧及对症治疗。

●有条件应给予高压氧治疗。

●脑水肿的治疗：限制液体入量，密切观察意识、瞳孔、血压及呼吸等生命指征的变化。宜及早使用高渗晶状体脱水剂、快速利尿剂及糖皮质激素。对高热抽搐者可用冬眠疗法或地西泮等镇静剂。

●使用血管扩张剂。应用维生素 C、细胞色素 C 等。

●防治继发感染，纠正水、电解质紊乱及酸碱失衡，注意营养等。

●对迟发性脑病者，可给予高压氧、糖皮质激素、血管扩张剂及其他对症与支持治疗。

* 表示选检项目。

名称：倍硫磷

CAS 号：55-38-9

中文名称：倍硫磷（皮）   别　名：百治屠；番硫磷；拜太斯

英文名称：Fenthion（skin）   分子式：$C_{10}H_{15}O_3PS_2$

理化性质：白色或略带黄色油状液体，微有蒜气味。分子量278，沸点87℃（1.33Pa），蒸气压$4×10^{-3}$Pa（20℃），相对密度（d_4^{20}）1.25。难溶于水，易溶于多数有机溶剂。

职业接触：可见于生产过程中可能发生的跑、冒、滴、漏现象，以及违章作业或不正常的生产；在无适当防护条件下检修设备，未正确使用防护用品或防护措施操作时；或设备发生故障，农药外溢时；或分装农药防护不周时，都会污染皮肤等。在使用过程中，不遵守安全操作规程可导致中毒。

进入途径：主要经皮肤，也可经胃肠和呼吸道进入人体。

健康影响：主要损害神经系统。

●急性中毒：轻者头晕、头痛、乏力、恶心、呕吐、多汗、胸闷、视物模糊、瞳孔缩小。进而出现肌束震颤等烟碱样表现。重者还可出现肺水肿、昏迷、呼吸衰竭、脑水肿等。在急性中毒1～4天，上述症状基本消失，少数可出现颈屈肌、肢体近端肌肉、部分脑神经支配的肌肉和呼吸肌无力为主的临床表现。在急性重度和中度中毒后2～4周，胆碱能症状消失，个别可出现迟发性周围神经病。

●慢性影响：可有头晕、头痛、乏力、记忆力减退、多梦、睡眠障碍、恶心、呕吐、多汗、肌束震颤、血胆碱酯酶活性降低等。

职业接触限值：PC-TWA　0.2mg/m³，PC-STEL　0.3mg/m³

工作场所监测：每月至少检测一次，每半年至少进行一次控制效果评价。

防护设施和个人防护：严加密闭，提供局部排风。以有机蒸气和油性颗粒物形式混合存在。浓度超标时，按GB/T 18664—2002选择适用的呼吸防护用品，如佩戴自吸过滤式防毒面具配防有机蒸气和防油性颗粒物的过滤元件，穿化学防护服、戴化学防护手套。接触液态物戴防护眼罩。工作场所禁止吸烟、饮食。及时换洗工作服。应急救援时必须佩戴自给式空气呼吸器（SCBA）。

工作场所警示标识：　　　　　　

　　　　　　　　　　禁止入内　　　　　　　　　　注意防护　　　　　　　　当心中毒

体检项目：

●上岗前：内科常规检查，神经系统常规检查，皮肤科常规检查。血常规、尿常规、心电图、血清ALT、全血胆碱酯酶活性测定。

●在岗期间：内科常规检查，神经系统常规检查，皮肤科常规检查。血常规、尿常规、心电图、血清ALT、全血胆碱酯酶活性测定。

体检周期：全血或红细胞胆碱酯酶活性测定每半年1次，健康检查每3年1次。在做相同或相似工作的劳动者中，有多人同时出现异常表现应及时检查。

职业禁忌：严重的皮肤病；全血胆碱酯酶活性明显低于正常者。

可能引起的职业病：急性有机磷杀虫剂中毒。

急救和治疗：

●抢救人员须穿戴防护用具；速将患者移至空气新鲜处，去除污染衣物；注意保暖、安静；用肥皂水彻底清洗污染的皮肤、头发、指（趾）甲。眼部如受污染，应迅速用清水或生理盐水冲洗，洗后滴入1%后马托品。呼吸困难时给氧，必要时用合适的呼吸器进行人工呼吸；立即与医疗急救单位联系抢救。

●特效解毒剂：轻度中毒者可单用阿托品等抗胆碱药；中度和重度中毒患者合用阿托品和胆碱酯酶复能剂（氯解磷定、碘解磷定）。两药合并使用时，阿托品剂量应较单用时减少。

●中间期肌无力综合征治疗：应密切观察病情，出现脑神经支配肌肉、颈屈肌或四肢肌力弱者，以对症和支持治疗为主。呼吸肌麻痹时，应立即进行气管插管或气管切开，给予机械通气，以维持呼吸功能。注意保持气道通畅，防治呼吸道感染。

●迟发性周围神经病：治疗原则同神经科，主要给予中、西医对症支持治疗及运动功能的康复锻炼。

●其他对症、支持治疗。

名称：苯硫磷　　　　　　　　　　　　　　　　　　常见化学毒物信息卡：056

CAS 号：2104-64-5

中文名称：苯硫磷（皮）　　　　　　　　　　别　名：伊皮恩

英文名称：EPN（skin）　　　　　　　　　　分子式：C₁₄H₁₄NO₄PS

理化性质：淡黄色晶体粉末，工业品为深黄色液体。分子量323，熔点36℃，沸点100℃（40Pa），相对密度1.268。不溶于水，溶于多种有机溶剂。在中性和酸性下稳定，遇碱分解失效。

职业接触：可见于生产过程中可能发生的跑、冒、滴、漏现象，以及违章作业或不正常的生产；在无适当防护条件下检修设备，未正确使用防护用品或防护措施操作时；或设备发生故障，农药外溢时；或分装农药时防护不周时，都会污染皮肤等。在使用过程中，不遵守安全操作规程可导致中毒。

进入途径：主要经皮肤，也可经胃肠和呼吸道进入人体。

健康影响：主要损害神经系统。

●急性中毒：轻者头晕、头痛、乏力、恶心、呕吐、多汗、胸闷、视物模糊、瞳孔缩小。进而出现肌束震颤等烟碱样表现。重者还可出现肺水肿、昏迷、呼吸衰竭、脑水肿等。急性中毒1～4天，上述症状基本消失，少数可出现颈屈肌、肢体近端肌肉、部分脑神经支配的肌肉和呼吸肌无力为主的临床表现。在急性重度和中度中毒后2～4周，胆碱能症状消失，个别可出现迟发性周围神经病。

●慢性影响：可有头晕、头痛、乏力、记忆力减退、多梦、睡眠障碍、恶心、呕吐、多汗、肌束震颤、血胆碱酯酶活性降低等。

职业接触限值：PC-TWA　0.5mg/m³

工作场所监测：每月至少检测一次，每半年至少进行一次控制效果评价。

防护设施和个人防护：严加密闭，提供局部排风。以有机蒸气形式存在，或以喷雾和有机蒸气形式混合存在。浓度超标时，按GB/T 18664—2002选择适用的呼吸防护用品，如佩戴自吸过滤式防毒面具配防有机蒸气和防颗粒物的过滤元件，穿化学防护服、戴化学防护手套。接触液态物戴防护眼罩。提供淋浴和洗眼设施。工作场所禁止吸烟、饮食。及时换洗工作服。应急救援时必须佩戴自给式空气呼吸器（SCBA）。施药时严格执行《农药安全使用规定》及有关法规。农药生产、存放和使用地点应有警示标识。

工作场所警示标识：　　　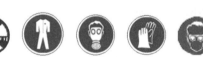

　　　　　　禁止入内　　　　　　　　　　　注意防护　　　　　　　当心中毒

体检项目：

●上岗前：内科常规检查，神经系统常规检查，皮肤科常规检查。血常规、尿常规、心电图、血清ALT、全血胆碱酯酶活性测定。

●在岗期间：内科常规检查，神经系统常规检查，皮肤科常规检查。血常规、尿常规、心电图、血清ALT、全血胆碱酯酶活性测定。

体检周期：全血或红细胞胆碱酯酶活性测定半年1次，健康检查3年1次。在做相同或相似工作的劳动者中，有多人同时出现异常表现应及时检查。

职业禁忌：严重的皮肤病。全血胆碱酯酶活性明显低于正常者。

可能引起的职业病：急性有机磷杀虫剂中毒。

急救和治疗：

●抢救人员须穿戴防护用具；速将患者移至空气新鲜处，去除污染衣物；注意保暖、安静；用肥皂水彻底清洗污染的皮肤、头发、指（趾）甲。眼部如受污染，应迅速用清水或生理盐水冲洗，洗后滴入1%后马托品。呼吸困难时给氧，必要时用合适的呼吸器进行人工呼吸；立即与医疗急救单位联系抢救。

●特效解毒剂：轻度中毒者可单用阿托品等抗胆碱药；中度和重度中毒患者合用阿托品和胆碱酯酶复能剂（氯解磷定、碘解磷定）。两药合并使用时，阿托品剂量应较单用时减少。

●中间期肌无力综合征治疗：应密切观察病情，出现脑神经支配肌肉、颈屈肌或四肢肌力弱者，以对症和支持治疗为主。呼吸肌麻痹时，应立即进行气管插管或气管切开，给予机械通气，以维持呼吸功能。注意保持气道通畅，防治呼吸道感染。

●迟发性周围神经病：治疗原则同神经科，主要给予中、西医对症支持治疗及运动功能的康复锻炼。

●其他对症、支持治疗。

名称：丙烯酸

CAS 号：79-10-7

中文名称：丙烯酸（皮） 别　名：败脂酸

英文名称：Acrylic acid（skin） 分子式：$C_3H_4O_2$

理化性质：无色辛辣味液体，有腐蚀性，能聚合。分子量72，相对密度（d_{20}^{20}）1.05，熔点13℃，沸点141℃。相对蒸气密度2.5，蒸气压0.41kPa（20℃）。能与水、乙醇和乙醚混溶。

职业接触：可见于塑料制造和有机合成过程，如丙烯腈、丁二烯、乙酸乙烯、丙烯酸酯等的生产，也用作黏结剂、纤维改质剂等。

进入途径：可经呼吸道、皮肤进入人体。

健康影响：主要对皮肤、黏膜有刺激、腐蚀作用。

●其浓溶液具有强烈刺激、腐蚀作用，可引起皮肤、眼灼伤，并可导致呼吸困难、困倦、体重减轻等。

职业接触限值：PC-TWA　6mg/m³

工作场所监测：每月至少检测一次，每半年至少进行一次控制效果评价。

防护设施和个人防护：严加密闭，提供局部排风和全面通风设备。以有机蒸气形式存在。浓度超标时，按GB/T 18664—2002选择适用的呼吸防护用品，如佩戴自吸过滤式防毒全面具配防有机蒸气的过滤元件，穿化学防护服、戴化学防护手套。接触液态物戴防护眼罩。提供淋浴和洗眼设施。工作场所禁止吸烟、饮食。及时换洗工作服。应急救援时必须佩戴自给式空气呼吸器（SCBA）。

工作场所警示标识：

禁止入内　　　　　　　　　　注意防护　　　　　　　　当心中毒

体检项目：

●上岗前：内科常规检查，血常规，尿常规，心电图，血清ALT。

●在岗期间：内科常规检查，血常规，尿常规，心电图，胸部X射线摄片，肝功能。

体检周期：3年；在做相同或相似工作的劳动者中，有多人同时出现异常表现应及时检查。

职业禁忌：明显的呼吸、心血管系统疾病；严重的皮肤病。

可能引起的职业病：化学性皮肤灼伤；化学性眼灼伤。

急救和治疗：

●抢救人员须穿戴防护用具；速将患者移离现场至空气新鲜处，去除污染衣物时先用温水化冻；注意保暖、安静；皮肤污染或溅入眼内时用流动清水充分冲洗至少20min；呼吸困难时给氧，必要时用合适的呼吸器进行人工呼吸；立即与医疗急救单位联系抢救。

●对症、支持治疗。

名称：敌百虫　　　　　　　　　　　　　　　　　　　　常见化学毒物信息卡：058

CAS 号：52-68-6

中文名称：敌百虫

英文名称：Trichlorfon（dipterex）　　　　　　　　　分子式：$C_4H_8O_4PCl_3$

理化性质：白色结晶，具有令人愉快气味。熔点 83～84℃，分子量 257。相对密度（d_0^{42}）1.73。溶于水、苯、乙醇和大多数氯化烃，不溶于石油。在室温下稳定，高温下遇水分解。在碱性溶液中可转化为毒性更大的敌敌畏。

职业接触：可见于生产过程中可能发生的跑、冒、滴、漏现象，以及违章作业或不正常的生产；在无适当防护条件下检修设备，未正确使用防护用品或防护措施操作时；或设备发生故障，农药外溢时；或分装农药防护不周时，都会污染皮肤等。在使用过程中，不遵守安全操作规程可导致中毒。

进入途径：主要经皮肤、胃肠和呼吸道进入人体。

健康影响：主要损害神经系统。

●急性中毒：轻者头晕、头痛、乏力、恶心、呕吐、多汗、胸闷、视物模糊、瞳孔缩小。进而出现肌束震颤等烟碱样表现。重者还可出现肺水肿、昏迷、呼吸衰竭、脑水肿等。急性中毒 1～4 天，上述症状基本消失，少数可出现颈屈肌、肢体近端肌肉、部分脑神经支配的肌肉和呼吸肌无力为主的临床表现。在急性重度和中度中毒后 2～4 周，胆碱能症状消失，个别可出现迟发性周围神经病。

●慢性影响：可有头晕、头痛、乏力、记忆力减退、多梦、睡眠障碍、恶心、呕吐、多汗、肌束震颤、血胆碱酯酶活性降低等。

职业接触限值：PC-TWA　0.5mg/m³，PC-STEL　1.0mg/m³

工作场所监测：每月至少检测一次，每半年至少进行一次控制效果评价。

防护设施和个人防护：严加密闭，提供局部排风设施。以粉尘和有机蒸气形式混合存在，或以雾和有机蒸气形式混合存在。浓度超标时，按 GB/T 18664—2002 选择适用的呼吸防护用品，如佩戴自吸过滤式防毒面具配防有机蒸气和颗粒物的过滤元件，穿化学防护服、戴化学防护手套。接触液态物戴防护眼罩。提供淋浴和洗眼设施。工作场所禁止吸烟、饮食。及时换洗工作服。应急救援时必须佩戴自给式空气呼吸器（SCBA）。施药时严格执行《农药安全使用规定》及有关法规。农药生产、存放和使用地点应有警示标识。

工作场所警示标识：　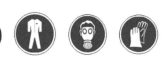

禁止入内　　　　　　　　注意防护　　　　　　　当心中毒

体检项目：

●上岗前：内科常规检查，神经系统常规检查，皮肤科常规检查。血常规、尿常规、心电图、血清 ALT、全血胆碱酯酶活性测定。

●在岗期间：内科常规检查，神经系统常规检查，皮肤科常规检查。血常规、尿常规、心电图、血清 ALT、全血胆碱酯酶活性测定。

体检周期：全血或红细胞胆碱酯酶活性测定每半年 1 次，健康检查每 3 年 1 次。在做相同或相似工作的劳动者中，有多人同时出现异常表现应及时检查。

职业禁忌：严重的皮肤病；全血胆碱酯酶活性明显低于正常者。

可能引起的职业病：急性有机磷杀虫剂中毒。

急救和治疗：

●抢救人员须穿戴防护用具；速将患者移至空气新鲜处，去除污染衣物；注意保暖、安静；用肥皂水彻底清洗污染的皮肤、头发、指（趾）甲。眼部如受污染，应迅速用清水或生理盐水冲洗，洗后滴入 1% 后马托品。呼吸困难时给氧，必要时用合适的呼吸器进行人工呼吸；立即与医疗急救单位联系抢救。

●特效解毒剂：轻度中毒者可单用阿托品等抗胆碱药；中度和重度中毒患者，合用阿托品和胆碱酯酶复能剂（氯解磷定、碘解磷定）。两药合并使用时，阿托品剂量应较单用时减少。

●中间期肌无力综合征治疗：应密切观察病情，出现脑神经支配肌肉、颈屈肌或四肢肌力弱者，以对症和支持治疗为主。呼吸肌麻痹时，应立即进行气管插管或气管切开，给予机械通气，以维持呼吸功能。注意保持气道通畅，防治呼吸道感染。

●迟发性周围神经病：治疗原则同神经科，主要给予中、西医对症支持治疗及运动功能的康复锻炼。

●其他对症、支持治疗。

名称：对硫磷   常见化学毒物信息卡：059

CAS 号：56-38-2

中文名称：对硫磷（皮）   别　名：1605

英文名称：Parathion（skin）   分子式：$C_{10}H_{14}NO_5PS$

理化性质：淡黄色液体，原油为棕色具大蒜气味液体。分子量291，沸点157℃（80Pa），相对密度（d_0^{42}）1.27。难溶于水，易溶于有机溶剂。在碱性条件下易分解。

职业接触：可见于生产过程中，可能发生的跑、冒、滴、漏现象，以及违章作业或不正常的生产；在无适当防护条件下检修设备，未正确使用防护用品或防护措施操作时；或设备发生故障，农药外溢时；或分装农药防护不周时，都会污染皮肤等。在使用过程中，不遵守安全操作规程可导致中毒。

进入途径：主要经皮肤，也可经胃肠和呼吸道进入人体。

健康影响：主要损害神经系统。

●急性中毒：轻者头晕、头痛、乏力、恶心、呕吐、多汗、胸闷、视物模糊、瞳孔缩小。进而出现肌束震颤等烟碱样表现。重者还可出现肺水肿、昏迷、呼吸衰竭、脑水肿等。在急性中毒1～4天，上述症状基本消失，少数可出现颈屈肌、肢体近端肌肉、部分脑神经支配的肌肉和呼吸肌无力为主的临床表现。在急性重度和中度中毒后2～4周，胆碱能症状消失，个别可出现迟发性周围神经病。

●慢性影响：可有头晕、头痛、乏力、记忆力减退、多梦、睡眠障碍、恶心、呕吐、多汗、肌束震颤、血胆碱酯酶活性降低等。

职业接触限值：PC-TWA　0.05mg/m³，PC-STEL　0.1mg/m³

工作场所监测：每月至少检测一次，每半年至少进行一次控制效果评价。

防护设施和个人防护：严加密闭，提供局部排风设施。以雾和有机蒸气形式混合存在。浓度超标时，按 GB/T 18664—2002 选择适用的呼吸防护用品，如佩戴自吸过滤式防毒面具配防有机蒸气和防油性颗粒物的过滤元件，首选全面罩，穿化学防护服、戴化学防护手套。接触液态物戴防护眼罩。提供淋浴和洗眼设施。工作场所禁止吸烟、饮食。及时换洗工作服。应急救援时必须佩戴自给式空气呼吸器（SCBA）。施药时严格执行《农药安全使用规定》及有关法规。农药生产、存放和使用地点应有警示标识。

工作场所警示标识：

            禁止入内   注意防护   当心中毒

体检项目：

●上岗前：内科常规检查，神经系统常规检查，皮肤科常规检查。血常规、尿常规、心电图、血清 ALT、全血胆碱酯酶活性测定。

●在岗期间：内科常规检查，神经系统常规检查，皮肤科常规检查。血常规、尿常规、心电图、血清 ALT、全血胆碱酯酶活性测定。

体检周期：全血或红细胞胆碱酯酶活性测定每半年1次，健康检查每3年1次。在做相同或相似工作的劳动者中，有多人同时出现异常表现应及时检查。

职业禁忌：严重的皮肤病；全血胆碱酯酶活性明显低于正常者。

可能引起的职业病：急性有机磷杀虫剂中毒。

急救和治疗：

●抢救人员须穿戴防护用具；速将患者移至空气新鲜处，去除污染衣物；注意保暖、安静；用肥皂水彻底清洗污染的皮肤、头发、指（趾）甲。眼部如受污染，应迅速用清水或生理盐水冲洗，洗后滴入1%后马托品。呼吸困难时给氧，必要时用合适的呼吸器进行人工呼吸；立即与医疗急救单位联系抢救。

●特效解毒剂：轻度中毒者可单用阿托品等抗胆碱药；中度和重度中毒患者，合用阿托品和胆碱酯酶复能剂（氯解磷定、碘解磷定）。两药合并使用时，阿托品剂量应较单用时减少。

●中间期肌无力综合征治疗：应密切观察病情，出现脑神经支配肌肉、颈屈肌或四肢肌力弱者，以对症和支持治疗为主。呼吸肌麻痹时，应立即进行气管插管或气管切开，给予机械通气，以维持呼吸功能。注意保持气道通畅，防治呼吸道感染。

●迟发性周围神经病：治疗原则同神经科，主要给予中、西医对症支持治疗及运动功能的康复锻炼。

●其他对症、支持治疗。

名称：*N, N-* 二甲基乙酰胺　　　　　　　　　　　　　　常见化学毒物信息卡：060

CAS 号：127-19-5

中文名称：*N, N-* 二甲基乙酰胺（皮）

英文名称：*N, N-*Dimethyl acetamide（DMAC）（skin）　　　　分子式：C_4H_9NO

理化性质：无色带鱼腥味液体。分子量 87，沸点 166℃，相对密度（d_0^{42}）0.937，蒸气压 0.27kPa（35℃）。易溶于水、乙醇、丙酮、苯、醚类。350℃以上时分解为二甲胺和乙酸。

职业接触：生产本品时，以及用作高分子薄膜、纤维、涂料和制药生产的溶剂时可接触本品。

进入途径：经呼吸道、皮肤及胃肠进入人体。

健康影响：主要损害肝脏，对皮肤、黏膜有刺激和腐蚀作用。

●急性中毒：严重的皮肤污染或吸入较高浓度后，可出现上呼吸道黏膜刺激症状，并可有恶心、呕吐，明显乏力，食欲减退，腹部不适等，可见巩膜和皮肤黄染，肝大，肝功能异常。

●慢性影响：可出现头痛、头晕等神经衰弱综合征，并有不同程度肝损害（肝大和肝功能异常）。

●皮肤直接接触可致局部发红，并可灼伤皮肤、眼睛。

职业接触限值：PC-TWA　20mg/m³

工作场所监测：每月至少检测一次，每半年至少进行一次控制效果评价。

防护设施和个人防护：严加密闭，提供局部排风和全面通风设备。以有机蒸气形式存在，气味警示性低（嗅阈约 170mg/m³），IDLH 浓度 1400mg/m³。浓度超标时，按 GB/T 18664—2002 选择适用的呼吸防护用品，如佩戴自吸过滤式防毒面具配防有机蒸气的过滤元件，首选全面罩，穿化学防护服、戴化学防护手套。接触液态物戴防护眼罩。提供淋浴和洗眼设施。工作场所禁止吸烟、饮食。及时换洗工作服。应急救援时必须佩戴自给式空气呼吸器（SCBA）。

工作场所警示标识：

　　　　　　　禁止入内　　　　　　　　　　注意防护　　　　　　　　当心中毒

体检项目：

●上岗前：内科常规检查，重点检查肝脾。血常规、尿常规、心电图、肝功能。

●在岗期间：内科常规检查，血常规、尿常规、肝功能、肝脾 B 超。

体检周期：肝功能检查每半年 1 次，健康检查每 3 年 1 次；在做相同或相似工作的劳动者中，有多人同时出现异常表现应及时检查。

职业禁忌：慢性呼吸系统疾病；明显心血管疾病；慢性肝、肾疾病。

可能引起的职业病：急性二甲基乙酰胺中毒；化学性眼灼伤；化学性皮肤灼伤。

急救和治疗：

●抢救人员须穿戴防护用具；速将患者移离现场至空气新鲜处，静卧、吸氧。皮肤污染时用肥皂水或清水冲洗至少 20min，溅入眼内时用流动清水或生理盐水充分冲洗至少 20min；呼吸困难时给氧，必要时用合适的呼吸器进行人工呼吸；立即与医疗急救单位联系抢救。

●对症、支持治疗：重点防治肝脏损害。

名称：1, 2- 二氯乙烷　　　　　　　　　　　　　常见化学毒物信息卡：061

CAS 号：107-06-2

中文名称：1, 2- 二氯乙烷

英文名称：1, 2-Dichloroethane　　　　　　　分子式：$C_2H_4Cl_2$

理化性质：无色，易挥发，易燃，具氯仿气味的透明液体。分子量 99，熔点 –35.3℃，沸点 83.5℃，相对密度（d_0^{42}）1.252，蒸气压 11.60kPa（25℃）。难溶于水，溶于乙醇、乙醚等有机溶剂。蒸气与空气混合可形成爆炸性化合物。

职业接触：早期曾用作麻醉剂，后用作熏蒸剂，纺织、石油、电子工业的脱脂剂，金属部件的清洗剂，咖啡因等的萃取剂及汽油的防爆剂等。目前主要用作化学合成（如制造氯乙烯单体、乙二胺和苯乙烯等）的原料、工业溶剂和黏合剂。在生产和使用过程中可接触本品。

进入途径：经呼吸道、胃肠及皮肤进入人体。

健康影响：主要损害中枢神经系统和肝、肾。

● 急性和亚急性中毒：头晕、头痛、烦躁不安、乏力、步态蹒跚、颜面潮红、意识模糊，可伴有恶心、呕吐、腹痛及腹泻等。病情可突然恶化出现脑水肿，患者剧烈头痛、频繁呕吐、谵妄、抽搐、昏迷等。有的患者在昏迷后清醒一段时间，再度出现昏迷、抽搐甚至死亡。可出现肝、肾损害。还可伴有流泪、流涕、咽痛、咳嗽等眼和上呼吸道黏膜刺激症状，甚至肺水肿。亚急性中毒发病相对缓慢、潜伏期较长、起病隐匿，病情可突然恶化。

● 慢性影响：可出现头痛、失眠、腹泻、咳嗽等，也可有肝肾损害、肌肉震颤和眼球震颤。皮肤接触可引起干燥、皲裂和脱屑。

职业接触限值：PC-TWA　7mg/m³，PC-STEL　15mg/m³

工作场所监测：每月至少检测一次，每半年至少进行一次控制效果评价。

防护设施和个人防护：严加密闭，提供局部排风设施。以有机蒸气形式存在，气味警示性低（嗅阈约 46mg/m³），IDLH 浓度 4100mg/m³。浓度超标时，按 GB/T 18664—2002 选择适用的呼吸防护用品，如佩戴自吸过滤式防毒面具配防有机蒸气的过滤元件，穿化学防护服、戴化学防护手套。接触液态物戴防护眼罩。提供淋浴和洗眼设施。工作场所禁止吸烟、饮食。及时换洗工作服。应急救援时必须佩戴自给式空气呼吸器（SCBA）。

工作场所警示标识：　　　　　　

　　　　　　　　　禁止入内　　　　　　　　注意防护　　　　　　当心中毒

体检项目：

● 上岗前：内科常规检查，神经系统常规检查。血常规、尿常规、心电图、肝功能。

● 在岗期间：内科常规检查，神经系统常规检查。血常规、尿常规、心电图、肝功能。

体检周期：3 年；在做相同或相似工作的劳动者中，有多人同时出现异常表现应及时检查。

职业禁忌：中枢神经系统器质性疾病；慢性肝病。

可能引起的职业病：急性 1, 2- 二氯乙烷中毒。

急救和治疗：

● 抢救人员须穿戴防护用具，速将患者移离现场至空气新鲜处，静卧、吸氧。皮肤污染时用肥皂水或清水冲洗至少 20min，溅入眼内时用流动清水或生理盐水充分冲洗至少 20min；呼吸困难时给氧，必要时用合适的呼吸器进行人工呼吸；立即与医疗急救单位联系抢救。

● 急性中毒时，采用一般急救措施及对症治疗。以防治脑水肿为重点，注意病情反复。及早使用甘露醇、呋塞米及地塞米松等。出现癫痫样发作、肌阵挛时，可选用丙戊酸钠及氯硝西泮等。忌用肾上腺素。

● 肝、肾损害及肺水肿的治疗原则同内科。

名称：二氧化硫 常见化学毒物信息卡：062

CAS 号：7446-09-5

中文名称：二氧化硫 别　名：亚硫酸酐

英文名称：Sulfur dioxide 分子式：SO₂

理化性质：无色有强烈辛辣刺激气味的不燃性气体。分子量64，熔点 –72.7℃，沸点 –10℃，相对密度（d^{-10}）2.3，溶于水、甲醇、乙醇、硫酸、乙酸、氯仿和乙醚。与水生成亚硫酸。

职业接触：可见于燃烧含硫燃料、熔炼硫化矿石、烧制硫磺、制造硫酸和亚硫酸、硫化橡胶、制冷、漂白、消毒、熏蒸杀虫、镁冶炼、石油精炼、某些有机合成等过程。另外，它是常见的工业废气及大气污染的成分。

进入途径：经呼吸道进入人体。

健康影响：主要损害呼吸系统，对皮肤、黏膜有刺激腐蚀作用。

●急性中毒：轻者畏光、流泪、视物模糊，鼻、咽、喉部烧灼感及疼痛，咳嗽等；可有声音嘶哑、胸闷、胸骨后疼痛、咳嗽、心悸、气短、头痛、头晕、乏力、恶心、呕吐及上腹部疼痛等；重者可发生支气管炎、肺炎、肺水肿、喉痉挛、喉头水肿甚至呼吸中枢麻痹。

●慢性影响：嗅觉、味觉减退，甚至消失。头痛、乏力、牙齿酸蚀、慢性鼻炎、咽炎、气管炎、支气管炎、肺气肿、弥漫性肺间质纤维化及免疫功能降低等。

职业接触限值：PC-TWA　5mg/m³，PC-STEL　10mg/m³

工作场所监测：每月至少检测一次，每半年至少进行一次控制效果评价。

防护设施和个人防护：严加密闭，提供局部排风和全面通风设施。以酸性气体形式存在，IDLH 浓度270mg/m³。浓度超标时，按 GB/T 18664—2002 选择适用的呼吸防护用品，如佩戴自吸过滤式防毒面具配防酸性气体的过滤元件，首选全面罩，穿化学防护服、戴化学防护手套。接触液态物戴防护眼罩。提供淋浴和洗眼设施。工作场所禁止吸烟、饮食。及时换洗工作服。应急救援时必须佩戴自给式空气呼吸器（SCBA）。

工作场所警示标识：

　　　　　　　　禁止入内　　　　　　　　注意防护　　　　　　　当心中毒

体检项目：

●上岗前：内科常规检查。血常规、尿常规、心电图、血清 ALT、肺功能、胸部 X 射线摄片。

●在岗期间：内科常规检查。血常规、尿常规、心电图、血清 ALT、肺功能、胸部 X 射线摄片。

体检周期：1 年；在做相同或相似工作的劳动者中，有多人同时出现异常表现应及时检查。

职业禁忌：慢性阻塞性肺疾病；支气管哮喘；慢性间质性肺疾病。

可能引起的职业病：急性二氧化硫中毒，牙酸蚀症；刺激性化学物致慢性阻塞性肺疾病。

急救和治疗：

●抢救人员须穿戴防护用具，速将患者移离现场至空气新鲜处，去除污染衣物；注意保暖、安静；皮肤污染或溅入眼内时用流动清水或生理盐水冲洗至少 20min；呼吸困难者给氧，必要时用合适的呼吸器进行人工呼吸；立即与医疗急救单位联系抢救。

●急性中毒时需合理氧疗，早期、适量、短程应用糖皮质激素。维持呼吸道通畅，可给予支气管解痉剂和药物雾化吸入。应用去泡沫剂防治肺水肿，如二甲基硅油气雾剂。控制液体摄入量及防治继发感染。如有指征，应及时行气管切开术。

●对有明显刺激症状，但无体征者，应密切观察不少于 48h，并对症治疗。

●其他对症、支持治疗。

5

名称：环氧氯丙烷 常见化学毒物信息卡：063

CAS 号：106-89-8

中文名称：环氧氯丙烷（皮）

英文名称：Epichlorohydrin（Epoxy chropropane）（skin）　　分子式：C₃H₅OCl

理化性质：无色液体，有氯仿样气味。分子量92，沸点116.1℃，相对密度（d_4^{20}）1.19，蒸气压1.8kPa（20℃）。不溶于水，溶于醇、醚、苯、四氯化碳等有机溶剂。

职业接触：可见于生产本品的过程，也见于合成甘油、环氧树脂、表面活性剂、杀虫剂、溶剂、含氯物质的稳定剂和化学中间体的过程。

进入途径：经呼吸道、皮肤和胃肠进入人体。

健康影响：主要损害呼吸系统和皮肤。

●急性刺激性反应：出现鼻腔烧灼感及眼和咽部刺激症状。

●皮肤损害：皮肤直接接触本品后出现红斑、水肿和丘疹，严重者出现水疱和溃疡。

职业接触限值：PC-TWA　1mg/m³，PC-STEL　2mg/m³

工作场所监测：每月至少检测一次，每半年至少进行一次控制效果评价。

防护设施和个人防护：严加密闭，提供局部排风和全面通风设施。以有机蒸气形式存在，气味警示性低（嗅阈约3.6mg/m³），IDLH浓度960mg/m³。浓度超标时，按GB/T 18664—2002选择适用的呼吸防护用品，如佩戴自吸过滤式防毒全面具配防有机蒸气的过滤元件，穿化学防护服、戴化学防护手套。接触液态物戴防护眼罩，提供淋浴和洗眼设施。工作场所禁止吸烟、饮食。及时换洗工作服。应急救援时必须佩戴自给式空气呼吸器（SCBA）。

工作场所警示标识：　　　　　　

　　　　　　　　　　禁止入内　　　　　　　　注意防护　　　　　　　当心中毒

体检项目：

●上岗前：内科常规检查，皮肤科常规检查。血常规、尿常规、心电图、血清ALT。

●在岗期间：内科常规检查，鼻腔检查，皮肤科常规检查。血常规、尿常规，心电图，胸部X射线摄片。

体检周期：3年；在做相同或相似工作的劳动者中，有多人同时出现异常表现应及时检查。

职业禁忌：严重的鼻、咽、喉慢性疾病；慢性呼吸系统疾病；器质性心血管系统疾病。

可能引起的职业病：急性化学物中毒性呼吸系统疾病；化学性皮肤灼伤。

急救和治疗：

●抢救人员穿戴防护用具；速将患者移离现场至空气新鲜处，去除污染衣物，皮肤污染或溅入眼内时用流动清水或生理盐水冲洗至少20min；注意保暖、安静；呼吸困难者给氧，必要时用合适的呼吸器进行人工呼吸；立即与医疗急救单位联系抢救。

●对症治疗：皮肤损伤出现红斑者可涂以紫草油，已出现水疱或溃疡者可用生理盐水稀释后的α-糜蛋白酶湿敷，再用凡士林或紫草油纱布处理。呼吸道损害者，给予地塞米松、异丙肾上腺素和抗生素混合液雾化吸入，必要时静脉滴注抗生素。

名称：环氧乙烷　　　　　　　　　　　　　　　　常见化学毒物信息卡：064

CAS 号：75-21-8

中文名称：环氧乙烷　　　　　　　　　　别　名：氧化乙烯

英文名称：Ethylene oxide　　　　　　　分子式：C_2H_4O

理化性质：无色易燃气体，略带醚味。分子量44，相对密度0.90，熔点 –112.5℃，沸点10.4℃，易溶于水和乙醇、乙醚、苯、丙酮、二硫化碳、四氯化碳等有机溶剂。与空气混合有爆炸性。

职业接触：生产本品和用于制造乙二醇及其衍生物时，制备乙醇胺、丙烯腈和表面活性剂时；与二氧化碳混合制作熏蒸剂，以及用作消毒剂的过程中，可接触本品。

进入途径：经呼吸道、皮肤、胃肠进入人体。

健康影响：主要损害呼吸系统和神经系统。

●急性中毒：轻者流泪、流涕、咳嗽、胸闷、气急、眼及眼结膜充血并可有头痛、头晕、恶心、呕吐、胸闷。较重者呼吸困难、发绀、手足无力、全身肌束颤动和出汗。严重者出现肺水肿、昏迷。

●慢性影响：可有神经衰弱综合征和自主神经功能紊乱，可引起周围神经病。

●皮肤和眼损害：可出现皮肤红肿、水疱、渗出，反复接触可致敏。蒸气对眼有刺激，甚至可造成角膜损害。

职业接触限值：PC-TWA　2mg/m³

工作场所监测：每月至少检测一次，每半年至少进行一次控制效果评价。安装报警器。

防护设施和个人防护：严加密闭，提供局部排风设施。以气体形式存在，气味警示性低（嗅阈约1550mg/m³），IDLH 浓度1500mg/m³。浓度超标时，按 GB/T 18664—2002 选择适用的呼吸防护用品，如佩戴全面罩长管呼吸器、穿化学防护服、戴化学防护手套。接触液态物戴防护眼罩，提供淋浴和洗眼设施。工作场所禁止吸烟、饮食。及时换洗工作服。应急救援时必须佩戴自给式空气呼吸器（SCBA）。

工作场所警示标识：

　　　　　　　　禁止入内　　　　　　　注意防护　　　　　　　当心中毒

体检项目：

●上岗前：内科常规检查，神经系统常规检查。血常规、尿常规、肝功能、空腹血糖、心电图、胸部 X 射线摄片、肺功能。
　复检项目：血糖异常或有周围神经损害表现者可选择糖化血红蛋白、神经 - 肌电图。

●在岗期间：内科常规检查，神经系统常规检查。血常规、尿常规、肝功能、空腹血糖、心电图、胸部 X 射线摄片、肺功能。
　复检项目：血糖异常或有周围神经损害表现者可选择糖化血红蛋白、神经 - 肌电图。

体检周期：1 年；在做相同或相似工作的劳动者中，有多人同时出现异常表现应及时检查。

职业禁忌：中枢神经系统器质性疾病；多发性周围神经病；慢性阻塞性肺疾病；支气管哮喘；慢性间质性肺疾病。

可能引起的职业病：急性环氧乙烷中毒；慢性化学中毒性周围神经病。

急救和治疗：

●抢救人员须穿戴防护用具；速将患者移离现场至空气新鲜处，去除污染衣物时先用温水化冻；注意保暖、绝对卧床休息，吸氧，留院观察不少于 48h；皮肤污染或溅入眼内时用流动清水冲洗至少 20min；对呼吸停止者，应立即用合适的呼吸器进行人工呼吸。立即与医疗急救单位联系抢救。

●吸入中毒者，应绝对卧床休息，密切观察病情变化，保持呼吸道通畅，可用糖皮质激素、抗生素、解痉剂的混合液雾化吸入。积极防治肺水肿，早期、足量、短程应用糖皮质激素。合理氧疗。

●其他对症、支持治疗。

名称：甲醇

CAS 号：67-56-1

中文名称：甲醇（皮）　　　　　　　　　　别　名：木醇；木酒精

英文名称：Methanol（skin）　　　　　　　分子式：CH₄O

理化性质：无色易燃易挥发液体，略有酒精气味。分子量 32，沸点 64.7℃，相对密度（d_4^{20}）0.79，蒸气压 21.3kPa（30℃）。易溶于水，也易溶于乙醇、酮、酯、苯和氯代烃等有机溶剂，蒸气与空气混合有爆炸性。

职业接触：多见于甲醇的制造、运输和以甲醇为原料和溶剂的工业、医药行业及日用化妆品行业，作为溶剂用于燃料、树脂、橡胶和喷漆工业；见于制造甲醛、甲胺、异丁烯酸酯、卤代甲烷、纤维素、摄影胶片、塑料、纺织用皂、木材染料、人造革、织物涂层、玻璃纸和防水用品的过程；同时是牙釉质、颜料和油漆去除剂、去污剂、除蜡制品、防腐液和防冻合剂的组成成分，也是汽车燃料；在有机合成中作为一种中间体和提纯介质等。

进入途径：经呼吸道、胃肠和皮肤进入人体。

健康影响：主要损害中枢神经系统和眼。

●急性中毒：轻者头痛、眩晕、乏力、嗜睡和意识混浊，并有上呼吸道刺激症状。重者昏迷、癫痫样抽搐和呼吸困难。眼部最初表现为眼前黑影、飞雪感、闪光感、视物模糊、眼球疼痛、畏光、幻视等，可致视力急剧下降，甚至失明，眼底检查可见视神经盘充血、视网膜水肿或视野检查有中心或旁中心暗点、视神经萎缩。可有代谢性酸中毒表现。

●慢性影响：引起头痛、头晕、易激动、乏力、震颤、恶心等并可伴有轻度黏膜刺激症状，可损伤视神经。

●对皮肤、黏膜有刺激，可引起干燥、脱屑、皲裂和皮炎。

职业接触限值：PC-TWA　25mg/m³，PC-STEL　50mg/m³

工作场所监测：每月至少监测一次，每半年至少进行一次控制效果评价。

防护设施和个人防护：严加密闭，提供局部排风设施。禁止明火、火花、高热。以低沸点有机蒸气形式存在，气味警示性低（嗅阈约 180mg/m³），IDLH 浓度 33 000mg/m³。浓度超标时，按 GB/T 18664—2002 选择适用的呼吸防护用品，如佩戴长管呼吸器，首选全面罩，穿化学防护服、戴化学防护手套。接触液态物戴防护眼罩，提供淋浴和洗眼设施。工作场所禁止吸烟、饮食。及时换洗工作服。应急救援时必须佩戴自给式空气呼吸器（SCBA）。

工作场所警示标识：

　　　　　　禁止入内　　　　　　　　　注意防护　　　　　　　　当心中毒

体检项目：

●上岗前：内科常规检查，神经系统常规检查，眼科常规检查及眼底检查。血常规、尿常规、心电图、肝脾 B 超。

●在岗期间：内科常规检查，神经系统常规检查，眼科常规检查及眼底检查。血常规、尿常规、心电图、肝脾 B 超。

体检周期：3 年；在做相同或相似工作的劳动者中，有多人同时出现异常表现应及时检查。

职业禁忌：中枢神经系统器质性疾病；视网膜合并视神经病。

可能引起的职业病：急性甲醇中毒。

急救和治疗：

●抢救人员穿防静电工作服、佩戴全面罩防毒面具；立即将患者移离现场至空气新鲜处，去除污染衣物；皮肤污染或溅入眼内时用流动清水或生理盐水彻底冲洗至少 20min；保持呼吸道通畅，如呼吸困难，给予输氧，如呼吸停止，立即进行人工呼吸；注意保暖、安静；立即与医疗急救单位联系抢救。

●及早给予碳酸氢钠溶液纠正酸中毒。

●选用 4-甲吡唑、乙醇、叶酸类等解毒剂。

●其他对症和支持治疗，重者及早进行血液透析治疗。

名称：甲拌磷　　　　　　　　　　　　　　　　　　　常见化学毒物信息卡：066

CAS 号：298-02-2

中文名称：甲拌磷（皮）　　　　　　　　　　别　名：3911

英文名称：Thimet（skin）　　　　　　　　分子式：$(C_2H_5O)_2P(S)SCH_2SC_2H_5$

理化性质：具轻微臭味的油状液体。工业品为黄色至褐色油状液体，有强烈臭味。分子量260，沸点114℃（0.13kPa）。相对密度（d_4^{25}）1.169，蒸气压$1.16×10^{-2}$Pa（20℃）。难溶于水，易溶于乙醇、乙醚、丙酮等有机溶剂。遇碱分解失效。

职业接触：可见于生产过程中可能发生的跑、冒、滴、漏现象，违章作业或不正常的生产都可能造成职业接触。在无适当防护条件下检修设备，未正确使用防护用品或防护措施操作时；或设备发生故障，农药外溢时，都会污染皮肤等。在使用过程中，不遵守安全操作规程可导致中毒。

进入途径：主要经皮肤、胃肠和呼吸道进入人体。

健康影响：主要损害神经系统。

●急性中毒：轻者头晕、头痛、乏力、恶心、呕吐、多汗、胸闷、视物模糊、瞳孔缩小。进而出现肌束震颤等烟碱样表现。重者还可出现肺水肿、昏迷、呼吸衰竭、脑水肿等。在急性中毒1～4天，上述症状基本消失，少数可出现颈屈肌、肢体近端肌肉、部分脑神经支配的肌肉和呼吸肌无力为主的临床表现。在急性重度和中度中毒后2～4周，胆碱能症状消失，个别可出现迟发性周围神经病。

●慢性影响：可有头晕、头痛、乏力、记忆力减退、多梦、睡眠障碍、恶心、呕吐、多汗、肌束震颤、血胆碱酯酶活性降低等。

职业接触限值：MAC　0.01mg/m³

工作场所监测：每月至少监测一次，每半年至少进行一次控制效果评价。

防护设施和个人防护：严加密闭，提供局部排风设施。以有机蒸气和油性颗粒物形式混合存在，浓度超标时，按 GB/T 18664—2002 选择适用的呼吸防护用品，如佩戴自吸过滤式防毒面具配有机蒸气和防油性颗粒物的过滤元件，首选全面罩，穿化学防护服、戴化学防护手套。接触液态物戴防护眼罩，提供淋浴和洗眼设施。工作场所禁止吸烟、饮食。及时换洗工作服。应急救援时必须佩戴自给式空气呼吸器（SCBA）。施药时严格执行《农药安全使用规定》及有关法规。农药生产、存放和使用地点应有警示标识。

工作场所警示标识：

　　　　　　　　　禁止入内　　　　　　　　注意防护　　　　　　　当心中毒

体检项目：

●上岗前：内科常规检查，神经系统常规检查，皮肤科常规检查。血常规、尿常规、心电图、血清 ALT、全血胆碱酯酶活性测定。

●在岗期间：内科常规检查，神经系统常规检查，皮肤科常规检查。血常规、尿常规、心电图、血清 ALT、全血胆碱酯酶活性测定。

体检周期：全血或红细胞胆碱酯酶活性测定半年1次，健康检查3年1次。在做相同或相似工作的劳动者中，有多人同时出现异常表现应及时检查。

职业禁忌：严重的皮肤病；全血胆碱酯酶活性明显低于正常者。

可能引起的职业病：急性有机磷杀虫剂中毒。

急救和治疗：

●抢救人员须穿戴防护用具；速将患者移至空气新鲜处，去除污染衣物；注意保暖、安静；用肥皂水彻底清洗污染的皮肤、头发、指（趾）甲。眼部如受污染，应迅速用清水或生理盐水冲洗，洗后滴入1%后马托品。呼吸困难时给氧，必要时用合适的呼吸器进行人工呼吸；立即与医疗急救单位联系抢救。

●特效解毒剂：轻度中毒者可单用阿托品等抗胆碱药；中度和重度中毒患者合用阿托品和胆碱酯酶复能剂（氯解磷定、碘解磷定）。两药合并使用时，阿托品剂量应较单用时减少。

●中间期肌无力综合征治疗：应密切观察病情，出现脑神经支配肌肉、颈屈肌或四肢肌力弱者，以对症和支持治疗为主。呼吸肌麻痹时，应立即进行气管插管或气管切开，给予机械通气，以维持呼吸功能。注意保持气道通畅，防治呼吸道感染。

●迟发性周围神经病：治疗原则同神经科，主要给予中、西医对症支持治疗及运动功能的康复锻炼。

●其他对症、支持治疗。

名称：甲酚

CAS 号：1319-77-3

中文名称：甲酚（皮）

英文名称：Cresol（skin）

别　名：羟基甲苯；甲基苯酚

分子式：C_7H_8O

理化性质：混合甲酚是邻甲酚、间甲酚和对甲酚三种异构体的混合物，具有特殊气味，无色或淡黄色或粉红色液体，暴露在空气或日光中易变成褐色。分子量108，熔点11～35℃，沸点191～203℃，相对密度（d_4^{20}）1.03～1.05，蒸气压14～33Pa（25℃）。易溶于有机溶剂，具有强氧化性和腐蚀性。

职业接触：可见于生产本品的过程中，合成树脂、炸药、石油、摄影、油漆和制造磷酸三甲苯酯的生产过程，以及防腐剂、消毒剂、杀虫剂及润滑油的添加剂等的生产过程中。

进入途径：经皮肤、胃肠和呼吸道进入人体。

健康影响：主要损害神经系统及肝、肾等，对皮肤、黏膜有强烈的刺激、腐蚀作用。

●皮肤和眼损害：皮肤直接接触后，初呈红色，后逐渐退成白色，并出现水疱，严重者局部组织腐蚀、灼伤。眼接触后可出现刺激症状，引起结膜炎、角膜炎和角膜灼伤。

●急性中毒：可引起胃肠功能紊乱、中枢神经系统抑制、肌肉无力、虚脱、昏迷，并可引起肺水肿和肝、肾等脏器损害，重者死于呼吸衰竭。

●慢性影响：食欲减退，消化功能障碍，肝、肾损害，皮疹。

职业接触限值：PC-TWA　10mg/m³

工作场所监测：每月至少监测一次，每半年至少进行一次控制效果评价。

防护设施和个人防护：严加密闭，尽可能采取隔离操作，提供局部排风设施。以有机蒸气和油性颗粒物形式混合存在，IDLH浓度1100mg/m³。浓度超标时，按GB/T 18664—2002选择适用的呼吸防护用品，如佩戴自吸过滤式防毒全面具配防有机蒸气和防油性颗粒物的过滤元件，穿化学防护服、戴化学防护手套。接触液态物戴防护眼罩，提供淋浴和洗眼设施。工作场所禁止吸烟、饮食。及时换洗工作服。应急救援时必须佩戴自给式空气呼吸器（SCBA）。

工作场所警示标识：

禁止入内　　　　　　　　注意防护　　　　　　　当心中毒

体检项目：

●上岗前：内科常规检查，神经系统常规检查，皮肤科常规检查。血常规、尿常规、心电图、血清 ALT、网织红细胞、肾功能。

●在岗期间：内科常规检查，神经系统常规检查，皮肤科常规检查。血常规、尿常规、肝功能、网织红细胞、肾功能、心电图、肝脾 B 超、尿酚*。

体检周期：3 年；在做相同或相似工作的劳动者中，有多人同时出现异常表现应及时检查。

职业禁忌：慢性肾脏疾病；严重的皮肤病。

可能引起的职业病：急性甲酚中毒；化学性皮肤灼伤；化学性眼灼伤。

急救和治疗：

●抢救人员须穿戴防护用具；立即将患者移离现场至空气新鲜处，去除污染衣物；注意保暖、安静；皮肤污染时用聚乙烯乙二醇或聚乙烯乙二醇和乙醇混合液抹洗，然后用水彻底清洗。或用大量流动清水冲洗；溅入眼内时用流动清水或生理盐水冲洗至少 20min；呼吸困难时给氧，必要时用合适的呼吸器进行人工呼吸；立即与医疗急救单位联系抢救。

●根据病情，给予吸氧、静脉滴注高渗葡萄糖液等处理，以防治脑水肿、肺水肿和保护肝肾功能。吸收量较大或有肾损害等重症患者，给予血液净化疗法，也可静脉滴注碳酸氢钠溶液。

●其他对症、支持治疗。

＊表示选检项目。

名称：甲基内吸磷　　　　　　　　　　　　　　　常见化学毒物信息卡：068

CAS 号：8022-00-2

中文名称：甲基内吸磷（皮）　　　　　　　　　别　名：甲基1059

英文名称：Methyl demeton（skin）　　　　　　分子式：$C_6H_{15}O_3PS_2$

理化性质：常为两种异构体的混合物，有特臭气味。纯品分别为无色和淡黄色液体，分子量230。沸点分别为106℃和118℃（133Pa），相对密度分别为1.19和1.21。蒸气压很低。难溶于水，易溶于有机溶剂。遇碱易分解。

职业接触：可见于生产过程中可能发生的跑、冒、滴、漏现象，以及违章作业或不正常的生产都可能造成职业接触。在无适当防护条件下检修设备，未正确使用防护用品或防护措施操作时；或设备发生故障，农药外溢时；或分装农药防护不周时，都会污染皮肤等。在使用过程中，不遵守安全操作规程可导致中毒。

进入途径：主要经皮肤，也可经胃肠和呼吸道进入人体。

健康影响：主要损害神经系统。

●急性中毒：轻者头晕、头痛、乏力、恶心、呕吐、多汗、胸闷、视物模糊、瞳孔缩小。进而出现肌束震颤等烟碱样表现。重者还可出现肺水肿、昏迷、呼吸衰竭、脑水肿等。急性中毒1～4天，上述症状基本消失，少数可出现颈屈肌、肢体近端肌肉、部分脑神经支配的肌肉和呼吸肌无力为主的临床表现。在急性重度和中度中毒后2～4周，胆碱能症状消失，个别可出现迟发性周围神经病。

●慢性影响：可有头晕、头痛、乏力、记忆力减退、多梦、睡眠障碍、恶心、呕吐、多汗、肌束震颤、血胆碱酯酶活性降低等。

职业接触限值：PC-TWA　0.2mg/m³

工作场所监测：每月至少检测一次，每半年至少进行一次控制效果评价。

防护设施和个人防护：严加密闭，提供局部排风设施。以有机蒸气和油性颗粒物形式混合存在。浓度超标时，按 GB/T 18664—2002 选择适用的呼吸防护用品，如佩戴自吸过滤式防毒全面具配防有机蒸气和防油性颗粒物的过滤元件，穿化学防护服、戴化学防护手套。接触液态物戴防护眼罩，提供淋浴和洗眼设施。工作场所禁止吸烟、饮食。及时换洗工作服。应急救援时必须佩戴自给式空气呼吸器（SCBA）。施药时严格执行《农药安全使用规定》及有关法规。农药生产、存放和使用地点应有警示标识。

工作场所警示标识：　　　　　　

　　　　　　　　　禁止入内　　　　　　　注意防护　　　　　　　当心中毒

体检项目：

●上岗前：内科常规检查，神经系统常规检查，皮肤科常规检查。血常规、尿常规、心电图、血清 ALT、全血胆碱酯酶活性测定。

●在岗期间：内科常规检查，神经系统常规检查，皮肤科常规检查。血常规、尿常规、心电图、血清 ALT、全血胆碱酯酶活性测定。

体检周期：全血或红细胞胆碱酯酶活性测定半年1次，健康检查3年1次。在做相同或相似工作的劳动者中，有多人同时出现异常表现应及时检查。

职业禁忌：严重的皮肤病；全血胆碱酯酶活性明显低于正常者。

可能引起的职业病：急性有机磷杀虫剂中毒。

急救和治疗：

●抢救人员须穿戴防护用具；速将患者移至空气新鲜处，去除污染衣物；注意保暖、安静；用肥皂水彻底清洗污染的皮肤、头发、指甲和伤口。眼部如受污染，应迅速用清水、生理盐水或2%碳酸氢钠溶液冲洗，洗后滴入1%后马托品。呼吸困难时给氧，必要时用合适的呼吸器进行人工呼吸；立即与医疗急救单位联系抢救。

●特效解毒剂：轻度中毒者可单用阿托品等抗胆碱药；中度和重度中毒患者合用阿托品和胆碱酯酶复能剂（氯解磷定、碘解磷定）。两药合并使用时，阿托品剂量应较单用时减少。

●中间期肌无力综合征治疗：应密切观察病情，出现脑神经支配肌肉、颈屈肌或四肢肌力弱者，以对症和支持治疗为主。呼吸肌麻痹时，应立即进行气管插管或气管切开，给予机械通气，以维持呼吸功能。注意保持气道通畅，防治呼吸道感染。

●迟发性周围神经病：治疗原则同神经科，主要给予中、西医对症支持治疗及运动功能的康复锻炼。

●其他对症、支持治疗。

名称：久效磷　　　　　　　　　　　　　　　　　　常见化学毒物信息卡：069

CAS 号：6923-22-4

中文名称：久效磷（皮）　　　　　　　　　　别　名：纽瓦克；纽化磷；永伏虫

英文名称：Monocrotophos（skin）　　　　　分子式：$C_7H_{14}NO_5P$

理化性质：白色针状结晶，具有特殊气味。分子量223，熔点34～55℃，沸点125℃，相对密度（d^{40}）1.22，蒸气压$3×10^{-4}Pa$（20℃）。溶于水、甲醇、乙醇、二氯甲烷等。遇碱易分解失效。

职业接触：可见于生产过程中，可能发生的跑、冒、滴、漏现象，以及违章作业或不正常的生产中。在无适当防护条件下检修设备，未正确使用防护用品或防护措施操作时；或设备发生故障，农药外溢时；或分装农药防护不周时，都会污染皮肤等。在使用过程中，不遵守安全操作规程可导致中毒。

进入途径：主要经皮肤，也可经胃肠和呼吸道进入人体。

健康影响：主要损害神经系统。

●急性中毒：轻者头晕、头痛、乏力、恶心、呕吐、多汗、胸闷、视物模糊、瞳孔缩小。进而出现肌束震颤等烟碱样表现。重者还可出现肺水肿、昏迷、呼吸衰竭、脑水肿等。急性中毒1～4天，上述症状基本消失，少数可出现颈屈肌、肢体近端肌肉、部分脑神经支配的肌肉和呼吸肌无力为主的临床表现。在急性重度和中度中毒后2～4周，胆碱能症状消失，个别可出现迟发性周围神经病。

●慢性影响：可有头晕、头痛、乏力、记忆力减退、多梦、睡眠障碍、恶心、呕吐、多汗、肌束震颤、血胆碱酯酶活性降低等。

职业接触限值：PC-TWA　0.1mg/m³

工作场所监测：每月至少监测一次，每半年至少进行一次控制效果评价。

防护设施和个人防护：严加密闭，提供局部排风设施。以有机蒸气和油性颗粒物形式混合存在。浓度超标时，按GB/T 18664—2002选择适用的呼吸防护用品，如佩戴自吸过滤式防毒全面具配防有机蒸气和防油性颗粒物的过滤元件，穿化学防护服、戴化学防护手套。接触液态物戴防护眼罩，提供淋浴和洗眼设施。工作场所禁止吸烟、饮食。及时换洗工作服。应急救援时必须佩戴自给式空气呼吸器（SCBA）。施药时严格执行《农药安全使用规定》及有关法规。农药生产、存放和使用地点应有警示标识。

工作场所警示标识：

　　　　　禁止入内　　　　　　　　　注意防护　　　　　　　当心中毒

体检项目：

●上岗前：内科常规检查，神经系统常规检查，皮肤科常规检查。血常规、尿常规、心电图、血清ALT、全血胆碱酯酶活性测定。

●在岗期间：内科常规检查，神经系统常规检查，皮肤科常规检查。血常规、尿常规、心电图、血清ALT、全血胆碱酯酶活性测定。

体检周期：全血或红细胞胆碱酯酶活性测定每半年1次，健康检查每3年1次。在做相同或相似工作的劳动者中，有多人同时出现异常表现应及时检查。

职业禁忌：严重的皮肤病；全血胆碱酯酶活性明显低于正常者。

可能引起的职业病：急性有机磷杀虫剂中毒。

急救和治疗：

●抢救人员须穿戴防护用具；速将患者移至空气新鲜处，去除污染衣物；注意保暖、安静；用肥皂水彻底清洗污染的皮肤、头发、指甲或伤口。眼部如受污染，应迅速用清水、生理盐水或2%碳酸氢钠溶液冲洗，洗后滴入1%后马托品。呼吸困难时给氧，必要时用合适的呼吸器进行人工呼吸；立即与医疗急救单位联系抢救。

●特效解毒剂：轻度中毒者可单用阿托品等抗胆碱药；中度和重度中毒患者合用阿托品和胆碱酯酶复能剂（氯解磷定、碘解磷定）。两药合并使用时，阿托品剂量应较单用时减少。

●中间期肌无力综合征治疗：应密切观察病情，出现脑神经支配肌肉、颈屈肌或四肢肌力弱者，以对症和支持治疗为主。呼吸肌麻痹时，应立即进行气管插管或气管切开，给予机械通气，以维持呼吸功能。注意保持气道通畅，防治呼吸道感染。

●迟发性周围神经病：治疗原则同神经科，主要给予中、西医对症支持治疗及运动功能的康复锻炼。

●其他对症、支持治疗。

名称：乐果　　　　　　　　　　　　　　　　　　　　　　常见化学毒物信息卡：070

CAS 号：60-51-5

中文名称：乐果（皮）　　　　　　　　　　　　别　名：乐戈

英文名称：Rogor（skin）　　　　　　　　　　分子式：$C_5H_{12}NO_3PS_2$

理化性质：无色结晶，工业品为黄色结晶或黄棕色油状液体，带硫醇味。具樟脑气味。分子量229，熔点51～52℃，相对密度（d_4^{65}）1.227，蒸气压3.33Pa（25℃）。微溶于水，易溶于乙醇、丙酮、氯代烃等有机溶剂。遇碱易分解失效。

职业接触：可见于生产过程中，可能发生的跑、冒、滴、漏现象，以及违章作业或不正常的生产都可能造成职业接触。在无适当防护条件下检修设备，未正确使用防护用品或防护措施操作时；或设备发生故障，农药外溢时；或分装农药防护不周时，都会污染皮肤等。在使用过程中，不遵守安全操作规程可导致中毒。

进入途径：主要经皮肤、胃肠和呼吸道进入人体。

健康影响：主要损害神经系统。

●急性中毒：轻者头晕、头痛、乏力、恶心、呕吐、多汗、胸闷、视物模糊、瞳孔缩小。进而出现肌束震颤等烟碱样表现。重者还可出现肺水肿、昏迷、呼吸衰竭、脑水肿等。急性中毒1～4天，上述症状基本消失，少数可出现以颈屈肌、肢体近端肌肉、部分脑神经支配的肌肉和呼吸肌无力为主的临床表现。在急性重度和中度中毒后2～4周，胆碱能症状消失，个别可出现迟发性周围神经病。

●慢性影响：可有头晕、头痛、乏力、记忆力减退、多梦、睡眠障碍、恶心、呕吐、多汗、肌束震颤、血胆碱酯酶活性降低等。

职业接触限值：PC-TWA　1mg/m³

工作场所监测：每月至少监测一次，每半年至少进行一次控制效果评价。

防护设施和个人防护：严加密闭，提供局部排风设施。以有机蒸气和油性颗粒物形式混合存在。浓度超标时，按 GB/T 18664—2002 选择适用的呼吸防护用品，如佩戴自吸过滤式防毒全面具配防有机蒸气和防油性颗粒物的过滤元件，穿化学防护服、戴化学防护手套。接触液态物戴防护眼罩，提供淋浴和洗眼设施。工作场所禁止吸烟、饮食。及时换洗工作服。应急救援时必须佩戴自给式空气呼吸器（SCBA）。施药时严格执行《农药安全使用规定》及有关法规。农药生产、存放和使用地点应有警示标识。

工作场所警示标识：

　　　　　　　　禁止入内　　　　　　　　注意防护　　　　　　　　当心中毒

体检项目：

●上岗前：内科常规检查，神经系统常规检查，皮肤科常规检查。血常规、尿常规、心电图、血清 ALT、全血胆碱酯酶活性测定。

●在岗期间：内科常规检查，神经系统常规检查，皮肤科常规检查。血常规、尿常规、心电图、血清 ALT、全血胆碱酯酶活性测定。

体检周期：全血或红细胞胆碱酯酶活性测定半年1次，健康检查3年1次。在做相同或相似工作的劳动者中，有多人同时出现异常表现应及时检查。

职业禁忌：严重的皮肤病；全血胆碱酯酶活性明显低于正常者。

可能引起的职业病：急性有机磷杀虫剂中毒。

急救和治疗：

●抢救人员须穿戴防护用具；速将患者移至空气新鲜处，去除污染衣物；注意保暖、安静；用肥皂水彻底清洗污染的皮肤、头发、指甲或伤口。眼部如受污染，应迅速用清水、生理盐水或2%碳酸氢钠溶液冲洗，洗后滴入1%后马托品。呼吸困难时给氧，必要时用合适的呼吸器进行人工呼吸；立即与医疗急救单位联系抢救。

●特效解毒剂：中毒者可以单用阿托品等抗胆碱药治疗为主；中度和重度中毒患者合用阿托品和胆碱酯酶复能剂（氯解磷定、碘解磷定）。两药合并使用时，阿托品剂量应较单用时减少。

●中间期肌无力综合征治疗：应密切观察病情，出现脑神经支配肌肉、颈屈肌或四肢肌力弱者，以对症和支持治疗为主。呼吸肌麻痹时，应立即进行气管插管或气管切开，给予机械通气，以维持呼吸功能。注意保持气道通畅，防治呼吸道感染。

●迟发性周围神经病：治疗原则同神经科，主要给予中、西医对症支持治疗及运动功能的康复锻炼。

●其他对症、支持治疗。

名称：可溶性钡化合物

CAS 号：7740-39-3（钡）

中文名称：可溶性钡化合物（按 Ba 计）

英文名称：Soluble Barium compounds（as Ba）

理化性质：钡属碱土金属，银白色。原子量137，相对密度3.5，熔点725℃，沸点1640℃。质坚硬，略有延展性。与水反应放出氢气。与氧及卤素起强烈反应，需浸于矿物油中保护。工业生产中常用可溶性钡盐如氯化钡、硝酸钡、乙酸钡等，这些物质有剧毒。

职业接触：可见于生产和使用钡化合物的过程，如氯化钡用于钢材淬火，作为杀虫剂，硝酸钡、钛酸钡用于制造焰火和火焰弹，一些钡盐还用作试剂等。

进入途径：经胃肠、破损的皮肤和呼吸道进入人体。

健康影响：对肌肉有强烈的兴奋作用，最后转化为抑制甚至麻痹，并可引起低钾血症。

●急性中毒：轻者头晕、头痛、乏力及肢体麻木。吸入时可有咽痛、咽干、咳嗽、胸闷、气短等。重者可有典型的进行性肌麻痹，初为肌力减弱、站立不稳、持物困难，最后完全瘫痪，甚至因呼吸肌麻痹而死亡。尚可因低血钾致心律失常等。

●慢性损害：可有上呼吸道和眼结膜的慢性刺激症状，口腔黏膜肿胀、糜烂，鼻炎、咽炎、结膜炎。部分有心脏传导功能障碍。

职业接触限值：PC-TWA　0.5mg/m^3，PC-STEL　1.5mg/m^3

工作场所监测：每月至少监测一次，每半年至少进行一次控制效果评价。

防护设施和个人防护：严加密闭，提供局部排风设施。以粉尘或烟的形式存在，IDLH 浓度1100mg/m^3。浓度超标时，按 GB/T 18664—2002 选择适用的呼吸防护用品，如佩戴自吸过滤式防颗粒物呼吸器配 KN95 级别的过滤元件，穿颗粒物防护服、戴防护手套。接触液态物戴防护眼罩，提供淋浴和洗眼设施。工作场所禁止吸烟、饮食。及时换洗工作服。应急救援时必须佩戴自给式空气呼吸器（SCBA）。

工作场所警示标识：
  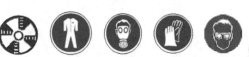

禁止入内　　　　　　　　　注意防护　　　　　　　当心中毒

体检项目：
●上岗前：内科常规检查，神经系统常规检查及肌力、肌张力检查。血常规、尿常规、心电图、血清 ALT、血钾。
●在岗期间：内科常规检查，神经系统常规检查及肌力、肌张力检查。血常规、尿常规、心电图、血清 ALT、血钾。

体检周期：1 年；在做相同或相似工作的劳动者中，有多人同时出现异常表现应及时检查。

职业禁忌：钾代谢障碍；器质性心脏病。

可能引起的职业病：急性钡中毒，化学性皮肤灼伤，化学性眼灼伤。

急救和治疗：
●抢救人员须穿戴防护用具；速将患者移离现场至空气新鲜处，反复漱口；去除污染衣物；注意保暖、安静；皮肤污染时用肥皂水或清水冲洗，溅入眼内时用流动清水或生理盐水充分冲洗，各至少 20min；呼吸困难时给氧，必要时用合适的呼吸器进行人工呼吸；立即与医疗急救单位联系抢救。
●补钾治疗：轻症患者可口服氯化钾，重症患者应及时、足量静脉补钾。
●控制心律失常：严重心律失常时，应静脉滴入利多卡因，给予能量合剂、1,6-二磷酸果糖或大量维生素 C 静脉滴注，以保护心肌。
●解毒疗法：硫酸盐能降低血中钡离子浓度，抑制钡的毒性作用。可采用 1%～5% 的硫酸钠 200～500ml 静脉点滴或 10%～20% 硫代硫酸钠 20～40ml 静脉注射。

名称：硫酸及三氧化硫　　　　　　　　　　　　　常见化学毒物信息卡：072

CAS 号：7664-93-9（硫酸）

中文名称：硫酸及三氧化硫　　　　　　　　别　名：三氧化硫又名硫酸酐

英文名称：Sulfuric acid and sulfur trioxide　　分子式：H₂SO₄（硫酸）、SO₃（三氧化硫）

理化性质：硫酸为无色透明油状液体，具强酸性和吸湿性。分子量98，熔点10.36℃，沸点338℃，相对密度（d^{20}）1.84，蒸气
　　压0.138kPa（146℃），与水任意混合，并放出大量热。加热至50℃以上产生三氧化硫。遇碱反应剧烈，腐蚀性强。三氧化硫
　　为无色液体或结晶。分子量80，熔点16.8℃，沸点44.8℃。相对密度（d^{20}）1.97，溶于水生成硫酸。

职业接触：制造化肥、硫酸盐、合成药物、染料、洗涤剂，以及金属酸洗、石油制品精炼、蓄电池制造和修理、纺织工业、制
　　革工业和运输等作业过程中可能接触硫酸；制造硫酸、氯磺酸及有机化合物的磺化等会接触三氧化硫。

进入途径：经呼吸道、皮肤进入人体。

健康影响：主要损害呼吸系统，对皮肤、黏膜有刺激腐蚀作用。

●急性中毒：流泪，结膜充血、水肿，咳嗽、胸闷、气急等刺激症状。重者支气管痉挛、支气管炎、肺炎、肺水肿，甚至喉痉挛、
　　喉头水肿、窒息死亡。

●皮肤损害：轻者红斑、疼痛，重者腐蚀、灼伤、坏死和溃疡。

●眼损害：溅入眼内时引起角膜混浊、穿孔，甚至全眼炎、失明。

●慢性影响：鼻黏膜萎缩，嗅觉减退、消失，牙酸蚀症，上呼吸道及支气管黏膜萎缩，慢性支气管炎等。

职业接触限值：PC-TWA　1mg/m³，PC-STEL　2mg/m³

工作场所监测：每月至少检测一次，每半年至少进行一次控制效果评价。

防护设施和个人防护：严加密闭，提供局部排风设施。以雾和气态形式混合存在，IDLH 浓度80mg/m³。浓度超标时，按 GB/T
　　18664—2002 选择适用的呼吸防护用品，如佩戴自吸全面罩防毒面具配防酸性气体和防颗粒物的过滤元件，穿化学防护服、戴
　　防护手套。接触液态物戴防护眼罩。提供淋浴和洗眼设施。工作场所禁止吸烟、饮食。及时换洗工作服。应急救援时必须佩
　　戴自给式空气呼吸器（SCBA）。

工作场所警示标识：
　　　　　　　　　禁止入内　　　　　　　　　注意防护　　　　　　当心中毒

体检项目：

●上岗前：内科常规检查。血常规、尿常规、心电图、血清 ALT、肺功能、胸部 X 射线摄片。

●在岗期间：内科常规检查。血常规、尿常规、心电图、血清 ALT、肺功能、胸部 X 射线摄片。

体检周期：1 年；在做相同或相似工作的劳动者中，有多人同时出现异常表现应及时检查。

职业禁忌：慢性阻塞性肺疾病；支气管哮喘；慢性间质性肺疾病。

可能引起的职业病：化学性皮肤灼伤；化学性眼灼伤；牙酸蚀症；急性化学物中毒性呼吸系统疾病。

急救和治疗：

●抢救人员须穿戴防护用具；速将患者移离现场至空气新鲜处；去除污染衣物；注意保暖、安静；呼吸困难时给氧，必要时用
　　合适的呼吸器进行人工呼吸；立即与医疗急救单位联系抢救。

●眼灼伤：溅入眼内时立即用流动清水或 2% 碳酸氢钠溶液充分冲洗至少20min，并用0.5%地卡因（含0.1%肾上腺素）溶液滴眼，
　　抗生素、可的松眼膏涂结膜。

●皮肤接触：用大量清水或 5% 碳酸氢钠溶液彻底冲洗，并用 2% ～ 3% 碳酸氢钠溶液湿敷 1 ～ 2 天。

●其他对症、支持治疗：积极防治肺水肿，防止继发感染。

5

名称：3-氯丙烯

CAS 号：107-05-1

中文名称：3-氯丙烯   别　名：烯丙基氯

英文名称：Allyl chloride   分子式：C_3H_5Cl

理化性质：无色有辛辣味易燃液体，分子量 76。熔点 –136℃，沸点 44.6℃，相对密度（d_4^{20}）0.94，蒸气压 49kPa（25℃）。微溶于水，易溶于乙醇、乙醚、丙酮、石油醚等。

职业接触：生产本品，制备丙烯醇、环氧氯丙烷，生产环氧树脂或甘油的过程中；合成丙烯磺酸钠的过程中，3-氯丙烯作为聚丙烯腈纤维的原料之一。因氯丙烯常温下易于挥发，操作工或检修人员都易接触。

进入途径：经呼吸道、皮肤及胃肠进入人体。

健康影响：主要损害神经系统，对眼及呼吸道黏膜有刺激作用。

● 急性影响：高浓度对皮肤、黏膜有刺激性，出现流泪、眼痛、咽干、鼻刺激、胸闷、头晕、嗜睡、乏力等。

● 慢性中毒：腿部、手部肌肉力弱，呈渐进性加重，致快步行走及手指精细动作均感困难，手足针刺样、发木及发凉感，腓肠肌有轻度痉挛样疼痛。体检可见远端对称性运动及感觉障碍，肌力减退，跟腱反射减退或消失，重者双腿轻瘫。神经-肌电图显示神经源性损害，周围神经传导速度轻度减慢。

职业接触限值：PC-TWA　2mg/m³，PC-STEL　4mg/m³

工作场所监测：每月至少检测一次，每半年至少进行一次控制效果评价。

防护设施和个人防护：严加密闭，提供局部排风设施。穿防静电服。以低沸点有机蒸气形式存在，IDLH 浓度 950mg/m³。浓度超标时，按 GB/T 18664—2002 选择适用的呼吸防护用品，如佩戴全面罩长管呼吸器，穿化学防护服、戴防护手套。接触液态物戴防护眼罩。提供淋浴和洗眼设施。工作场所禁止吸烟、饮食。及时换洗工作服。应急救援时必须佩戴自给式空气呼吸器（SCBA）。

工作场所警示标识：

禁止入内　　　　　　　　　注意防护　　　　　　　当心中毒

体检项目：

● 上岗前：内科常规检查，神经系统常规检查及肌力、共济运动检查。血常规、尿常规、心电图、血清 ALT。

● 在岗期间：内科常规检查，神经系统常规检查及肌力、共济运动检查。血常规、尿常规、心电图、血清 ALT、血糖、神经-肌电图。

体检周期：1 年；在做相同或相似工作的劳动者中，有多人同时出现异常表现应及时检查。

职业禁忌：多发性周围神经病。

可能引起的职业病：慢性氯丙烯中毒；急性化学性眼灼伤。

急救和治疗：

● 眼灼伤：立即用大量清水反复冲洗眼部，对症处理，预防感染。

● 皮肤接触：用大量清水冲洗 20～30min，并采用其他对症、支持治疗。

● 慢性中毒：给予 B 族维生素、能量合剂，并辅以体疗、理疗及对症治疗。对重症患者加强支持治疗。

名称：β-氯丁二烯　　　　　　　　　　　　　　　　常见化学毒物信息卡：074

CAS 号：126-99-8

中文名称：β-氯丁二烯（皮）　　　　　　　　别　名：2-氯 -1,3- 丁二烯

英文名称：β-Chloroprene（skin）　　　　　　分子式：C_4H_5Cl

理化性质：无色、有刺鼻气味的易挥发可燃液体。分子量 88，沸点 59.4℃，相对密度（d_4^{20}）0.96，蒸气压 28.71kPa（25℃）。微溶于水，易溶于乙醇、乙醚、苯、氯仿等有机溶剂。与空气混合有爆炸性。

职业接触：可见于制造本品的过程，氯丁橡胶的合成、聚合、清釜、后处理及检修的过程，氯丁橡胶加工时的烘胶、塑炼、混炼、硫化等过程，以及生产、使用氯丁胶乳、氯丁胶沥青等过程。

进入途径：经呼吸道、皮肤及胃肠进入人体。

健康影响：主要损害神经系统、肝脏，对皮肤、黏膜有刺激作用。

●急性中毒：轻者头晕、头痛、乏力、四肢麻木、步态不稳或短暂的意识障碍、恶心、呕吐；也有流泪、咽痛、咳嗽、胸闷、呼吸困难，以及眼结膜充血、咽部充血。重者昏迷或出现癫痫样抽搐，有的出现化学性肺炎、肺水肿。

●慢性中毒：头晕、头痛、倦怠乏力、易激动，脱发。胸部压迫感和胸骨后疼痛、心悸等。重者贫血，突出表现为中毒性肝病（肝大、肝功能异常）。

●皮肤、黏膜损害：接触性皮炎、结膜炎及角膜周边性坏死，部分患者有指甲变色。

职业接触限值：PC-TWA　4mg/m³

工作场所监测：每月至少检测一次，每半年至少进行一次控制效果评价。

防护设施和个人防护：严加密闭，提供局部排风和全面通风设施。穿防静电服。以低沸点有机蒸气形式存在，IDLH 浓度 1500mg/m³。浓度超标时，按 GB/T 18664—2002 选择适用的呼吸防护用品，如佩戴全面罩长管呼吸器，或佩戴自吸过滤式防毒全面具配防有机蒸气的过滤元件，过滤元件宜每日更换，穿化学防护服、戴防护手套。接触液态物戴防护眼罩。提供淋浴和洗眼设施。工作场所禁止吸烟、饮食。及时换洗工作服。应急救援时必须佩戴自给式空气呼吸器（SCBA）。

工作场所警示标识：

禁止入内　　　　　　　注意防护　　　　　　　当心中毒

体检项目：

●上岗前：内科常规检查，神经系统常规检查，毛发检查。血常规、尿常规、心电图、肝功能。

●在岗期间：内科常规检查，神经系统常规检查，皮肤科检查（重点检查有无脱发、指甲变色）。血常规，肝功能，肝脾 B 超，心电图。

体检周期：肝功能检查每半年 1 次，健康检查 1 年 1 次；在做相同或相似工作的劳动者中，有多人同时出现异常表现应及时检查。

职业禁忌：慢性肝病。

可能引起的职业病：氯丁二烯中毒；中毒性肝病。

急救和治疗：

●抢救人员须穿戴防护用具；速将患者移离现场至空气新鲜处，静卧、吸氧。皮肤污染时用肥皂水或清水冲洗至少 20min，溅入眼内时用流动清水或生理盐水充分冲洗至少 20min；呼吸困难时给氧，必要时用合适的呼吸器进行人工呼吸；立即与医疗急救单位联系抢救。

●急性中毒：无特殊解毒药物。急救原则与对症支持治疗与内科相同。

●慢性中毒：主要给予保肝治疗。

●脱发时可用各种生发水涂擦，并给予维生素 B₆、半胱氨酸等。皮炎可给予抗过敏药物，局部外用炉甘石洗剂，并静脉注射 10% 硫代硫酸钠 10 ～ 20ml。

名称：马拉硫磷　　　　　　　　　　　　　　　　常见化学毒物信息卡：075

CAS 号：121-75-5

中文名称：马拉硫磷（皮）　　　　　　　　　别　名：4049；马拉松

英文名称：Malathion（skin）　　　　　　　　分子式：$C_{10}H_{19}O_6PS_2$

理化性质：淡黄色油状液体，分子量330，熔点2.8℃，沸点156～157℃（93.3Pa），相对密度（d_5^{42}）1.23。微溶于水，溶于多种有机溶剂。遇碱易分解失效。

职业接触：可见于生产过程中，可能发生的跑、冒、滴、漏现象，以及违章作业或不正常的生产都可能造成职业接触。在无适当防护条件下检修设备，未正确使用防护用品或防护措施操作时；或设备发生故障，农药外溢时；或分装农药防护不周时，都会污染皮肤等。在使用过程中，不遵守安全操作规程可导致中毒。

进入途径：主要经皮肤，也可经胃肠和呼吸道进入人体。

健康影响：主要损害神经系统。

●急性中毒：轻者头晕、头痛、乏力、恶心、呕吐、多汗、胸闷、视物模糊、瞳孔缩小。进而出现肌束震颤等烟碱样表现。重者还可出现肺水肿、昏迷、呼吸衰竭、脑水肿等。急性中毒1～4天，上述症状基本消失，少数可出现颈屈肌、肢体近端肌肉、部分脑神经支配的肌肉和呼吸肌无力为主的临床表现。在急性重度和中度中毒后2～4周，胆碱能症状消失，个别可出现迟发性周围神经病。

●慢性影响：可有头晕、头痛、乏力、记忆力减退、多梦、睡眠障碍、恶心、呕吐、多汗、肌束震颤、血胆碱酯酶活性降低等。

职业接触限值：PC-TWA　2mg/m³

工作场所监测：每月至少监测一次，每半年至少进行一次控制效果评价。

防护设施和个人防护：严加密闭，提供局部排风设施。以有机蒸气和油性颗粒物形式混合存在，IDLH浓度5000mg/m³。浓度超标时，按GB/T 18664—2002选择适用的呼吸防护用品，如佩戴自吸过滤式防毒全面具配防有机蒸气和防油性颗粒物的过滤元件，穿化学防护服、戴化学防护手套。接触液态时戴防护眼罩，提供淋浴和洗眼设施。工作场所禁止吸烟、饮食。及时换洗工作服。应急救援时必须佩戴自给式空气呼吸器（SCBA）。施药时严格执行《农药安全使用规定》及有关法规。农药生产、存放和使用地点应有警示标识。

工作场所警示标识：　

　　　　　　　　　禁止入内　　　　　　　　注意防护　　　　　　　　当心中毒

体检项目：

●上岗前：内科常规检查，神经系统常规检查，皮肤科常规检查。血常规、尿常规、心电图、血清ALT、全血胆碱酯酶活性测定。

●在岗期间：内科常规检查，神经系统常规检查，皮肤科常规检查。血常规、尿常规、心电图、血清ALT、全血胆碱酯酶活性测定。

体检周期：全血或红细胞胆碱酯酶活性测定半年1次，健康检查3年1次。在做相同或相似工作的劳动者中，有多人同时出现异常表现应及时检查。

职业禁忌：严重的皮肤病；全血胆碱酯酶活性明显低于正常者。

可能引起的职业病：急性有机磷杀虫剂中毒。

急救和治疗：

●抢救人员须穿戴防护用具；速将患者移至空气新鲜处，去除污染衣物；注意保暖、安静；用肥皂水彻底清洗污染的皮肤、头发、指甲或伤口。眼部如受污染，应迅速用清水、生理盐水或2%碳酸氢钠溶液冲洗，洗后滴入1%后马托品。呼吸困难时给氧，必要时用合适的呼吸器进行人工呼吸；立即与医疗急救单位联系抢救。

●特效解毒剂：中毒者可以单用阿托品等抗胆碱药治疗为主；中度和重度中毒患者合用阿托品和胆碱酯酶复能剂（氯解磷定、碘解磷定）。两药合并使用时，阿托品剂量应较单用时减少。

●中间期肌无力综合征治疗：应密切观察病情，出现脑神经支配肌肉、颈屈肌或四肢肌力弱者，以对症和支持治疗为主。呼吸肌麻痹时，应立即进行气管插管或气管切开，给予机械通气，以维持呼吸功能。注意保持气道通畅，防治呼吸道感染。

●迟发性周围神经病：治疗原则同神经科，主要给予中、西医对症支持治疗及运动功能的康复锻炼。

●其他对症、支持治疗。

名称：内吸磷　　　　　　　　　　　　　　　　　　常见化学毒物信息卡：076

CAS 号：8065-48-3

中文名称：内吸磷（皮）　　　　　　　　　　别　名：1059

英文名称：Demeton（skin）　　　　　　　　分子式：$C_8H_{19}O_3PS_2$

理化性质：无色黏稠性液体，有特殊恶臭。分子量258，相对密度（d_4^{20}）1.12，不溶于水，易溶于有机溶剂，遇高温或碱易分解失效。

职业接触：可见于生产过程中，可能发生的跑、冒、滴、漏现象，以及违章作业或不正常的生产都可能造成职业接触。在无适当防护条件下检修设备，未正确使用防护用品或防护措施操作时；或设备发生故障，农药外溢时；或分装农药防护不周时，都会污染皮肤等。在使用过程中，不遵守安全操作规程可导致中毒。

进入途径：主要经皮肤，也可经胃肠和呼吸道进入人体。

健康影响：主要损害神经系统。

●急性中毒：轻者头晕、头痛、乏力、恶心、呕吐、多汗、胸闷、视物模糊、瞳孔缩小。进而出现肌束震颤等烟碱样表现。重者还可出现肺水肿、昏迷、呼吸衰竭、脑水肿等。急性中毒1～4天，上述症状基本消失，少数可出现以颈屈肌、肢体近端肌肉、部分脑神经支配的肌肉和呼吸肌无力为主的临床表现。急性重度和中度中毒后2～4周，胆碱能症状消失，个别可出现迟发性周围神经病。

●慢性影响：可有头晕、头痛、乏力、记忆力减退、多梦、睡眠障碍、恶心、呕吐、多汗、肌束震颤、血胆碱酯酶活性降低等。

职业接触限值：PC-TWA　0.05mg/m³

工作场所监测：每月至少检测一次，每半年至少进行一次控制效果评价。

防护设施和个人防护：严加密闭，提供局部排风设施。以有机蒸气和油性颗粒物形式混合存在，IDLH 浓度20mg/m³。浓度超标时，按 GB/T 18664—2002 选择适用的呼吸防护用品，如佩戴自吸过滤式防毒全面具配防有机蒸气和防油性颗粒物的过滤元件，穿化学防护服、戴化学防护手套。接触液态物戴防护眼罩，提供淋浴和洗眼设施。工作场所禁止吸烟、饮食。及时换洗工作服。应急救援时必须佩戴自给式空气呼吸器（SCBA）。施药时严格执行《农药安全使用规定》及有关法规。农药生产、存放和使用地点应有警示标识。

工作场所警示标识：　　　　　　

　　　　　　　　　禁止入内　　　　　　　　注意防护　　　　　　　当心中毒

体检项目：

●上岗前：内科常规检查，神经系统常规检查，皮肤科常规检查。血常规、尿常规、心电图、血清 ALT、全血胆碱酯酶活性测定。

●在岗期间：内科常规检查，神经系统常规检查，皮肤科常规检查。血常规、尿常规、心电图、血清 ALT、全血胆碱酯酶活性测定。

体检周期：全血或红细胞胆碱酯酶活性测定半年1次，健康检查3年1次。在做相同或相似工作的劳动者中，有多人同时出现异常表现应及时检查。

职业禁忌：严重的皮肤病；全血胆碱酯酶活性明显低于正常者。

可能引起的职业病：急性有机磷杀虫剂中毒。

急救和治疗：

●抢救人员须穿戴防护用具；速将患者移至空气新鲜处，去除污染衣物；注意保暖、安静；用肥皂水彻底清洗污染的皮肤、头发、指甲或伤口。眼部如受污染，应迅速用清水、生理盐水或2%碳酸氢钠溶液冲洗，洗后滴入1%后马托品。呼吸困难时给氧，必要时用合适的呼吸器进行人工呼吸；立即与医疗急救单位联系抢救。

●特效解毒剂：轻度中毒者可单用阿托品等抗胆碱药；中度和重度中毒患者合用阿托品和胆碱酯酶复能剂（氯解磷定、碘解磷定）。两药合并使用时，阿托品剂量应较单用时减少。

●中间期肌无力综合征治疗：应密切观察病情，出现脑神经支配肌肉、颈屈肌或四肢肌力弱者，以对症和支持治疗为主。呼吸肌麻痹时，应立即进行气管插管或气管切开，给予机械通气，以维持呼吸功能。注意保持气道通畅，防治呼吸道感染。

●迟发性周围神经病：治疗原则同神经科，主要给予中、西医对症支持治疗及运动功能的康复锻炼。

●其他对症、支持治疗。

名称：全氟异丁烯　　　　　　　　　　　　　　　　　　常见化学毒物信息卡：077

CAS 号：382-21-8

中文名称：全氟异丁烯　　　　　　　　　　别　名：八氟异丁烯

英文名称：Perfluoroisobutylene　　　　　　分子式：C_4F_8

理化性质：无色略带青草气味的气体。分子量200，熔点 –104℃，沸点 6.5 ～ 7℃。密度 8.93g/L，易氧化生成剧毒的氟光气。

职业接触：在生产四氟乙烯时可产生本品。也见于本品用于制造氟烃化物（如全氟异丁基碘、全氟丙酮和全氟叔丁胺等）时。

进入途径：主要经呼吸道进入人体。

健康影响：主要损害呼吸系统。

●急性中毒：轻者头痛、头晕、恶心、咳嗽、胸闷、乏力，继之有胸部紧束感、胸痛、心悸、呼吸困难、烦躁及轻度发绀。重者可出现急性肺水肿、急性呼吸窘迫综合征、中毒性心肌炎，可并发纵隔气肿、皮下气肿、气胸。

●氟聚合物烟尘热：出现畏寒、发热、寒战、肌肉酸痛等金属烟热样症状，可伴有咳嗽、胸部紧束感、头痛、恶心、呕吐等。

职业接触限值：MAC　0.08mg/m³

工作场所监测：每月至少检测一次，每半年至少进行一次控制效果评价。安装报警器。

防护设施和个人防护：严加密闭，采用隔离式作业，提供局部排风和全面通风设施。穿防静电服。以气体形式存在。浓度超标时，按 GB/T 18664—2002 选择适用的呼吸防护用品，如佩戴长管呼吸器。接触液态物穿化学防护服、戴防护手套和防护眼罩，提供淋浴和洗眼设施。工作场所禁止吸烟、饮食。及时换洗工作服。应急救援时必须佩戴自给式空气呼吸器（SCBA）。

工作场所警示标识：

　　　　　　　　禁止入内　　　　　　　　　注意防护　　　　　　　　当心中毒

体检项目：

●上岗前：内科常规检查，重点检查呼吸系统，鼻咽部常规检查。血常规、尿常规、心电图、血清 ALT、胸部 X 射线摄片、肺功能。

●在岗期间：内科常规检查，鼻咽部常规检查。血常规、心电图、胸部 X 射线摄片、肺功能。

体检周期：3 年；在做相同或相似工作的劳动者中，有多人同时出现异常表现应及时检查。

职业禁忌：慢性阻塞性肺疾病。

可能引起的职业病：急性有机氟中毒；急性化学中毒性呼吸系统疾病。

急救和治疗：

●抢救人员须穿戴防护用具；速将患者移离现场至空气新鲜处，去除污染衣物时；注意保暖、绝对卧床休息，吸氧，留院观察不少于 48h；皮肤污染或溅入眼内时用流动清水冲洗至少 20min；呼吸停止，应立即戴合适的医用呼吸器进行人工呼吸。立即与医疗急救单位联系抢救。

●积极防治肺水肿，早期、足量、短程应用糖皮质激素，控制液体输入，用二甲基硅油气雾剂吸入，注意保持呼吸道通畅。合理氧疗，吸入氧浓度不宜超过 60%。

●中毒性心肌炎及其他临床征象的治疗与一般内科相同。

●合理选用抗生素，防治继发感染。

●氟聚合物烟尘热，一般给予对症治疗。凡反复发作者，应给予防治肺纤维化的治疗。

●其他对症、支持治疗。

名称：三氯乙烯　　　　　　　　　　　　　　　　　　　常见化学毒物信息卡：078

CAS 号：79-01-6

中文名称：三氯乙烯（皮）　　　　　　　　　　　　别　名：三氯代乙烯

英文名称：Trichloroethylene（skin）　　　　　　　分子式：C_2HCl_3

理化性质：无色易挥发液体，具有氯仿样气味。分子量131，熔点 –73℃，沸点86.7℃，相对密度（d_4^{20}）1.46。蒸气压7.70kPa（20℃）。难溶于水，可与醇、醚等有机溶剂。不易燃烧。

职业接触：可见于制造本品的过程中；金属部件除油污剂、有机合成、印刷油墨、黏合剂、打字改正液、斑点去污剂、地毯除垢剂、化妆用的清洗液等的生产过程中；生产蜡、脂肪、树脂（作为溶剂），农药杀虫剂和杀菌剂（作为活性组成的载体溶剂）的过程；五氯乙烷和聚氯乙烯生产过程中。

进入途径：经呼吸道、皮肤和胃肠进入人体。

健康影响：主要损害神经系统、皮肤，以及肝、肾。

●急性中毒：轻者眩晕、头痛、恶心、呕吐、倦怠、酩酊感、易激动、步态不稳、嗜睡等。重者意识混浊、幻觉、谵妄、昏迷和呼吸抑制等，少数可伴有肝、肾损害。个别患者可出现心律失常。尚可出现眼和上呼吸道刺激症状。

●皮肤损害：可出现红斑、丘疹、水疱等，一般先出现在上肢，经数天向躯干和下肢蔓延，少数发展为药疹样皮炎（表现为剥脱性皮炎、多形红斑、重症多形红斑或大疱性表皮松解症），伴有严重的肝损害。

●慢性影响：头痛、头晕、食欲缺乏、乏力、虚弱、记忆力减退、睡眠障碍、情绪不稳定、判断力下降和共济失调等。

●眼损伤：溅入眼内可引起疼痛，导致角膜损伤。

职业接触限值：PC-TWA　30mg/m³

工作场所监测：每月至少检测一次，每半年至少进行一次控制效果评价。

防护设施和个人防护：严加密闭，提供局部排风和全面通风设施。禁止明火、火花、高热。使用防爆电器和照明设备。以有机蒸气形式存在，IDLH 浓度5500mg/m³。浓度超标时，按 GB/T 18664—2002 选择适用的呼吸防护用品，如佩戴自吸过滤式防毒面具配防有机蒸气的过滤元件，首选全面罩，穿化学防护服、戴化学防护手套。接触液态物戴防护眼罩，提供淋浴和洗眼设施。工作场所禁止吸烟、饮食。及时换洗工作服。应急救援时必须佩戴自给式空气呼吸器（SCBA）。

工作场所警示标识：

　　　　　　　　禁止入内　　　　　　　　　　注意防护　　　　　　　　当心中毒

体检项目：

●上岗前：内科常规检查，神经系统常规检查，皮肤科常规检查。血常规、尿常规、心电图、肝功能。

●在岗期间：内科常规检查，神经系统常规检查，皮肤科常规检查。血常规、尿常规、心电图、肝功能。

体检周期：上岗后开始的3个月每周皮肤常规检查1次，健康检查3年1次；在做相同或相似工作的劳动者中，有多人同时出现异常表现应及时检查。

职业禁忌：中枢神经系统器质性疾病；慢性肝病；过敏性皮肤病。

可能引起的职业病：急性三氯乙烯中毒；三氯乙烯药疹性皮炎。

急救和治疗：

●抢救人员穿戴防护用具，立即将患者移离现场至空气新鲜处，去除污染衣物；注意保暖、安静；皮肤污染或溅入眼内时用流动清水冲洗至少20min；呼吸困难时给氧；立即与医疗急救单位联系抢救。

●急性中毒：积极防治脑水肿和心、肝、肾损害。对心搏和呼吸停止者，立即进行心肺脑复苏术。有脑神经损害者，按神经科治疗原则处理；无特效解毒剂。忌用肾上腺素及其他拟肾上腺素药物。因乙醇可增强三氯乙烯的毒性作用，应避免使用含乙醇的药物，如氢化可的松注射剂等。

●药疹样皮炎：及早合理应用糖皮质激素，积极防治肝损害。

名称：三乙基氯化锡　　　　　　　　　　　　　　　　常见化学毒物信息卡：079

CAS 号：994-31-0

中文名称：三乙基氯化锡（皮）

英文名称：Triethyltin chloride（skin）　　　　　　分子式：(C₂H₅)₃SnCl

理化性质：具有强烈刺激性气味的油状液体或固体。分子量 241，沸点 170.5℃（760mmHg），闪点 56.9℃，蒸气压 1.94mmHg（25℃）。易挥发，蒸气比空气重。难溶于水，易溶于有机溶剂。

职业接触：可见于生产本品及将本品用于制造电缆、油漆、造纸、木材等的防腐剂的过程中。

进入途径：经皮肤、呼吸道和胃肠进入人体。

健康影响：主要损害神经系统，对皮肤、黏膜有刺激作用。

●急性中毒：轻者头痛、头晕、精神萎靡、乏力、多汗、食欲减退、恶心、呕吐。部分可有排尿困难、视物模糊等。早期一般意识清，可有言语增多、失眠等兴奋症状，后期则呈抑制状态，出现嗜睡、表情淡漠、反应迟钝等。重者可突然进入昏迷状态，亦可发生抽搐、明显的精神症状、癫痫大发作等。

●慢性影响：可出现头晕、头痛、乏力、嗜睡、食欲减退等神经衰弱症状。

●皮肤损害：接触性皮炎。

职业接触限值：PC-TWA　0.05mg/m³，PC-STEL　0.1mg/m³

工作场所监测：每月至少检测一次，每半年至少进行一次控制效果评价。

防护设施和个人防护：严加密闭，管道化，负压下操作，提供局部排风和全面通风设施。以有机蒸气形式存在。浓度超标时，按 GB/T 18664—2002 选择适用的呼吸防护用品，如佩戴自吸过滤式防毒面具配防有机蒸气的过滤元件，首选全面罩，穿化学防护服、戴化学防护手套。接触液态物戴防护眼罩，提供淋浴和洗眼设施。工作场所禁止吸烟、饮食。及时换洗工作服。应急救援时必须佩戴自给式空气呼吸器（SCBA）。

工作场所警示标识：　　　　　　

　　　　　　　　　禁止入内　　　　　　　　注意防护　　　　　　　　当心中毒

体检项目：

●上岗前：内科常规检查，皮肤科常规检查，神经系统常规检查及运动功能、病理反射检查。血常规、尿常规、心电图、肝功能、血清电解质。

●在岗期间：内科常规检查，皮肤科常规检查，神经系统常规检查及运动功能、病理反射检查。血常规、尿常规、心电图、肝功能、血清电解质。

体检周期：3 年；在做相同或相似工作的劳动者中，有多人同时出现异常表现应及时检查。

职业禁忌：中枢神经系统器质性疾病。

可能引起的职业病：急性有机锡中毒。

急救和治疗：

●抢救人员须穿戴防护用具；立即将患者移离现场至空气新鲜处，去除污染衣物；注意保暖、安静；皮肤污染时用大量清水或 1：1000 的高锰酸钾液清洗，溅入眼内时用流动清水或生理盐水冲洗，各至少 20min；呼吸困难时给氧，必要时用合适的呼吸器进行人工呼吸；立即与医疗急救单位联系抢救。

●早期应绝对卧床休息，密切观察 5～7 天，对症支持治疗。

●积极预防及治疗脑水肿：早期、足量、短程使用糖皮质激素，也可使用脱水剂、利尿剂等，以防治脑水肿。较重患者用高压氧治疗。

名称：杀螟松　　　　　　　　　　　　　　　　　　　　常见化学毒物信息卡：080

CAS 号：122-14-5

中文名称：杀螟松（皮）　　　　　　　　　　　别　名：杀螟硫磷；杀螟磷；速灭松

英文名称：Sumithion（fenitrothion）（skin）　　　分子式：$C_9H_{12}NO_5PS$

理化性质：淡黄色油状液体，有轻度蒜味。分子量277，熔点0.3℃，沸点140～150℃（13Pa），相对密度（d_4^{25}）1.32，蒸气压 $7.2×10^{-3}kPa$（20℃）。难溶于水，可溶于甲醇、乙醇、苯等有机溶剂。遇高温和碱易分解。

职业接触：可见于生产过程中可能发生的跑、冒、滴、漏现象，以及违章作业或不正常的生产都可能造成职业接触。在无适当防护条件下检修设备，未正确使用防护用品或防护措施操作时；或设备发生故障，农药外溢时；或分装农药防护不周时，都会污染皮肤等。在使用过程中，不遵守安全操作规程可导致中毒。

进入途径：经皮肤、胃肠和呼吸道进入人体。

健康影响：主要损害神经系统。

●急性中毒：轻者头晕、头痛、乏力、恶心、呕吐、多汗、胸闷、视物模糊、瞳孔缩小。进而出现肌束震颤等烟碱样表现。重者还可出现肺水肿、昏迷、呼吸衰竭、脑水肿等。急性中毒1～4天，上述症状基本消失，少数可出现以颈屈肌、肢体近端肌肉、部分脑神经支配的肌肉和呼吸肌无力为主的临床表现。在急性重度和中度中毒后2～4周，胆碱能症状消失，个别可出现迟发性周围神经病。

●慢性影响：可有头晕、头痛、乏力、记忆力减退、多梦、睡眠障碍、恶心、呕吐、多汗、肌束震颤、血胆碱酯酶活性降低等。

职业接触限值：PC-TWA　$1mg/m^3$，PC-STEL　$2mg/m^3$

工作场所监测：每月至少检测一次，每半年至少进行一次控制效果评价。

防护设施和个人防护：严加密闭，提供局部排风设施。以有机蒸气和油性颗粒物形式混合存在。浓度超标时，按 GB/T 18664—2002 选择适用的呼吸防护用品，如佩戴自吸过滤式防毒全面具配防有机蒸气和防油性颗粒物的过滤元件，穿化学防护服、戴化学防护手套。接触液态物戴防护眼罩，提供淋浴和洗眼设施。工作场所禁止吸烟、饮食。及时换洗工作服。应急救援时必须佩戴自给式空气呼吸器（SCBA）。施药时严格执行《农药安全使用规定》及有关法规。农药生产、存放和使用地点应有警示标识。

工作场所警示标识：

　　　　　　　　　禁止入内　　　　　　　　　注意防护　　　　　　　当心中毒

体检项目：

●上岗前：内科常规检查，神经系统常规检查，皮肤科常规检查。血常规、尿常规、心电图、血清 ALT、全血胆碱酯酶活性测定。

●在岗期间：内科常规检查，神经系统常规检查，皮肤科常规检查。血常规、尿常规、心电图、血清 ALT、全血胆碱酯酶活性测定。

体检周期：全血或红细胞胆碱酯酶活性测定每半年1次，健康检查每3年1次。在做相同或相似工作的劳动者中，有多人同时出现异常表现应及时检查。

职业禁忌：严重的皮肤病；全血胆碱酯酶活性明显低于正常者。

可能引起的职业病：急性有机磷杀虫剂中毒。

急救和治疗：

●抢救人员须穿戴防护用具；速将患者移至空气新鲜处，去除污染衣物；注意保暖、安静；用肥皂水彻底清洗污染的皮肤、头发、指甲或伤口。眼部如受污染，应迅速用清水、生理盐水或2%碳酸氢钠溶液冲洗，洗后滴入1%后马托品。呼吸困难时给氧，必要时用合适的呼吸器进行人工呼吸；立即与医疗急救单位联系抢救。

●特效解毒剂：轻度中毒者可单用阿托品等抗胆碱药；中度和重度中毒患者合用阿托品和胆碱酯酶复能剂（氯解磷定、碘解磷定）。两药合并使用时，阿托品剂量应较单用时减少。

●中间期肌无力综合征治疗：应密切观察病情，出现脑神经支配肌肉、颈屈肌或四肢肌力弱者，以对症和支持治疗为主。呼吸肌麻痹时，应立即进行气管插管或气管切开，给予机械通气，以维持呼吸功能。注意保持气道通畅，防治呼吸道感染。

●迟发性周围神经病：治疗原则同神经科，主要给予中、西医对症支持治疗及运动功能的康复锻炼。

●其他对症、支持治疗。

名称：四氯化碳

CAS 号：56-23-5

中文名称：四氯化碳（皮）　　　　　　　　　别　名：四氯甲烷

英文名称：Carbon tetrachloride（skin）　　　　分子式：CCl_4

理化性质：无色易挥发液体，有似氯仿样气味。分子量154，熔点 –23℃，沸点 76.8℃，相对密度（d_4^{20}）1.60，蒸气压 15.26kPa（25℃）。微溶于水，可与乙醇、乙醚混溶。不燃烧。

职业接触：可见于生产本品的过程，氯氟甲烷、氯仿和多种药物的制造过程；用作油漆、脂肪、橡胶、硫磺、树脂等的溶剂的过程；用作有机物的氯化剂、香料的浸出剂、纤维的脱脂剂、灭火剂、熏蒸剂、分析试剂，以及机器零件和电子零件清洗剂等的过程。

进入途径：经呼吸道、皮肤和胃肠进入人体。

健康影响：主要损害中枢神经系统、肝、肾。

●急性中毒：轻者出现头痛、头晕、乏力、眼和上呼吸道刺激症状；步态蹒跚或轻度意识障碍、肝大、压痛和轻度肝功能异常、蛋白尿或血尿和管型尿。重者上述症状加重，可出现昏迷、重度中毒性肝病或重度中毒性肾病。

●慢性影响：可有头晕、眩晕、倦怠无力、记忆力减退、胃肠功能紊乱等。常伴有肝大、肝功能异常，严重者可发展到肝硬化。长期接触，皮肤因脱脂而干燥、脱屑和皲裂，可致接触性皮炎。

职业接触限值：PC-TWA　15mg/m³，PC-STEL　25mg/m³

工作场所监测：每月至少检测一次，每半年至少进行一次控制效果评价。

防护设施和个人防护：严加密闭，提供局部排风和全面通风设施。禁止明火、火花、高热。以有机蒸气形式存在，IDLH 浓度1900mg/m³。浓度超标时，按 GB/T 18664—2002 选择适用的呼吸防护用品，如佩戴自吸过滤式防毒全面具配防有机蒸气的过滤元件，穿化学防护服、戴化学防护手套。接触液态物戴防护眼罩，提供淋浴和洗眼设施。工作场所禁止吸烟、饮食。及时换洗工作服。应急救援时必须佩戴自给式空气呼吸器（SCBA）。

工作场所警示标识：　　　　　　

　　　　　　　　　禁止入内　　　　　　　注意防护　　　　　　当心中毒

体检项目：

●上岗前：内科常规检查。血常规、尿常规、心电图、肝功能、肝脾 B 超。

●在岗期间：内科常规检查，重点检查肝脏。血常规、尿常规、肝功能、肝脾 B 超、心电图、肾功能*。

体检周期：3 年；在做相同或相似工作的劳动者中，有多人同时出现异常表现应及时检查。

职业禁忌：慢性肝病。

可能引起的职业病：急性四氯化碳中毒；中毒性肝病；急性中毒性肾病。

急救和治疗：

●抢救人员须穿戴防护用具；速将患者移至空气新鲜处，去除污染衣物；注意保暖、安静；皮肤污染或溅入眼内时用流动清水充分冲洗至少 20min；呼吸困难时给氧，必要时用合适的呼吸器进行人工呼吸；立即与医疗急救单位联系抢救。

●卧床休息，密切观察 3～4 天。注意尿常规、尿量、血肌酐及肝功能情况，及早发现肝、肾损害征象。早期给氧，给予高热量、高维生素及低脂饮食。

●早期可用乙酰半胱氨酸，以防止或减轻肝、肾损害。也可使用高压氧治疗。

●其他对症和支持治疗，重点防治肝肾损害。

　*表示选检项目。

名称：四乙基铅（按 Pb 计）　　　　　　　　　　　　　常见化学毒物信息卡：082

CAS 号：78-00-2

中文名称：四乙基铅（按 Pb 计）（皮）

英文名称：Tetraethyl lead（as Pb）（skin）　　　　　分子式：$C_8H_{20}Pb$

理化性质：无色略有水果香味的油状液体，易挥发。分子量 323，熔点 -136℃，沸点 200℃，相对密度（d^{16}）1.64。不溶于水，易溶于汽油、煤油、乙醇、乙醚、丙酮、苯、氯仿等有机溶剂。

职业接触：可见于生产、运输和使用本品的过程，配制动力汽油的抗爆剂乙基液的过程，以及加入汽油形成乙基汽油的过程。

进入途径：经呼吸道、皮肤和胃肠进入人体。

健康影响：主要损害神经系统。

●急性中毒：轻者失眠、噩梦、剧烈头痛、头晕，部分患者出现兴奋、急躁、易怒、焦虑不安或癔症型类神经症表现，出现体温、脉搏、血压偏低的"三低征"。重者出现精神运动性兴奋、意识障碍呈谵妄状态、昏迷、癫痫样发作或癫痫持续状态。

●慢性影响：轻者头痛、噩梦、健忘、头晕、乏力、多汗、急躁、易怒、肢体酸痛、性欲减退等类神经症和自主神经功能失调。可出现眼睑、舌肌及手指震颤或腱反射亢进、肝大。重者精神迟钝、记忆力减退、智能降低、情绪淡漠或激动、口中毛发感。也可有精神分裂症表现，出现幻觉及妄想。

职业接触限值：PC-TWA　0.2mg/m³

工作场所监测：每月至少检测一次，每半年至少进行一次控制效果评价。

防护设施和个人防护：严加密闭，尽可能机械化、自动化，提供局部排风设施。以有机蒸气形式存在，IDLH 浓度 40mg/m³。浓度超标时，按 GB/T 18664—2002 选择适用的呼吸防护用品，如佩戴自吸过滤式防毒面具配防有机蒸气的过滤元件，首选全面罩，穿化学防护服、戴化学防护手套。接触液态物戴防护眼罩，提供淋浴和洗眼设施。工作场所禁止吸烟、饮食。及时换洗工作服。应急救援时必须佩戴自给式空气呼吸器（SCBA）。

工作场所警示标识：

禁止入内　　　　　　　　注意防护　　　　　　　　当心中毒

体检项目：

●上岗前：内科常规检查，神经系统常规检查。血常规、尿常规、心电图、血清 ALT。

●在岗期间：内科常规检查，神经系统常规检查。血常规、尿常规、心电图、血清 ALT。

体检周期：3 年；在做相同或相似工作的劳动者中，有多人同时出现异常表现应及时检查。

职业禁忌：中枢神经系统器质性疾病；已确诊并仍需医学监护的精神障碍性疾病。

可能引起的职业病：急性四乙基铅中毒。

急救和治疗：

●抢救人员须穿戴防护用具；速将患者移离现场至空气新鲜处，去除污染衣物；注意保暖、安静；皮肤污染或溅入眼内时用流动清水充分冲洗至少 20min；呼吸困难者给氧，必要时用合适的呼吸器进行人工呼吸；立即与医疗急救单位联系抢救。

●解毒治疗：对急性中毒可使用巯乙胺、依地酸钙钠等络合剂驱铅治疗。

●对症治疗：精神症状或躁动的患者若给予足量的镇静剂及催眠剂尚未能控制，可交替使用几种镇静剂及催眠剂，直到精神运动性兴奋得到控制，以防兴奋过度而衰竭。注意保肝治疗。

名称：**五氯酚及其钠盐**   常见化学毒物信息卡：083

CAS 号：87-86-5（五氯酚），131-52-2（五氯酚钠）

中文名称：五氯酚及其钠盐（皮）   别　名：五氯苯酚

英文名称：Pentachlorophenol and its sodium salts（skin）　　分子式：C_6Cl_5OH（五氯酚）；C_6Cl_5ONa（五氯酚钠）

理化性质：五氯酚为白色单斜结晶，工业品呈灰暗色至棕色。分子量 266，熔点 191℃，沸点 310℃，相对密度（d_4^{16}）1.85。蒸气压 $1.5×10^{-3}$Pa（20℃），微溶于水，溶于有机溶剂和植物油。五氯酚钠工业品呈浅黄色鳞片状结晶。分子量 288，熔点 373℃，相对密度（d_4^{16}）2。易溶于水、醇和丙酮。不溶于石油和苯。

职业接触：生产本品及作为木材、皮革、纺织品、纸张和绳索等生产中的防腐剂的过程；作为甘蔗、菠萝和稻田的除草剂的使用过程，以及杀灭真菌、白蚁、钉螺等时接触本品。

进入途径：经皮肤、呼吸道和胃肠进入人体。

健康影响：主要损害神经、呼吸系统及心、肝、肾。

●急性中毒：轻者乏力、多汗、发热、烦渴，可伴有头晕、头痛、恶心、呕吐、上腹部疼痛和四肢酸痛等。重者体温骤升至40℃以上、烦躁不安、大汗淋漓、呼吸加快、心动过速、意识模糊或昏迷、肌肉强直性痉挛或抽搐，血压初时上升，继之下降，并可发生心、肝、肾损害，甚至因循环衰竭死亡。

●慢性影响：可出现皮肤、眼睛和上呼吸道刺激症状。

●皮肤损害：局部可有轻度疼痛、发红、水疱等。

职业接触限值：PC-TWA　0.3mg/m³

工作场所监测：每月至少检测一次，每半年至少进行一次控制效果评价。

防护设施和个人防护：严加密闭，提供局部排风和全面通风设施。以粉尘和有机蒸气形式混合存在，IDLH 浓度 150mg/m³。浓度超标时，按 GB/T 18664—2002 选择适用的呼吸防护用品，如佩戴自吸过滤式防毒面具配防有机蒸气和防颗粒物的过滤元件，首选全面罩，穿化学防护服、戴化学防护手套。接触液态物戴防护眼罩，提供淋浴和洗眼设施。工作场所禁止吸烟、饮食。及时换洗工作服。应急救援时必须佩戴自给式空气呼吸器（SCBA）。

工作场所警示标识：　

　　　　　　　　　禁止入内　　　　　　　注意防护　　　　　　　当心中毒

体检项目：

●上岗前：内科常规检查，重点检查甲状腺及心血管系统。血常规、尿常规、心电图、血清 ALT、肝脾 B 超。

●在岗期间：内科常规检查，重点检查甲状腺及心血管系统。血常规、尿常规、心电图、血清 ALT、肝脾 B 超。

体检周期：3 年；在做相同或相似工作的劳动者中，有多人同时出现异常表现应及时检查。

职业禁忌：未控制的甲状腺功能亢进症。

可能引起的职业病：急性五氯酚（钠）中毒；化学性皮肤灼伤。

急救和治疗：

●抢救人员须穿戴防护用具；速将患者移离现场至空气新鲜处，去除污染衣物；注意保暖、安静；皮肤污染或溅入眼内时用流动清水充分冲洗至少 20min；呼吸困难者给氧，必要时用合适的呼吸器进行人工呼吸；立即与医疗急救单位联系抢救。

●发热早期即应积极降温，如物理降温、冬眠疗法等。

●维持水和电解质平衡，及时纠正酸中毒。在采用利尿剂和甘露醇等措施以加速五氯酚排出时，更应注意补充液体和电解质。

●重度中毒病例应早期、适量、短程应用糖皮质激素，静脉滴注能量合剂。

●积极防治并发症，如脑水肿、抽搐和焦虑，可分别用甘露醇、苯妥英钠和地西泮等药物治疗。禁用巴比妥类药物、阿托品类药物。

名称：溴甲烷　　　　　　　　　　　　　　　　　　　常见化学毒物信息卡：084

CAS 号：74-83-9

中文名称：溴甲烷（皮）　　　　　　　　　　别　名：甲基溴

英文名称：Methyl bromide（skin）　　　　　　分子式：CH_3Br

理化性质：无色气体。分子量 95，熔点 –94℃，沸点 4℃，相对密度（d_0^0）1.73，蒸气压 243.2kPa（25℃）。微溶于水，溶于醇和醚等有机溶剂，与空气形成爆炸性混合物。

职业接触：生产本品和将本品用作熏蒸剂、灭火剂、冷冻剂，以及化工方面用作甲基化剂时均可接触本品。

进入途径：经呼吸道、胃肠和皮肤进入人体。

健康影响：主要损害神经、呼吸系统，对眼及皮肤、黏膜有刺激作用。

●急性中毒：轻者头痛、头晕、乏力、食欲减退、恶心、呕吐、步态不稳等，并伴有轻度意识障碍或轻度呼吸困难，肺部有少量干、湿啰音。重者出现重度意识障碍或肺水肿。

●慢性影响：表现为头晕、头痛、乏力、记忆力减退等类神经症症状。

●眼、皮肤损害：出现皮炎、瘙痒、疼痛、红斑，重者有水疱或大疱。本品液体可引起眼和皮肤灼伤。

职业接触限值：PC-TWA　2mg/m³

工作场所监测：每月至少检测一次，每半年至少进行一次控制效果评价。

防护设施和个人防护：严加密闭，提供局部排风和全面通风设施。以气体形式存在，IDLH 浓度 7900mg/m³。浓度超标时，按GB/T 18664—2002 选择适用的呼吸防护用品，如佩戴全面罩长管呼吸器、穿化学防护服、戴化学防护手套。接触液态物戴防护眼罩，提供淋浴和洗眼设施。工作场所禁止吸烟、饮食。及时换洗工作服。应急救援时必须佩戴自给式空气呼吸器（SCBA）。

工作场所警示标识：

　　　　　　　　　　禁止入内　　　　　　注意防护　　　　　　　　当心中毒

体检项目：

●上岗前：内科常规检查，神经系统常规检查。血常规、尿常规、心电图、血清 ALT、胸部 X 射线摄片。

●在岗期间：内科常规检查，神经系统常规检查。血常规、尿常规、心电图、血清 ALT、胸部 X 射线摄片。

体检周期：3 年；在做相同或相似工作的劳动者中，有多人同时出现异常表现应及时检查。

职业禁忌：中枢神经系统器质性疾病。

可能引起的职业病：急性溴甲烷中毒；化学性眼灼伤。

急救和治疗：

●抢救人员须穿戴防护用具；速将患者移离现场至空气新鲜处，去除污染衣物；注意保暖、安静；皮肤污染时用大量流动清水冲洗，溅入眼内时用流动清水或生理盐水充分冲洗，各至少 20min；呼吸困难时给氧，必要时用合适的呼吸器进行人工呼吸；立即与医疗急救单位联系抢救。

●对症、支持治疗：早期应用糖皮质激素对防治肺水肿、脑水肿及肾损害有重要作用。

●可试用含巯基的药物，如半胱氨酸与谷胱甘肽。

5

名称：氧乐果

CAS 号：1113-02-6

中文名称：氧乐果（皮）	别 名：氧化乐果
英文名称：Omethoate（skin）	分子式：$C_5H_{12}NO_4PS$

理化性质：淡黄色油状液体。分子量213，沸点约135℃，蒸气压3.3×10⁻³Pa（20℃），相对密度（d_4^{20}）1.32。溶于水、苯、乙醚等有机溶剂。遇碱易分解。

职业接触：可见于在生产过程中可能发生的跑、冒、滴、漏现象，以及违章作业或不正常的生产都可能造成职业接触。在无适当防护条件下检修设备，未正确使用防护用品或防护措施操作时；或设备发生故障，农药外溢时；或分装农药防护不周时，都会污染皮肤等。在使用过程中，不遵守安全操作规程可导致中毒。

进入途径：经皮肤、胃肠和呼吸道进入人体。

健康影响：主要损害神经系统。

●急性中毒：轻者头晕、头痛、乏力、恶心、呕吐、多汗、胸闷、视物模糊、瞳孔缩小。进而出现肌束震颤等烟碱样表现。重者还可出现肺水肿、昏迷、呼吸衰竭、脑水肿等。在急性中毒1～4天，上述症状基本消失，少数可出现颈屈肌、肢体近端肌肉、部分脑神经支配的肌肉和呼吸肌无力为主的临床表现。在急性重度和中度中毒后2～4周，胆碱能症状消失，个别可出现迟发性周围神经病。

●慢性影响：可有头晕、头痛、乏力、记忆力减退、多梦、睡眠障碍、恶心、呕吐、多汗、肌束震颤、血胆碱酯酶活性降低等。

职业接触限值：PC-TWA　0.15mg/m³

工作场所监测：每月至少检测一次，每半年至少进行一次控制效果评价。

防护设施和个人防护：严加密闭，提供局部排风设施。以有机蒸气和油性颗粒物形式混合存在。浓度超标时，按 GB/T 18664—2002 选择适用的呼吸防护用品，如佩戴自吸过滤式防毒全面具配防有机蒸气和防油性颗粒物的过滤元件，穿化学防护服、戴化学防护手套。接触液态物戴防护眼罩，提供淋浴和洗眼设施。工作场所禁止吸烟、饮食。及时换洗工作服。应急救援时必须佩戴自给式空气呼吸器（SCBA）。施药时严格执行《农药安全使用规定》及有关法规。农药生产、存放和使用地点应有警示标识。

工作场所警示标识：　　　　　　

　　　　　　　禁止入内　　　　　　　注意防护　　　　　　当心中毒

体检项目：
●上岗前：内科常规检查，神经系统常规检查，皮肤科常规检查。血常规、尿常规、心电图、血清 ALT、全血胆碱酯酶活性测定。
●在岗期间：内科常规检查，神经系统常规检查，皮肤科常规检查。血常规、尿常规、心电图、血清 ALT、全血胆碱酯酶活性测定。

体检周期：全血或红细胞胆碱酯酶活性测定每半年1次，健康检查每3年1次。在做相同或相似工作的劳动者中，有多人同时出现异常表现应及时检查。

职业禁忌：严重的皮肤病；全血胆碱酯酶活性明显低于正常者。

其他可能引起的职业病：急性有机磷杀虫剂中毒。

急救和治疗：
●抢救人员须穿戴防护用具；速将患者移至空气新鲜处，去除污染衣物；注意保暖、安静；用肥皂水彻底清洗污染的皮肤、头发、指甲或伤口。眼部如受污染，应迅速用清水、生理盐水或2%碳酸氢钠溶液冲洗，洗后滴入1%后马托品。呼吸困难时给氧，必要时用合适的呼吸器进行人工呼吸；立即与医疗急救单位联系抢救。
●特效解毒剂：中毒者可以单用阿托品等抗胆碱药治疗为主；中度和重度中毒患者合用阿托品和胆碱酯酶复能剂（氯解磷定、碘解磷定）。两药合并使用时，阿托品剂量应较单用时减少。
●中间期肌无力综合征治疗：应密切观察病情，出现脑神经支配肌肉、颈屈肌或四肢肌力弱者，以对症和支持治疗为主。呼吸肌麻痹时，应立即进行气管插管或气管切开，给予机械通气，以维持呼吸功能。注意保持气道通畅，防治呼吸道感染。
●迟发性周围神经病：治疗原则同神经科，主要给予中、西医对症支持治疗及运动功能的康复锻炼。
●其他对症、支持治疗。

名称：一甲胺（甲胺）　　　　　　　　　　　　　　　　　常见化学毒物信息卡：086

CAS 号：74-89-5

中文名称：一甲胺　　　　　　　　　　　　别　　名：氨基甲烷；甲胺

英文名称：Monomethylamine　　　　　　　分子式：CH_5N

理化性质：无色有氨样气味的易燃气体。分子量31，熔点 –93.5℃，沸点 –6.3℃，相对密度（d_4^{70}）0.77，蒸气压202.6kPa（25℃）。易溶于水、乙醇、乙醚。与空气形成爆炸性混合物。

职业接触：生产本品和用于制药（磺胺、异丙嗪、咖啡因等）时，用作橡胶硫化促进剂，以及染料、炸药、杀虫剂、制革、有机合成、脱漆剂、涂料及添加剂的生产过程可接触本品。

进入途径：经呼吸道、皮肤进入人体。

健康影响：主要损害呼吸系统，对皮肤、黏膜有刺激和腐蚀作用。

● 急性中毒：轻者眼结膜、咽部充血；头痛、头晕、咳嗽、咳痰、声音嘶哑、胸闷、呼吸困难、意识障碍等。重者可发生化学性肺炎、肺水肿，甚至进展为急性呼吸窘迫综合征而死亡。

● 化学性灼伤：溅入眼内能引起畏光、流泪、眼睑红肿、结膜充血，以及视物模糊、眼异物感，重者失明、眼睑不能睁开、疼痛等。还可有咽干、咽痛等呼吸道灼伤，也可见到口腔溃疡及腹痛、呕吐、黑便等消化道灼伤症状。皮肤灼伤常见于颜面、颈、胸、躯干、腹部、会阴及四肢，分度多为Ⅰ～Ⅱ度。

职业接触限值：PC-TWA　5mg/m³，PC-STEL　10mg/m³

工作场所监测：每月至少检测一次，每半年至少进行一次控制效果评价。

防护设施和个人防护：严加密闭，提供局部排风和全面通风设施。禁止明火、火花、高热。使用防爆电器和照明设备。穿防静电服。以有机碱性气体形式存在，IDLH 浓度130mg/m³。浓度超标时，按 GB/T 18664—2002 选择适用的呼吸防护用品，如佩戴自吸过滤式防毒全面具配防有机胺的过滤元件，穿化学防护服、戴化学防护手套。接触液态物戴防护眼罩，提供淋浴和洗眼设施。工作场所禁止吸烟、饮食。及时换洗工作服。应急救援时必须佩戴自给式空气呼吸器（SCBA）。

工作场所警示标识：　　　　　　　

　　　　　禁止入内　　　　　　　　　　　注意防护　　　　　　　　当心中毒

体检项目：

● 上岗前：内科常规检查，重点检查呼吸系统。血常规、尿常规、心电图、血清 ALT、胸部 X 射线摄片、肺功能。

● 在岗期间：内科常规检查，重点检查呼吸系统。血常规、尿常规、心电图、血清 ALT、胸部 X 射线摄片、肺功能。

体检周期：3 年；在做相同或相似工作的劳动者中，有多人同时出现异常表现应及时检查。

职业禁忌：慢性阻塞性肺疾病；支气管哮喘；慢性间质性肺疾病。

可能引起的职业病：急性一甲胺中毒；化学性眼灼伤；化学性皮肤灼伤。

急救和治疗：

● 抢救人员须穿戴防护用具。立即将中毒者移至空气新鲜处，脱去污染的衣物，用流动清水冲洗污染的皮肤至少 20min，溅入眼内时用流动清水或生理盐水充分冲洗至少 20min；呼吸困难时给氧，必要时用合适的呼吸器进行人工呼吸；立即与医疗急救单位联系抢救。

● 静卧、吸氧，密切观察，必要时可给予镇静剂。

● 超声雾化吸入：以缓解喉头水肿和支气管痉挛，改善通气，缓解肺水肿。

● 糖皮质激素应用：对重症患者，尤其是有肺水肿指征者，应早期、短程、足量使用糖皮质激素或联合使用莨菪碱类药物。

● 抗生素的应用：宜早期联合用药，及早送痰培养，根据培养结果再调整抗生素种类和用量。

● 气管切开疗法：对出现进行性呼吸困难、发绀、窒息者，应立即进行气管切开术，并用高频机械呼吸机或人工加压呼吸器进行加压给氧抢救。

● 眼部处理：用大量清水冲洗眼部后，尽快用 3% 硼酸溶液大量冲洗结膜囊，并由眼科医师处理。

● 其他对症、支持治疗。

名称：二甲胺

CAS 号：124-40-3

中文名称：二甲胺

英文名称：Dimethylamine　　　　　　　　　　分子式：C_2H_7N

理化性质：无色有氨味易燃气体，偶尔有烂鱼味。分子量 45，熔点 -92.2℃，沸点 6.9℃，相对密度（d_4^{20}）0.65，蒸气压 202.6kPa（10℃）。易溶于水，溶于乙醇、乙醚。与空气形成爆炸性混合物。

职业接触：生产本品和用于制药（磺胺、异丙嗪、咖啡因等）时，用作橡胶硫化促进剂，以及染料、炸药、杀虫剂、制革和有机合成、脱漆剂、涂料和添加剂的生产过程可接触本品。

进入途径：经呼吸道、皮肤进入人体。

健康影响：主要损害呼吸系统，对皮肤、黏膜有刺激和腐蚀作用。

●急性中毒：轻者眼结膜、咽部充血；头痛、头晕、咳嗽、咳痰、声音嘶哑、胸闷、呼吸困难、意识障碍等。重者可发生化学性肺炎、肺水肿，甚至进展为急性呼吸窘迫综合征而死亡。

●化学性灼伤：溅入眼内能引起畏光、流泪、眼睑红肿、结膜充血，以及视物模糊、眼异物感，重者失明、眼睑不能睁开、疼痛等。还可有咽干、咽痛等呼吸道灼伤，也可见到口腔溃疡及腹痛、呕吐、黑便等消化道灼伤症状。皮肤灼伤常见于颜面、颈、胸、躯干、腹部、会阴及四肢，分度多为Ⅰ～Ⅱ度。

职业接触限值：PC-TWA　5mg/m³，PC-STEL　10mg/m³

工作场所监测：每月至少检测一次，每半年至少进行一次控制效果评价。

防护设施和个人防护：严加密闭，提供局部排风和全面通风设施。禁止明火、火花、高热。使用防爆电器和照明设备。穿防静电服。以有机碱性气体形式存在，IDLH 浓度 3700mg/m³。浓度超标时，按 GB/T 18664—2002 选择适用的呼吸防护用品，如佩戴自吸过滤式防毒全面具配防有机胺的过滤元件，穿化学防护服、戴化学防护手套。接触液态物戴防护眼罩，提供淋浴和洗眼设施。工作场所禁止吸烟、饮食。及时换洗工作服。应急救援时必须佩戴自给式空气呼吸器（SCBA）。

工作场所警示标识：

　　　　　　　　禁止入内　　　　　　　　　注意防护　　　　　　　　当心中毒

体检项目：

●上岗前：内科常规检查，重点检查呼吸系统。血常规、尿常规、心电图、血清 ALT、胸部 X 射线摄片、肺功能。

●在岗期间：内科常规检查，重点检查呼吸系统。血常规、尿常规、心电图、血清 ALT、胸部 X 射线摄片、肺功能。

体检周期：3 年；在做相同或相似工作的劳动者中，有多人同时出现异常表现应及时检查。

职业禁忌：慢性阻塞性肺疾病；支气管哮喘；慢性间质性肺疾病。

可能引起的职业病：急性二甲胺中毒；化学性眼灼伤；化学性皮肤灼伤。

急救和治疗：

●抢救人员须穿戴防护用具。立即将中毒者移至空气新鲜处，脱去污染的衣物，用流动清水冲洗污染的皮肤至少 20min，溅入眼内时用流动清水或生理盐水充分冲洗至少 20min；呼吸困难时给氧，必要时用合适的呼吸器进行人工呼吸；立即与医疗急救单位联系抢救。

●静卧、吸氧，密切观察，必要时可给予镇静剂。

●超声雾化吸入：以缓解喉头水肿和支气管痉挛，改善通气，缓解肺水肿。

●糖皮质激素应用：对重症患者，尤其是有肺水肿指征者，应早期、足量使用糖皮质激素。

●抗生素的应用：宜早期联合用药，可给予氨苄西林加庆大霉素，或加阿米卡星，及早送痰培养，根据培养结果再调整抗生素种类和用量。

●气管切开疗法：对出现进行性呼吸困难、三凹征、发绀、窒息者，应立即进行气管切开术，并用高频机械呼吸机或人工加压呼吸器进行加压给氧抢救。

●眼部处理：用大量清水冲洗眼部后，尽快用 3% 硼酸溶液大量冲洗结膜囊，症状轻者用 0.25% 氯霉素眼药水滴眼，每 2h 一次；0.5% 醋酸可的松眼药水滴眼，每日 3 次；0.5% 红霉素眼膏涂眼，每日 2 次，并避光休息。重者除上述治疗外，短期内加用 1% 地卡因滴眼，每日 2 次；给予维生素 C、庆大霉素等。也可行球结膜下注射、散瞳剂包扎双眼等治疗。

●其他对症支持、疗法。

名称：三甲胺　　　　　　　　　　　　　　　常见化学毒物信息卡：088

CAS 号：75-50-3

中文名称：三甲胺

英文名称：Trimethylamine；TMA　　　　　　分子式：C_3H_9N

理化性质：无色有鱼油臭的易燃气体。分子量 59，熔点 –117.1℃，沸点 3℃，相对密度（d_4^{20}）0.66，蒸气压 101.3kPa（2.9℃）。易溶于水，溶于乙醇、乙醚。呈强碱性，与酸、氧化剂等起剧烈反应。

职业接触：在本品生产和将本品用于制造表面活性剂、离子交换树脂、胆碱盐、促进动物生长的激素，以及用作脱漆剂、涂料和添加剂等的过程中可接触本品。

进入途径：经呼吸道、皮肤进入人体。

健康影响：主要损害呼吸系统，对皮肤、黏膜有刺激和腐蚀作用。

●急性中毒：可有头痛、头晕、咳嗽、咳痰、声音嘶哑、胸闷、呼吸困难、意识障碍等。重者可发生化学性肺炎、肺水肿，甚至进展为急性呼吸窘迫综合征而死亡。

●化学性灼伤：浓三甲胺水溶液能引起皮肤剧烈的烧灼感和潮红。可有咽干、咽痛等呼吸道症状。溅入眼内能引起畏光、流泪、眼睑红肿、结膜充血，以及视物模糊、眼异物感，重者失明、眼睑不能睁开、疼痛等。也可见到口腔溃疡及腹痛、呕吐、黑便等消化道灼伤症状。

●慢性影响：长期接触可有眼、鼻、咽喉干燥不适。

职业接触限值：（美国）TWA　24mg/m³，STEL　36mg/m³

工作场所监测：每月至少检测一次，每半年至少进行一次控制效果评价。

防护设施和个人防护：严加密闭，提供局部排风和全面通风设施。以有机碱性气体形式存在。浓度超标时，按 GB/T 18664—2002 选择适用的呼吸防护用品，如佩戴自吸过滤式防毒全面具配防有机胺的过滤元件，穿化学防护服、戴化学防护手套。接触液态物戴防护眼罩，提供淋浴和洗眼设施。工作场所禁止吸烟、饮食。及时换洗工作服。应急救援时必须佩戴自给式空气呼吸器（SCBA）。

工作场所警示标识：

　　　　　　　　　禁止入内　　　　　　　注意防护　　　　　　　当心中毒

体检项目：

●上岗前：内科常规检查，重点检查呼吸系统。血常规、尿常规、心电图、血清 ALT、胸部 X 射线摄片、肺功能。

●在岗期间：内科常规检查，重点检查呼吸系统。血常规、尿常规、心电图、血清 ALT、胸部 X 射线摄片、肺功能。

体检周期：3 年；在做相同或相似工作的劳动者中，有多人同时出现异常表现应及时检查。

职业禁忌：慢性阻塞性肺疾病；支气管哮喘；慢性间质性肺疾病。

可能引起的职业病：急性三甲胺中毒；化学性眼灼伤；化学性皮肤灼伤。

急救和治疗：

●抢救人员须穿戴防护用具。立即将中毒者移至空气新鲜处，脱去污染的衣物，用流动清水冲洗污染的皮肤至少 20min，溅入眼内时用流动清水或生理盐水充分冲洗至少 20min；呼吸困难者给氧，必要时用合适的呼吸器进行人工呼吸；立即与医疗急救单位联系抢救。

●静卧、吸氧，密切观察，必要时可给予镇静剂。

●超声雾化吸入：以缓解喉头水肿和支气管痉挛，改善通气，缓解肺水肿。

●糖皮质激素应用：对重症患者，尤其是有肺水肿指征者，应早期、足量使用糖皮质激素。

●抗生素的应用：宜早期联合用药，可给予氨苄西林加庆大霉素，或加阿米卡星，及早送痰培养，根据培养结果再调整抗生素种类和用量。

●气管切开疗法：对出现进行性呼吸困难、三凹征、发绀、窒息者，应立即进行气管切开术，并用高频机械呼吸机或机械呼吸机或人工加压呼吸器进行加压给氧抢救。

●眼部处理：用大量清水冲洗眼部后，尽快用 3% 硼酸溶液大量冲洗结膜囊，症状轻者用 0.25% 氯霉素眼药水滴眼，每 2h 一次；0.5% 醋酸可的松眼药水滴眼，每日 3 次；0.5% 红霉素眼膏涂眼，每日 2 次，并避光休息。重者除上述治疗外，短期内加用 1% 地卡因滴眼，每日 2 次；给予维生素 C、庆大霉素等。也可球结膜下注射、散瞳剂包扎双眼等治疗。

●其他对症、支持疗法。

名称：乙二胺

CAS 号：107-15-3

中文名称：乙二胺（皮） 别　名：1,2-二氨基乙烷

英文名称：Ethylenediamine（skin） 分子式：$C_2H_8N_2$

理化性质：无色或微黄色透明黏稠液体，有类似氨的气味。分子量 60，熔点 8.5℃，沸点 116.1℃，相对密度（d_{20}^{20}）0.8995，蒸气压 1.33kPa（21.5℃）。易溶于水、醇，微溶于乙醚，不溶于苯。

职业接触：生产本品的过程，合成树脂、制造高级绝缘漆、染料、涂料、橡胶硫化促进剂、农药中间体的生产过程，以及用作纤维蛋白等的溶剂、乳化剂、环氧树脂固化剂等过程可接触本品。

进入途径：经呼吸道、皮肤进入人体。

健康影响：主要损害呼吸系统，对皮肤、黏膜有刺激作用。

●急性中毒：轻者头痛、头晕、全身不适、口渴、咳嗽、胸闷、胸部束带感、呼吸急促，有时不能平卧，重者口吐白沫、抽搐、血压下降，休克，可因呼吸衰竭死亡，可伴有肝肾损害。

●支气管哮喘：少数敏感者接触后可引起过敏性哮喘。

●皮肤、黏膜损害：直接接触皮肤，可致水疱、溃疡及湿疹样改变，可引起眼部损害。

职业接触限值：PC-TWA　4mg/m³，PC-STEL　10mg/m³

工作场所监测：每月至少检测一次，每半年至少进行一次控制效果评价。

防护设施和个人防护：严加密闭，提供局部排风和全面通风设施。以有机蒸气形式存在，IDLH 浓度 5000mg/m³。浓度超标时，按 GB/T 18664—2002 选择适用的呼吸防护用品，如佩戴自吸过滤式防毒全面具配防有机蒸气的过滤元件、穿化学防护服、戴化学防护手套。接触液态物戴防护眼罩，提供淋浴和洗眼设施。工作场所禁止吸烟、饮食。及时换洗工作服。应急救援时必须佩戴自给式空气呼吸器（SCBA）。

工作场所警示标识：

禁止入内　　　　　　　注意防护　　　　　　当心中毒

体检项目：

●上岗前：内科常规检查，皮肤科常规检查。血常规、尿常规、心电图、血清 ALT、胸部 X 射线摄片。

●在岗期间：内科常规检查，皮肤科常规检查。血常规、尿常规、肝功能、肾功能、胸部 X 射线摄片、肺功能、心电图、肝脾 B 超。

体检周期：1 年；在做相同或相似工作的劳动者中，有多人同时出现异常表现应及时检查。

职业禁忌：慢性呼吸系统疾病；慢性皮肤疾病；过敏性体质；严重的肝、肾疾病。

可能引起的职业病：急性乙二胺中毒；职业性哮喘。

急救和治疗：

●抢救人员须穿戴防护用具；速将患者移离现场至空气新鲜处，去除污染衣物；注意保暖、安静；皮肤污染时用大量清水或弱酸性水清洗，溅入眼内时用流动清水或生理盐水冲洗，各至少 20min；呼吸困难者给氧，必要时用合适的呼吸器进行人工呼吸；立即与医疗急救单位联系抢救。

●可给予地塞米松、止咳祛痰、抗感染等对症治疗。

●给予脱敏治疗。

名称：乙酰甲胺磷　　　　　　　　　　　　　　　常见化学毒物信息卡：090

CAS 号：30560-19-1

中文名称：乙酰甲胺磷（皮）　　　　　　　　　别　名：高灭磷；益土磷；杀虫磷；酰胺磷

英文名称：Acephate（skin）　　　　　　　　　分子式：$C_4H_{10}NO_3PS$

理化性质：纯品为白色结晶，工业品为白色吸湿性固体。有刺激性气味。分子量183，熔点91～92℃（纯品）、70～80℃（工业品），沸点147℃，相对密度1.35，蒸气压$2.3×10^{-4}Pa$。易溶于水、甲醇、乙醇、丙酮、二氯甲烷等溶剂。遇碱易分解。

职业接触：可见于生产过程中可能发生的跑、冒、滴、漏现象，以及违章作业或不正常的生产都可能造成职业接触。在无适当防护条件下检修设备，未正确使用防护用品或防护措施操作时；或设备发生故障，农药外溢时；或分装农药防护不周时，都会污染皮肤等。在使用过程中，不遵守安全操作规程可导致中毒。

进入途径：经皮肤、胃肠和呼吸道进入人体。

健康影响：主要损害神经系统。

●急性中毒：轻者头晕、头痛、乏力、恶心、呕吐、多汗、胸闷、视物模糊、瞳孔缩小。进而出现肌束震颤等烟碱样表现。重者还可出现肺水肿、昏迷、呼吸衰竭、脑水肿等。在急性中毒1～4天，上述症状基本消失，少数可出现颈屈肌、肢体近端肌肉、部分脑神经支配的肌肉和呼吸肌无力为主的临床表现。在急性重度和中度中毒后2～4周，胆碱能症状消失，个别可出现迟发性周围神经病。

●慢性影响：可有头晕、头痛、乏力、记忆力减退、多梦、睡眠障碍、恶心、呕吐、多汗、肌束震颤、血胆碱酯酶活性降低等。

职业接触限值：PC-TWA　0.3mg/m³

工作场所监测：每月至少检测一次，每半年至少进行一次控制效果评价。安装报警器。

防护设施和个人防护：严加密闭，提供局部排风设施。以有机蒸气和油性颗粒物形式混合存在。浓度超标时，按GB/T 18664—2002选择适用的呼吸防护用品，如佩戴自吸过滤式防毒全面具配防有机蒸气和防油性颗粒物的过滤元件，穿化学防护服、戴化学防护手套。接触液态物戴防护眼罩，提供淋浴和洗眼设施。工作场所禁止吸烟、饮食。及时换洗工作服。应急救援时必须佩戴自给式空气呼吸器（SCBA）。施药时严格执行《农药安全使用规定》及有关法规。农药生产、存放和使用地点应有警示标识。

工作场所警示标识：　

　　　　　　禁止入内　　　　　　　　注意防护　　　　　　　当心中毒

5

体检项目：

●上岗前：内科常规检查，神经系统常规检查，皮肤科常规检查。血常规、尿常规、心电图、血清 ALT、全血胆碱酯酶活性测定。

●在岗期间：内科常规检查，神经系统常规检查，皮肤科常规检查。血常规、尿常规、心电图、血清 ALT、全血胆碱酯酶活性测定。

体检周期：全血或红细胞胆碱酯酶活性测定每半年1次，健康检查每3年1次。在做相同或相似工作的劳动者中，有多人同时出现异常表现应及时检查。

职业禁忌：严重的皮肤病；全血胆碱酯酶活性明显低于正常者。

可能引起的职业病：急性有机磷杀虫剂中毒。

急救和治疗：

●抢救人员须穿戴防护用具；速将患者移至空气新鲜处，去除污染衣物；注意保暖、安静；用肥皂水彻底清洗污染的皮肤、头发、指甲或伤口。眼部如受污染，应迅速用清水、生理盐水或2%碳酸氢钠溶液冲洗，洗后滴入1%后马托品。呼吸困难者给氧，必要时用合适的呼吸器进行人工呼吸；立即与医疗急救单位联系抢救。

●特效解毒剂：轻度中毒者可单用阿托品等抗胆碱药；中度和重度中毒患者，合用阿托品和胆碱酯酶复能剂（氯解磷定、碘解磷定）。两药合并使用时，阿托品剂量应较单用时减少。

●中间期肌无力综合征治疗：应密切观察病情，出现脑神经支配肌肉、颈屈肌或四肢肌力弱者，以对症和支持治疗为主。呼吸肌麻痹时，应立即进行气管插管或气管切开，给予机械通气，以维持呼吸功能。注意保持气道通畅，防治呼吸道感染。

●迟发性周围神经病：治疗原则同神经科，主要给予中、西医对症支持治疗及运动功能的康复锻炼。

●其他对症、支持治疗。

名称：异稻瘟净   常见化学毒物信息卡：091

CAS 号：26087-47-8

中文名称：异稻瘟净（皮）   别　名：克打净 P

英文名称：Kitazine p；IBP（skin）   分子式：C₁₃H₂₁O₃PS

理化性质：无色或淡黄色有臭味的液体或固体。分子量288，熔点 22.5 ～ 23.8℃，沸点 126℃（5Pa），蒸气压 5Pa（126℃）。不溶于水，易溶于多数有机溶剂。受热分解，放出磷、硫的氧化物等毒性气体。

职业接触：可见于生产过程中可能发生的跑、冒、滴、漏现象，以及违章作业或不正常的生产都可能造成职业接触。在无适当防护条件下检修设备，未正确使用防护用品或防护措施操作时；或设备发生故障，农药外溢时；或分装农药防护不周时，都会污染皮肤等。在使用过程中，不遵守安全操作规程可导致中毒。

进入途径：经皮肤、胃肠和呼吸道进入人体。

健康影响：主要损害神经系统。

●急性中毒：轻者头晕、头痛、乏力、恶心、呕吐、多汗、胸闷、视物模糊、瞳孔缩小。进而出现肌束震颤等烟碱样表现。重者还可出现肺水肿、昏迷、呼吸衰竭、脑水肿等。在急性中毒 1 ～ 4 天，上述症状基本消失，少数可出现颈屈肌、肢体近端肌肉、部分脑神经支配的肌肉和呼吸肌无力为主的临床表现。在急性重度和中度中毒后 2 ～ 4 周，胆碱能症状消失，个别可出现迟发性周围神经病。

●慢性影响：可有头晕、头痛、乏力、记忆力减退、多梦、睡眠障碍、恶心、呕吐、多汗、肌束震颤、血胆碱酯酶活性降低等。

职业接触限值：PC-TWA　2mg/m³，PC-STEL　5mg/m³

工作场所监测：每月至少检测一次，每半年至少进行一次控制效果评价。

防护设施和个人防护：严加密闭，提供局部排风设施。以有机蒸气和油性颗粒物形式混合存在。浓度超标时，按 GB/T 18664—2002 选择适用的呼吸防护用品，如佩戴自吸过滤式防毒全面具配防有机蒸气和防油性颗粒物的过滤元件，穿化学防护服、戴化学防护手套。接触液态物戴防护眼罩，提供淋浴和洗眼设施。工作场所禁止吸烟、饮食。及时换洗工作服。应急救援时必须佩戴自给式空气呼吸器（SCBA）。施药时严格执行《农药安全使用规定》及有关法规。农药生产、存放和使用地点应有警示标识。

工作场所警示标识：

　　　　禁止入内　　　　　　　　　注意防护　　　　　　　　当心中毒

体检项目：

●上岗前：内科常规检查，神经系统常规检查，皮肤科常规检查。血常规、尿常规、心电图、血清 ALT、全血胆碱酯酶活性测定。

●在岗期间：内科常规检查，神经系统常规检查，皮肤科常规检查。血常规、尿常规、心电图、血清 ALT、全血胆碱酯酶活性测定。

体检周期：全血或红细胞胆碱酯酶活性测定每半年 1 次，健康检查每 3 年 1 次。在做相同或相似工作的劳动者中，有多人同时出现异常表现应及时检查。

职业禁忌：严重的皮肤病；全血胆碱酯酶活性明显低于正常者。

可能引起的职业病：急性有机磷杀虫剂中毒。

急救和治疗：

●抢救人员须穿戴防护用具；速将患者移至空气新鲜处，去除污染衣物；注意保暖、安静；用肥皂水彻底清洗污染的皮肤、头发、指甲或伤口。眼部如受污染，应迅速用清水、生理盐水或2% 碳酸氢钠溶液冲洗，洗后滴入 1% 后马托品。呼吸困难时给氧，必要时用合适的呼吸器进行人工呼吸；立即与医疗急救单位联系抢救。

●特效解毒剂：轻度中毒者可单用阿托品等抗胆碱药；中度和重度中毒患者，合用阿托品和胆碱酯酶复能剂（氯解磷定、碘解磷定）。两药合并使用时，阿托品剂量应较单用时减少。

●中间期肌无力综合征治疗：应密切观察病情，出现脑神经支配肌肉、颈屈肌或四肢肌力弱者，以对症和支持治疗为主。呼吸肌麻痹时，应立即进行气管插管或气管切开，给予机械通气，以维持呼吸功能。注意保持气道通畅，防治呼吸道感染。

●迟发性周围神经病：治疗原则同神经科，主要给予中、西医对症支持治疗及运动功能的康复锻炼。

●其他对症、支持治疗。

名称：正己烷

CAS 号：110-54-3

中文名称：正己烷（皮）

英文名称：*n*-Hexane（skin）　　　　　　　分子式：C_6H_{14}

理化性质：微有异臭的无色易挥发、易燃、透明液体。分子量 86，熔点 –95℃，沸点 68.7℃，相对密度（d_4^{20}）0.66，蒸气压 16kPa（20℃）。不溶于水，溶于醚和醇。

职业接触：从石油馏分、天然气中分离正己烷时；以及作为溶剂，特别是在提取植物油和作为合成橡胶溶剂、化学试剂、涂料稀释剂及低温温度计的溶液时可接触本品。

进入途径：经呼吸道、皮肤和胃肠进入人体。

健康影响：主要损害神经系统，对皮肤、黏膜有刺激作用。

●急性中毒：吸入高浓度可引起头痛、头晕、恶心、共济失调等中枢神经系统麻醉症状，重者昏迷。对眼和上呼吸道有刺激。

●慢性中毒：可引起多发性周围神经病，起病隐匿而缓慢。轻者表现为肢体麻木、疼痛，下肢沉重感，可伴有手足发凉多汗、食欲减退、体重减轻、头晕、头痛等。肢体远端出现对称性分布的痛觉、触觉或音叉振动觉障碍，同时伴有跟腱反射减弱或消失，下肢肌力减退，神经 - 肌电图显示神经源性损害；重者四肢远端肌肉明显萎缩，并影响运动功能。

职业接触限值：PC-TWA　100mg/m³，PC-STEL　180mg/m³

工作场所监测：每月至少检测一次，每半年至少进行一次控制效果评价。

防护设施和个人防护：严加密闭，提供局部排风和全面通风设施。禁止明火、火花、高热。使用防爆电器和照明设备。以有机蒸气形式存在，IDLH 浓度 18 000mg/m³。浓度超标时，按 GB/T 18664—2002 选择适用的呼吸防护用品，如佩戴自吸过滤式防毒面具配防有机蒸气的过滤元件，首选全面罩，穿化学防护服、戴化学防护手套。接触液态物戴防护眼罩，提供淋浴和洗眼设施。工作场所禁止吸烟、饮食。及时换洗工作服。应急救援时必须佩戴自给式空气呼吸器（SCBA）。

工作场所警示标识：

　　　　　　　禁止入内　　　　　　　　注意防护　　　　　　　当心中毒

体检项目：

●上岗前：内科常规检查，神经系统常规检查及肌力、共济运动检查。血常规、尿常规、心电图、血清 ALT、血糖。

●在岗期间：内科常规检查，神经系统常规检查及肌力、共济运动检查。血常规、尿常规、血糖、心电图、神经 - 肌电图*。

体检周期：1 年；在做相同或相似工作的劳动者中，有多人同时出现异常表现应及时检查。

职业禁忌：多发性周围神经病。

可能引起的职业病：慢性正己烷中毒。

急救和治疗：

●抢救人员穿戴防护用具，立即将患者移离现场至空气新鲜处，去除污染衣物；注意保暖、安静；皮肤污染或溅入眼内时用流动清水冲洗至少 20min；呼吸困难时给氧，必要时用合适的呼吸器进行人工呼吸；立即与医疗急救单位联系抢救。

●对症治疗：按周围神经病治疗原则处理，包括药物、理疗、针灸、体疗等综合治疗。

●积极进行功能锻炼等。

　　*表示选检项目。

名称：苯酚　　　　　　　　　　　　　　　　　　　　　常见化学毒物信息卡：093

CAS 号：108-95-2

中文名称：苯酚（皮）　　　　　　　　　　　别　名：羟酚苯；石炭酸

英文名称：Phenol（skin）　　　　　　　　　　分子式：C_6H_5OH

理化性质：白色半透明针状结晶，具有特殊的芳香气味。在光和空气下可呈现淡红色。分子量94，熔点41℃，沸点182℃，相对密度（d_4^{20}）1.07，蒸气压46Pa（25℃）。溶于水及氯仿、乙醇、乙醚等有机溶剂。

职业接触：主要用于制造酚醛树脂、己内酰胺、炸药、肥料、油漆、除漆剂、橡胶和木材防腐剂等。也可用于石油、制革、造纸、肥皂、玩具、香料、染料等工业。医药上用作止痒剂、消毒剂、防腐剂等。在酚的生产和应用过程中，均有接触机会。

进入途径：经皮肤、呼吸道和胃肠进入人体。

健康影响：主要损害呼吸系统及肝、肾，对皮肤、黏膜有强烈刺激和腐蚀作用。

●急性中毒：头痛、头晕、恶心、无力等，可出现肝肾损害或溶血；重者表现为昏迷、抽搐、休克、急性肾衰竭等。

●慢性影响：头痛、头晕、失眠、易激动、恶心、呕吐、吞咽困难、食欲缺乏、唾液分泌增多和腹泻等，少数可有肝损害。

●眼、皮肤损害：溅入眼内，可引起结膜和角膜损伤。可致接触性皮炎；皮肤出现红斑或呈无痛性苍白色，重者皮肤腐蚀和坏死。

职业接触限值：PC-TWA　10mg/m³

工作场所监测：每月至少检测一次，每半年至少进行一次控制效果评价。

防护设施和个人防护：严加密闭，尽可能采取隔离操作，提供局部排风设施。本品以粉尘和有机蒸气形式混合存在。浓度超标时，按GB/T 18664—2002选择适用的呼吸防护用品，如佩戴自吸过滤式防毒面具配防有机蒸气和防颗粒物的过滤元件，首选全面罩，穿化学防护服、戴化学防护手套。接触液态物戴防护眼罩，提供淋浴和洗眼设施。工作场所禁止吸烟、饮食。及时换洗工作服。应急救援时必须佩戴自给式空气呼吸器（SCBA）。

工作场所警示标识：　　　　　　

　　　　　　　　　　禁止入内　　　　　　　　注意防护　　　　　　　当心中毒

体检项目：

●上岗前：内科常规检查，神经系统常规检查，皮肤科常规检查。血常规、尿常规、心电图、血清ALT、网状红细胞、肾功能。

●在岗期间：内科常规检查，神经系统常规检查，皮肤科常规检查。血常规、尿常规、肝功能、网状红细胞、肾功能、心电图、肝脾B超、尿酚*。

体检周期：3年；在做相同或相似工作的劳动者中，有多人同时出现异常表现应及时检查。

职业禁忌：慢性肾脏疾病；严重的皮肤病。

可能引起的职业病：急性酚中毒；化学性皮肤灼伤；化学性眼灼伤。

急救和治疗：

●抢救人员须穿戴防护用具；立即将患者移离现场至空气新鲜处，去除污染衣物；注意保暖、安静；皮肤污染时用聚乙烯乙二醇或聚乙烯乙二醇和乙醇混合液抹洗，然后用水彻底清洗；或用大量流动清水冲洗。溅入眼内时用流动清水或生理盐水冲洗至少20min；呼吸困难时给氧，必要时用合适的呼吸器进行人工呼吸；立即与医疗急救单位联系抢救。

●根据病情，给予吸氧、静脉滴注高渗葡萄糖液等处理，以防治脑水肿、肺水肿和保护肝肾功能。对于吸收量较大或有肾损害等的重症患者，给予血液净化疗法，也可静脉滴注碳酸氢钠溶液。

●其他对症、支持治疗。

＊表示选检项目。

名称：甲硫醇　　　　　　　　　　　　　　　　　　　　　　常见化学毒物信息卡：094

CAS 号：74-93-1

中文名称：甲硫醇　　　　　　　　　　　　　　别　名：硫氢甲烷；硫代甲醇

英文名称：Methyl mercaptan；Methanethiol　　　分子式：CH_4S

理化性质：无色有臭味气体。分子量48，熔点 –123.1℃，沸点 7.6℃，相对密度（d_4^0）0.9，蒸气压 53.32kPa（–7.9℃）。不溶于水，溶于乙醇、乙醚。易燃，其蒸气与空气形成爆炸性混合物。

职业接触：是石油与木材化工的副产品。常掺入有害气体中作为报警嗅味剂。可用于生产燃料添加剂、催化剂、农药、香料、溶剂和合成橡胶。在生产和使用中可接触本品。

进入途径：经呼吸道、皮肤进入人体。

健康影响：主要损害呼吸、神经系统，对皮肤、黏膜有刺激作用。

●急性中毒：轻者头痛、恶心、咳嗽、咽喉疼痛；重者呼吸急促，出现不同程度的麻醉症状，甚至呼吸麻痹。

●皮肤、黏膜损害：眼睛接触可有红肿、疼痛，可致角膜炎。皮肤可有红肿、疼痛，直接接触液体可致冻伤。

职业接触限值：PC-TWA　1mg/m³

工作场所监测：每月至少检测一次，每半年至少进行一次控制效果评价。

防护设施和个人防护：严加密闭，提供局部排风和全面通风设施。禁止明火、火花、高热。使用防爆器和照明设备。穿防静电服。以有机蒸气形式存在，IDLH 浓度800mg/m³。浓度超标时，按 GB/T 18664—2002 选择适用的呼吸防护用品，如佩戴自吸过滤式防毒面具配防有机蒸气的过滤元件，穿化学防护服、戴化学防护手套。接触液态物戴防护眼罩，提供淋浴和洗眼设施。工作场所禁止吸烟、饮食。及时换洗工作服。应急救援时必须佩戴自给式空气呼吸器（SCBA）。

工作场所警示标识：　　　　　　

　　　　　　　　　禁止入内　　　　　　注意防护　　　　　　当心中毒

体检项目：

●上岗前：内科常规检查，神经系统常规检查，皮肤科常规检查。血常规、尿常规、心电图、血清 ALT、胸部 X 射线摄片。

●在岗期间：内科常规检查，神经系统常规检查，皮肤科常规检查。血常规、尿常规、胸部 X 射线摄片，心电图*。

体检周期：3 年；在做相同或相似工作的劳动者中，有多人同时出现异常表现应及时检查。

职业禁忌：严重的呼吸系统疾病；器质性神经系统疾病。

可能引起的职业病：急性甲硫醇中毒；急性化学物中毒性多器官功能障碍综合征。

急救和治疗：

●抢救人员须穿戴防护用具；速将患者移至空气新鲜处，去除污染衣物；注意保暖、安静；皮肤污染或溅入眼内时用流动清水充分冲洗至少 20min；呼吸困难时给氧，必要时用合适的呼吸器进行人工呼吸；立即与医疗急救单位联系抢救。

●对症支持治疗，尤其注意保护脑、肺。

＊表示选检项目。

5

名称：三氯甲烷   常见化学毒物信息卡：095

CAS 号：67-66-3

中文名称：三氯甲烷   别　名：氯仿

英文名称：Trichloromethane；Chloroform   分子式：$CHCl_3$

理化性质：无色透明有特殊气味易挥发的液体。分子量119，熔点 –63.5℃，沸点 61.3℃，相对密度（d_4^{15}）1.50，蒸气压 26.66kPa（25℃）。微溶于水，溶于乙醇、乙醚、苯、石油醚等。

职业接触：可见于生产本品的过程，用作脂类、树脂、橡胶、油漆、磷的溶剂和萃取剂，制造合成纤维、塑料、杀虫剂、干洗剂和地板蜡等的过程。

进入途径：经呼吸道、皮肤和胃肠进入人体。

健康影响：主要损害神经系统和肝、肾。

●急性中毒：初期感颜面和体表温度升高，有兴奋激动、头痛、头晕、恶心、呕吐、欣快感、呼吸表浅，以后出现意识混浊、反射减弱、严重者昏迷，并可出现呼吸麻痹、心室颤动和心力衰竭，可伴有肝、肾损害。

●慢性影响：主要出现肝损害，伴有消化不良、精神抑郁、失眠、头痛、头晕、智力衰退、乏力、共济失调等。少数可有肾损害。

●皮肤损害：先有烧灼感，继而发生红斑、水肿、水疱，甚至冻伤。

职业接触限值：PC-TWA　20mg/m³

工作场所监测：每月至少检测一次，每半年至少进行一次控制效果评价。

防护设施和个人防护：严加密闭，提供局部排风设施。以低沸点有机蒸气形式存在，IDLH 浓度 5000mg/m³。浓度超标时，按 GB/T 18664—2002 选择适用的呼吸防护用品，如佩戴自吸过滤式防毒面具配防有机蒸气的过滤元件，过滤元件宜每日更换，穿化学防护服、戴化学防护手套。接触液态物戴防护眼罩，提供淋浴和洗眼设施。工作场所禁止吸烟、饮食。及时换洗工作服。应急救援时必须佩戴自给式空气呼吸器（SCBA）。

工作场所警示标识：

　　　　　禁止入内　　　　　　　　　　注意防护　　　　　　　　　当心中毒

体检项目：

●上岗前：内科常规检查，神经系统常规检查。血常规、尿常规、肝功能、心电图。

●在岗期间：内科常规检查，神经系统常规检查。血常规、尿常规、肝功能、肾功能、心电图。

体检周期：3 年；在做相同或相似工作的劳动者中，有多人同时出现异常表现应及时检查。

职业禁忌：慢性肝、肾疾病。

可能引起的职业病：急性三氯甲烷中毒；中毒性肝病；中毒性肾病。

急救和治疗：

●抢救人员须穿戴防护用具；速将患者移离现场至空气新鲜处，去除污染衣物；注意保暖、安静；皮肤污染时用清水或肥皂水冲洗，溅入眼内时用流动清水、生理盐水或 2% 硼酸溶液充分冲洗至少 20min；呼吸困难者给氧，必要时给予呼吸兴奋剂；立即与医疗急救单位联系抢救。

●对症、支持治疗：主要保护心肌和肝、肾功能。

●忌用吗啡和肾上腺素。

名称：氯乙醇　　　　　　　　　　　　　　　　　　　　常见化学毒物信息卡：096

CAS 号：107-07-3

中文名称：氯乙醇（皮）　　　　　　　　　　别　名：2-氯乙醇

英文名称：Chloroethanol（skin）　　　　　　分子式：C_2H_5OCl

理化性质：无色透明甘油样易挥发液体，有轻微的醚样气味。分子量80，熔点 –68℃，沸点 128.7℃，相对密度（d_4^{20}）1.21，蒸气压 0.65kPa（20℃）。能溶于水，以及汽油、乙醇等多种有机溶剂。

职业接触：主要用作醋酸纤维、油漆、树脂等的溶剂，合成乙二醇、氧化丙烯、丙二酸等，也用于制造塑料、纸、染料和药物。在塑料、医药和食品等生产过程中用氧化乙烯熏蒸时，可产生氯乙醇蒸气。在生产和使用过程中可接触本品。

进入途径：经呼吸道、皮肤和胃肠进入人体。

健康影响：主要损害神经、呼吸系统，对皮肤、黏膜有刺激作用。

●急性中毒：早期头痛、头晕、嗜睡、恶心、呕吐，继之乏力、呼吸困难、发绀、共济失调、谵妄、抽搐、昏迷，并可出现脑水肿、肺水肿和心、肝、肾损害，可致呼吸衰竭、循环衰竭。

●慢性影响：可有头痛、头晕、乏力、食欲减退等症状。

●皮肤、黏膜的损害：皮肤发红、疼痛、水疱，眼睛疼痛、视物模糊等。

职业接触限值：MAC　2mg/m³

工作场所监测：每月至少检测一次，每半年至少进行一次控制效果评价。

防护设施和个人防护：严加密闭，提供局部排风和全面通风设施。禁止明火、火花、高热。使用防爆器和照明设备。穿防静电服。以有机蒸气形式存在，IDLH 浓度 34mg/m³。浓度超标时，按 GB/T 18664—2002 选择适用的呼吸防护用品，如佩戴自吸过滤式防毒面具配防有机蒸气的过滤元件，首选全面罩，穿化学防护服、戴化学防护手套。接触液态物戴防护眼罩，提供淋浴和洗眼设施。工作场所禁止吸烟、饮食。及时换洗工作服。应急救援时必须佩戴自给式空气呼吸器（SCBA）。

工作场所警示标识：

　　　　　　　　　禁止入内　　　　　　　　注意防护　　　　　　　　当心中毒

体检项目：

●上岗前：内科常规检查。血常规、尿常规、肝功能、肾功能、胸部 X 射线摄片、心电图。

●在岗期间：内科常规检查。血常规、尿常规、肝功能、肾功能、胸部 X 射线摄片、心电图。

体检周期：3 年；在做相同或相似工作的劳动者中，有多人同时出现异常表现应及时检查。

职业禁忌：慢性肝、肾疾病。

可能引起的职业病：急性氯乙醇中毒；中毒性肝病。

急救和治疗：

●抢救人员须穿戴防护用具；速将患者移离现场至空气新鲜处，去除污染衣物时先用温水化冻；注意保暖、安静；皮肤污染或溅入眼内时用流动清水充分冲洗至少 20min；呼吸困难者给氧，必要时用合适的呼吸器进行人工呼吸；立即与医疗急救单位联系抢救。

●对症、支持治疗：防治脑水肿、肺水肿和呼吸、循环衰竭。

名称：氯甲酸异丙酯

CAS 号：108-23-6

中文名称：氯甲酸异丙酯

英文名称：Isopropyl chloroformate   分子式：$C_4H_7O_2Cl$

理化性质：无色易燃透明液体。分子量 122，沸点 104.6℃，相对密度 1.08，蒸气压 2.80kPa（20℃）。不溶于水，溶于乙醚。蒸气与空气可形成爆炸性混合物。

职业接触：在生产本品和用于制造农药等过程中可接触本品。

进入途径：经呼吸道、皮肤和胃肠进入人体。

健康影响：主要损害呼吸系统，对眼及皮肤、黏膜有刺激作用。

●急性中毒：轻者流泪、咽痛、咳嗽、发热、结膜炎；重者有发绀，呼吸困难，可引起肺水肿。

●皮肤直接接触可引起皮炎，出现瘙痒、红斑、水肿、丘疹、水疱，甚至坏死。

职业接触限值：PC-TWA（mg/m³），PC-STEL（mg/m³），国内暂无此数据

工作场所监测：每月至少检测一次，每半年至少进行一次控制效果评价。

防护设施和个人防护：严加密闭，提供局部排风和全面通风设施。禁止明火、火花、高热。使用防爆器和照明设备。穿防静电服。以有机蒸气形式存在。浓度超标时，按 GB/T 18664—2002 选择适用的呼吸防护用品，如佩戴自吸过滤式防毒面具配防有机蒸气的过滤元件，首选全面罩，穿化学防护服、戴化学防护手套。接触液态物戴防护眼罩，提供淋浴和洗眼设施。工作场所禁止吸烟、饮食。及时换洗工作服。应急救援时必须佩戴自给式空气呼吸器（SCBA）。

工作场所警示标识：

　　　　　　　　禁止入内　　　　　　　　注意防护　　　　　　　　当心中毒

体检项目：

●上岗前：内科常规检查，眼科常规检查，耳鼻喉常规检查。血常规、尿常规、心电图、血清 ALT。

●在岗期间：内科常规检查，眼科常规检查，耳鼻喉常规检查，皮肤科常规检查。血常规、尿常规，心电图，胸部 X 射线摄片、肺功能检查*。

体检周期：1 年；在做相同或相似工作的劳动者中，有多人同时出现异常表现应及时检查。

职业禁忌：严重的耳、鼻、喉慢性疾病；慢性呼吸系统疾病；严重的皮肤病；器质性心血管疾病。

可能引起的职业病：急性氯甲酸异丙酯中毒。

急救和治疗：

●抢救人员须穿戴防护用具；速将患者移离现场至空气新鲜处，去除污染衣物；注意保暖、安静；皮肤污染时用流动清水冲洗，溅入眼内时用流动清水或生理盐水充分冲洗，各至少 20min；呼吸困难者给氧，必要时用合适的呼吸器进行人工呼吸；立即与医疗急救单位联系抢救。

●支持、对症治疗：重者吸氧、解痉、止咳、镇静，注意防治肺水肿。

＊表示选检项目。

名称：萘　　　　　　　　　　　　　　　　　　　　　　　常见化学毒物信息卡：098

CAS 号：91-20-3

中文名称：萘　　　　　　　　　　　　　　别　名：并苯

英文名称：Naphthalene　　　　　　　　　分子式：$C_{10}H_8$

理化性质：白色易挥发鳞片状结晶，具有芳香气味，粗萘有煤焦油样气味。分子量128，熔点80.6℃，沸点219.9℃，相对密度（d_4^{25}）1.15，蒸气压11Pa（25℃）。难溶于水，溶于乙醇，易溶于乙醚等。粉尘与空气可形成爆炸性混合物。

职业接触：在制造某些燃料、染料、润滑剂、苯酐、农药及其他有机合成物的重要原料和防蛀剂的过程中，以及毛织品、皮货和木材等的保存过程中，均可接触本品。

进入途径：经呼吸道、皮肤和胃肠进入人体。

健康影响：主要损害血液系统、肾脏和眼。

●急性中毒：轻者出现眼和上呼吸道刺激症状，并有头痛、恶心、呕吐、多汗、食欲减退、腰痛、尿频等。重者昏迷、抽搐，甚至血管内溶血。

●慢性影响：乏力、头痛、恶心、呕吐和血红蛋白减少等。还可引起角膜溃疡、白内障、视神经炎和视网膜脉络炎等。

●皮肤损害：可引起皮炎。

职业接触限值：PC-TWA　50mg/m³，PC-STEL　75mg/m³

工作场所监测：每月至少检测一次，每半年至少进行一次控制效果评价。

防护设施和个人防护：严加密闭，提供局部排风和全面通风设施。禁止明火、火花、高热。使用防爆器和照明设备。穿防静电服。以有机蒸气形式存在，IDLH浓度2500mg/m³。浓度超标时，按GB/T 18664—2002选择适用的呼吸防护用品，如佩戴自吸过滤式防毒面具配防有机蒸气的过滤元件，首选全面罩，穿化学防护服、戴化学防护手套。接触液态物戴防护眼罩，提供淋浴和洗眼设施。工作场所禁止吸烟、饮食。及时换洗工作服。应急救援时必须佩戴自给式空气呼吸器（SCBA）。

工作场所警示标识：

　　　　　　　　　禁止入内　　　　　　　注意防护　　　　　　　当心中毒

体检项目：

●上岗前：内科常规检查，皮肤科常规检查，散瞳查晶体、视力、眼底。血常规、尿常规、心电图、血清ALT、出血及凝血时间。

●在岗期间：内科常规检查，皮肤科常规检查，散瞳查晶体、视力、眼底。血常规、尿常规、心电图、出血及凝血时间。

体检周期：1年；在做相同或相似工作的劳动者中，有多人同时出现异常表现应及时检查。

职业禁忌：各种血液疾病；先天性红细胞葡萄糖-6-磷酸酶缺乏症；白内障。

可能引起的职业病：急性化学物中毒性血液系统疾病；急性中毒性肾病；白内障。

急救和治疗：

●抢救人员须穿戴防护用具；速将患者移离现场至空气新鲜处，去除污染衣物；注意保暖、安静；皮肤污染时用流动清水冲洗，溅入眼内时用流动清水或生理盐水充分冲洗，各至少20min；呼吸困难时给氧，必要时用合适的呼吸器进行人工呼吸；立即与医疗急救单位联系抢救。

●对症、支持治疗。

名称：邻甲苯胺　　　　　　　　　　　　　　　　　　　常见化学毒物信息卡：099

CAS 号：95-53-4

中文名称：邻甲苯胺（皮）　　　　　　　　　　别　名：2-甲基苯胺

英文名称：*o*-Toluidine；2-Toluidine（skin）　　　　分子式：C_7H_9N

理化性质：无色或淡黄色液体。分子量107，熔点 –21～24℃，沸点200℃，相对密度（d_4^{20}）1.0，蒸气压130Pa（44℃）。微溶于水，溶于乙醇和乙醚。遇明火、高热或与氧化剂接触有引起燃烧或爆炸的危险。

职业接触：主要用于比色测定氯，双氯水、钒、铬、银、金试剂的有机合成；染料、糖精、香料、药物和农药中间体、橡胶加速剂及树脂等工业的生产和使用中可接触本品。

进入途径：经皮肤、呼吸道进入人体。

健康影响：主要损害血液系统和肝脏。

●急性中毒：轻者面部灼热、头痛、头晕、乏力、恶心、胸闷、气短、唇麻，口唇、耳廓及皮肤发绀，腰痛、下腹痛及尿急、尿频、尿痛等膀胱刺激症状。可见肉眼或镜下血尿，甚至尿闭。少数患者可有肝损害、四肢末梢痛觉减退，重者可出现弥散性血管内凝血（DIC）。

●慢性影响：可有头痛、头晕、乏力、失眠、多梦等类神经症表现，并有贫血。

职业接触限值：（美国）TWA　22mg/m³

工作场所监测：每月至少检测一次，每半年至少进行一次控制效果评价。

防护设施和个人防护：严加密闭，提供局部排风和全面通风设施。禁止明火、火花、高热。以有机蒸气形式存在，气味警示性低（嗅阈 0.1～29.0mg/m³），IDLH 浓度450mg/m³。浓度超标时，按 GB/T 18664—2002 选择适用的呼吸防护用品，如佩戴全面罩长管呼吸器，或佩戴自吸过滤式防毒全面具配防有机蒸气的过滤元件，穿化学防护服、戴化学防护手套。接触液态物戴防护眼罩，提供淋浴和洗眼设施。工作场所禁止吸烟、饮食。及时换洗工作服。应急救援时必须佩戴自给式空气呼吸器（SCBA）。

工作场所警示标识：　

　　　　　　　　禁止入内　　　　　　　注意防护　　　　　　　当心中毒

体检项目：

●上岗前：内科常规检查，血常规、尿常规、肝功能、肾功能、心电图、肝肾 B 超。

●在岗期间：内科常规检查，血常规、尿常规、肝功能、心电图、肾功能、肝肾 B 超。复检项目：有泌尿系统异常的临床表现或指标异常者可选择尿脱落细胞检查（巴氏染色法或荧光素吖啶橙染色法）、膀胱 B 超。

体检周期：3 年；在做相同或相似工作的劳动者中，有多人同时出现异常表现应及时检查。

职业禁忌：慢性肝病。

可能引起的职业病：急性苯的氨基、硝基化合物中毒。

急救和治疗：

●抢救人员穿戴防护用具；速将患者移至空气新鲜处，去除污染衣物；注意保暖、安静；皮肤污染或溅入眼内时用流动清水冲洗至少 20min；呼吸困难者给氧，必要时用合适的呼吸器进行人工呼吸；立即与医疗急救单位联系抢救。

●高铁血红蛋白血症治疗：常用 1% 亚甲蓝溶液。轻度中毒也可用维生素 C 治疗。

●溶血性贫血治疗：采取综合治疗措施，首选糖皮质激素。

●中毒性出血性膀胱炎：尽早给予止血药，并应控制感染。

●其他对症、支持治疗，尤其注意保护肝、肾功能。

名称：氯乙酸　　　　　　　　　　　　　　　　　　　常见化学毒物信息卡：100

CAS 号：79-11-8

中文名称：氯乙酸（皮）　　　　　　　　　　　　别　名：一氯醋酸

英文名称：Chloroacetic acid；Monochloroacetic acid（skin）　　分子式：ClCH₂COOH

理化性质：无色或白色，易潮解结晶，分子量94，熔点63℃，沸点189.4℃，相对密度1.58，蒸气压130Pa（43.0℃）。易溶于水，溶于苯、乙醇、氯仿及乙醚等。遇明火、高热可燃。受高热分解产生有毒的腐蚀性烟气。

职业接触：生产本品，以及用于制造除莠剂、药品、烫发用液、染料、表面活性剂等时可接触本品。

进入途径：经呼吸道、皮肤和胃肠进入人体。

健康影响：主要损害心脏和中枢神经系统。

●急性中毒：可有咳嗽、咽痛、恶心、呕吐、腹泻、视物模糊、定向力障碍等，重者血压下降、烦躁、抽搐、谵妄、呼吸困难、意识不清，继而昏迷，深、浅反射消失。尚可出现低血钾和严重酸中毒、肾衰竭，心电图可示心律失常和非特异性心肌损伤。

●皮肤、黏膜损害：眼疼痛、畏光、流泪、结膜充血；皮肤接触部位出现水疱，水疱吸收后皮肤过度角化。

职业接触限值：MAC　2mg/m³

工作场所监测：每月至少检测一次，每半年至少进行一次控制效果评价。

防护设施和个人防护：严加密闭，提供局部排风和全面通风设施。禁止明火、火花、高热。以有机蒸气和雾形式混合存在。浓度超标时，按 GB/T 18664—2002 选择适用的呼吸防护用品，如佩戴自吸过滤式防毒全面具配防有机蒸气和防颗粒物的过滤元件，穿化学防护服、戴化学防护手套。接触液态物戴防护眼罩，提供淋浴和洗眼设施。工作场所禁止吸烟、饮食。及时换洗工作服。应急救援时必须佩戴自给式空气呼吸器（SCBA）。

工作场所警示标识：

　　　　　　　　禁止入内　　　　　　　　注意防护　　　　　　　当心中毒

体检项目：

●上岗前：内科常规检查，神经系统常规检查。血常规、尿常规、肝功能、肾功能、心电图、胸部X射线摄片。

●在岗期间：内科常规检查，神经系统常规检查。血常规、尿常规、肝功能、肾功能、心电图、胸部X射线摄片。

体检周期：3 年；在做相同或相似工作的劳动者中，有多人同时出现异常表现应及时检查。

职业禁忌：中枢神经系统器质性疾病；慢性器质性心脏病；慢性肾脏疾病。

可能引起的职业病：急性氯乙酸中毒；化学性皮肤灼伤。

急救和治疗：

●抢救人员须穿戴防护用具；速将患者移离现场至空气新鲜处，静卧、吸氧。皮肤污染时用肥皂水或清水冲洗至少20min，溅入眼内时用流动清水或生理盐水充分冲洗至少20min；呼吸困难者给氧，必要时用合适的呼吸器进行人工呼吸；立即与医疗急救单位联系抢救。

●接触氯乙酸溶液超过全身体表面积的 1% 时，应收入院观察。

●对灼伤合并中毒病例，应进行心肺监护，出现呼吸心搏骤停者，立即施行心肺脑复苏术。

●对症、支持治疗：包括输液、利尿、维持酸碱和电解质平衡（防止低钾血症和低钙血症），碱化尿液防止肌红蛋白在肾小管中沉积，给予改善心肌收缩力的药物，防治心功能不全和脑水肿。有条件时早期采用血液透析治疗。

5

名称：氢氧化钠　　　　　　　　　　　　　　　　　　　常见化学毒物信息卡：101

CAS 号：1310-73-2

中文名称：氢氧化钠　　　　　　　　　　　　　别　名：苛性钠；烧碱；火碱

英文名称：Sodium hydroxide　　　　　　　　　分子式：NaOH

理化性质：白色结晶，分子量40，熔点318.4℃，沸点1390℃，相对密度2.130，蒸气压0.133kPa（43.0℃）。易溶于水，同时放热。溶于乙醇和甘油等。吸湿性和腐蚀性很强，与酸反应放热。

职业接触：生产本品时，制造肥皂、纸浆、人造丝、精炼煤焦油产物、医药化合物的有机合成过程中可接触本品。

进入途径：经呼吸道、皮肤和胃肠进入人体。

健康影响：主要对皮肤、黏膜有刺激、腐蚀作用。

●皮肤、黏膜损害：粉尘对眼和上呼吸道有刺激作用，皮肤接触本品，特别是皮肤潮湿时，能严重灼伤皮肤。眼接触即可被严重灼伤，导致视力丧失。长期接触本品可致慢性皮肤病，在前臂和手部有深浅不一的"鸟眼状"溃疡。可致指甲变薄、变脆。对鼻中隔也有腐蚀作用。

职业接触限值：MAC　2mg/m^3

工作场所监测：每月至少检测一次，每半年至少进行一次控制效果评价。

防护设施和个人防护：严加密闭，提供局部排风设施。以粉尘形式存在。浓度超标时，按GB/T 18664—2002选择适用的呼吸防护用品，如佩戴自吸过滤式防颗粒物呼吸器全面罩，穿化学防护服、戴化学防护手套。接触液态物戴防护眼罩。提供淋浴和洗眼设施。工作场所禁止吸烟、饮食。及时换洗工作服。应急救援时必须佩戴自给式空气呼吸器（SCBA）。

工作场所警示标识：

　　　　　　　　　禁止入内　　　　　　　　　　　注意防护　　　　　　　　　当心中毒

体检项目：

●上岗前：内科常规检查，皮肤科常规检查。血常规、尿常规、心电图、血清ALT。

●在岗期间：内科常规检查，皮肤科常规检查，五官科检查。血常规、尿常规、胸部X射线摄片、肺功能、心电图。

体检周期：3年；在做相同或相似工作的劳动者中，有多人同时出现异常表现应及时检查。

职业禁忌：慢性呼吸系统疾病；活动性角膜疾病；严重的皮肤疾病。

可能引起的职业病：化学性眼灼伤；化学性皮肤灼伤。

急救和治疗：

●抢救人员须穿戴防护用具；速将患者移离现场至空气新鲜处，静卧、吸氧。皮肤污染时用肥皂水或清水冲洗至少20min，溅入眼内时用流动清水或生理盐水充分冲洗至少20min；呼吸困难者给氧，必要时用合适的呼吸器进行人工呼吸；立即与医疗急救单位联系抢救。

●对症、支持治疗：对皮肤灼伤者可按化学性灼伤来处理；对眼灼伤者，用大量水冲洗后再选择中和药物，然后按眼科方法常规处理。

名称：氢氧化钾　　　　　　　　　　　　　　　　　　　常见化学毒物信息卡：102

CAS 号：1310-58-3

中文名称：氢氧化钾　　　　　　　　　　　别　名：苛性钾

英文名称：Potassium hydroxide　　　　　　分子式：KOH

理化性质：白色结晶，分子量 56，相对密度 2.004，熔点 360℃，沸点 1320℃。易溶于水。吸湿性和腐蚀性很强。与酸反应放热。

职业接触：生产本品时，用于制造钾盐、肥皂、草酸时，电镀、雕刻、石印术、医药、染料等工业可接触本品。

进入途径：经呼吸道、皮肤和胃肠进入人体。

健康影响：主要对皮肤、黏膜有刺激、腐蚀作用。

●皮肤、黏膜损害：粉尘对眼和上呼吸道有刺激作用，皮肤接触本品，特别是皮肤潮湿时，能严重灼伤皮肤。眼接触即可被严重灼伤，导致视力丧失。长期接触本品可致慢性皮肤病，在前臂和手部有深浅不一的"鸟眼状"溃疡。可致指甲变薄、变脆。对鼻中隔也有腐蚀作用。

职业接触限值：MAC　2mg/m³

工作场所监测：每月至少检测一次，每半年至少进行一次控制效果评价。

防护设施和个人防护：严加密闭，提供局部排风设施。以粉尘形式存在。浓度超标时，按 GB/T 18664—2002 选择适用的呼吸防护用品，如佩戴自吸过滤式防颗粒物呼吸器全面罩、穿化学防护服、戴化学防护手套。接触液态物戴防护眼罩。提供淋浴和洗眼设施。工作场所禁止吸烟、饮食。及时换洗工作服。应急救援时必须佩戴自给式空气呼吸器（SCBA）。

工作场所警示标识：

　　　　　　　　　　禁止入内　　　　　　　　注意防护　　　　　　　当心中毒

体检项目：

●上岗前：内科常规检查，皮肤科常规检查。血常规、尿常规、心电图、血清 ALT。

●在岗期间：内科常规检查，皮肤科常规检查，五官科检查。血常规、尿常规、胸部 X 射线摄片、肺功能、心电图。

体检周期：3 年；在做相同或相似工作的劳动者中，有多人同时出现异常表现应及时检查。

职业禁忌：慢性呼吸系统疾病；活动性角膜疾病；严重的皮肤疾病。

可能引起的职业病：化学性眼灼伤；化学性皮肤灼伤。

急救和治疗：

●抢救人员须穿戴防护用具；速将患者移离现场至空气新鲜处，静卧、吸氧。皮肤污染时用肥皂水或清水冲洗至少 20min，溅入眼内时用流动清水或生理盐水充分冲洗至少 20min；呼吸困难者给氧，必要时用合适的呼吸器进行人工呼吸；立即与医疗急救单位联系抢救。

●对症、支持治疗：对皮肤灼伤者可按化学性灼伤来处理；对眼灼伤者，用大量水冲洗后再选择中和药物，然后按眼科方法常规处理。

5

名称：*N*, *N*- 二甲基甲酰胺　　　　　　　　　　　　　　常见化学毒物信息卡：103

CAS 号：68-12-2

中文名称：*N*, *N*- 二甲基甲酰胺（皮）

英文名称：*N*, *N*-Dimethylformamide（DMF）（skin）　　　分子式：C_3H_7NO

理化性质：无色透明液体，具有淡淡的氨味。分子量 73.1，沸点 152.8℃，相对密度（d_0^{42}）0.95，蒸气压 0.40kPa（20℃）。能与水及大部分有机溶剂混溶，能与浓硫酸、发烟硝酸剧烈反应甚至发生爆炸，与碱接触可生成二甲胺。遇明火、高热可引起燃烧、爆炸。

职业接触：为重要的化工原料及性能优良的溶剂，主要用于有机合成、染料、制药、石油提炼、皮革、树脂和电子等工业。例如，用作萃取乙炔和制造聚丙烯腈纤维的溶剂；在聚氨酯行业作为洗涤固化剂，用于湿法合成革生产；在腈纶行业中作为溶剂，用于腈纶的干法纺丝生产；在医药行业作为合成药物的中间体等。

进入途径：经呼吸道、皮肤及胃肠进入人体。

健康影响：主要损害肝脏。

●急性中毒：呼吸道吸入中毒的潜伏期一般为 6～24h，皮肤接触引起中毒的潜伏期相对较长。临床上以亚急性中毒较为常见，起病隐匿，多在接触后 2～4 周发病。主要表现为明显乏力、食欲减退、腹部不适等，可见巩膜和皮肤黄染，肝大，肝功能异常。严重者表现为重度中毒性肝病。吸入较高浓度后，首先可出现上呼吸道黏膜和眼刺激症状，并可有恶心、呕吐等。

●慢性影响：可出现头痛、头晕等神经衰弱综合征，并可有不同程度的肝损害。

●皮肤直接接触可致不同程度灼伤，出现局部灼痛、麻木、起皱、变白等。皮肤污染严重未及时清洗者，要高度警惕发生肝损害等中毒表现。

职业接触限值：PC-TWA　20mg/m^3

工作场所监测：每月至少检测一次，每半年至少进行一次控制效果评价。

防护设施和个人防护：严加密闭，提供局部排风和全面通风设备。以有机蒸气形式存在，气味警示性低（嗅阈约 300mg/m^3），IDLH 浓度 11 000mg/m^3。浓度超标时，按 GB/T 18664—2002 选择适用的呼吸防护用品，如佩戴自吸过滤式防毒面具配防有机蒸气的过滤元件，首选全面罩，穿化学防护服、戴化学防护手套。接触液态物戴防护眼罩。提供淋浴和洗眼设施。工作场所禁止吸烟、饮食。及时换洗工作服。应急救援时必须佩戴自给式空气呼吸器（SCBA）。

工作场所警示标识：

　　　　　　　禁止入内　　　　　　　　　注意防护　　　　　　　当心中毒

体检项目：

●上岗前：内科常规检查，重点检查肝脾。血常规、尿常规、心电图、肝功能、肝脾 B 超*。

●在岗期间：内科常规检查，重点检查肝脾。血常规、尿常规、心电图、肝功能、肝脾 B 超*。

体检周期：肝功能检查每半年 1 次，健康检查每 3 年 1 次；在做相同或相似工作的劳动者中，有多人同时出现异常表现应及时检查。

职业禁忌：慢性肝病。

可能引起的职业病：急性二甲基甲酰胺中毒；急性化学性皮肤灼伤；中毒性肝病。

急救和治疗：

●抢救人员须穿戴防护用具；速将患者移离现场至空气新鲜处，静卧、吸氧。皮肤污染时用肥皂水或清水冲洗至少 20min，溅入眼内时用流动清水或生理盐水充分冲洗至少 20min；呼吸困难者给氧，必要时用合适的呼吸器进行人工呼吸；立即与医疗急救单位联系抢救。

●对症、支持治疗：重点防治肝脏损害。

＊表示选检项目。

第六章

常见化学毒物作业岗位职业危害
告知卡

有毒物品	注意防护	保障健康

	健康危害	理化特性
N- 甲苯胺 （皮） *N*-Methyl aniline （skin）	可经皮肤、呼吸道和胃肠进入人体。 主要损害血液系统。 表现为口唇和指（趾）端发绀、头晕、头痛、恶心、呕吐、精神恍惚等，重者出现溶血性贫血，肝、肾损害。	无色至红棕色液体。不溶于水。遇明火、高热或氧化剂易燃烧、爆炸。受热、燃烧产生有毒烟雾。

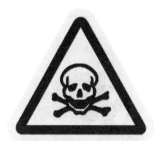

当心中毒

应急处理
抢救人员穿戴防护用具，速将患者移至空气新鲜处，去除污染衣物；注意保暖、安静；皮肤污染或溅入眼内时用流动清水冲洗至少 20min；呼吸困难者给氧，必要时用合适的呼吸器进行人工呼吸；立即与医疗急救单位联系抢救。
防护措施
工作场所空气中时间加权平均容许浓度不超过 2mg/m³，短时间接触容许浓度不超过 5mg/m³。IDLH 浓度为 450mg/m³，属有机蒸气。密闭、局部排风、呼吸防护。禁止明火、火花、高热。工作场所禁止饮食、吸烟。

急救电话：120
消防电话：119

咨询电话：中国疾病预防控制中心职业卫生与中毒控制所 010-83132345
当地职业中毒与控制机构：

6

有毒物品	注意防护	保障健康

	健康危害	理化特性
N-异丙基苯胺 （皮） *N*-Isopropylaniline （skin）	可经皮肤、呼吸道和胃肠进入人体。 主要损害血液系统。 表现为口唇、指（趾）端发绀、头晕、头痛、恶心、呕吐、精神恍惚等，重者出现溶血性贫血，肝损害。	黄色液体，不溶于水。遇明火、高热或氧化剂易燃烧、爆炸。受热、燃烧产生有毒烟雾。

当心中毒

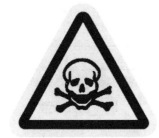

应急处理
抢救人员穿戴防护用具，速将患者移至空气新鲜处，去除污染衣物；注意保暖、安静；皮肤污染或溅入眼内时用流动清水冲洗至少 20min；呼吸困难者给氧，必要时用合适的呼吸器进行人工呼吸；立即与医疗急救单位联系抢救。

防护措施
工作场所空气中时间加权平均容许浓度不超过 10mg/m³。警示性未知，属有机蒸气。密闭、局部排风、呼吸防护。禁止明火、火花、高热。工作场所禁止饮食、吸烟。

急救电话：120
消防电话：119

咨询电话：中国疾病预防控制中心职业卫生与中毒控制所 010-83132345
当地职业中毒与控制机构：

有毒物品	注意防护		保障健康
	健康危害		**理化特性**
氨 Ammonia	可经呼吸道进入人体。 主要损害呼吸系统。 表现为流泪、流涕、咳嗽、胸闷，重者呼吸困难、咳粉红色泡沫样痰。液态氨可致呼吸道、皮肤、眼睛灼伤。		无色气体，有强烈刺激性及腐蚀性。易溶于水，与空气混合后遇明火可发生爆炸。与氟、氯等发生剧烈反应。
当心中毒 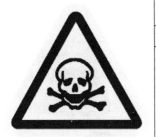	**应急处理**		
	抢救人员穿戴防护用具，速将患者移至空气新鲜处，保持呼吸道通畅，去除污染衣物；注意保暖、安静；皮肤污染或溅入眼内时用流动清水冲洗至少20min；呼吸困难者给氧，必要时用合适的呼吸器进行人工呼吸；立即与医疗急救单位联系抢救。		
	防护措施		
	工作场所空气中时间加权平均容许浓度不超过20mg/m³，短时间接触容许浓度不超过30mg/m³。IDLH浓度为360 mg/m³。避免直接接触液态氨。密闭、局部排风、呼吸防护。禁止明火、火花，使用防爆电气设备。钢瓶泄漏时将渗漏口朝上，防止液态气体逸出。工作场所禁止饮食、吸烟。 		

急救电话：120
消防电话：119

咨询电话：中国疾病预防控制中心职业卫生与中毒控制所 010-83132345
当地职业中毒与控制机构：

6

有毒物品	注意防护	保障健康

	健康危害	理化特性
苯（皮） Benzene（skin）	可经呼吸道、皮肤进入人体。 主要损害神经和造血系统。 短期大量接触可引起头痛、头晕、恶心、呕吐、嗜睡、步态不稳，重者发生抽搐、昏迷。长期过量接触可引起白细胞减少、再生障碍性贫血、骨髓增生异常综合征、白血病。	无色液体，有芳香味，易挥发。微溶于水，与有机溶剂混溶。遇热、明火易燃烧、爆炸。

当心中毒

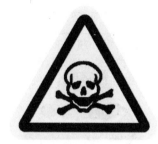

应急处理
抢救人员穿戴防护用具，速将患者移至空气新鲜处，去除污染衣物；注意保暖、安静；皮肤污染时用肥皂水清洗，溅入眼内时用流动清水或生理盐水冲洗，各至少 20min；呼吸困难者给氧，必要时用合适的呼吸器进行人工呼吸；立即与医疗急救单位联系抢救。

防护措施
工作场所空气中时间加权平均容许浓度不超过 3mg/m³，短时间接触容许浓度不超过 6mg/m³。IDLH 浓度为 9800mg/m³，属有机蒸气。密闭、局部排风、呼吸防护。禁止明火、火花、高热，使用防爆电器和照明设备。工作场所禁止饮食、吸烟。

急救电话：120
消防电话：119

咨询电话：中国疾病预防控制中心职业卫生与中毒控制所 010-83132345
当地职业中毒与控制机构：

有毒物品	注意防护	保障健康

	健康危害	理化特性
苯胺（皮） Aniline（skin）	可经皮肤、呼吸道和胃肠进入人体。 主要损害血液系统。 表现为口唇、指（趾）端发绀、头晕、头痛、恶心、呕吐、精神恍惚等，重者呼吸困难、抽搐，甚至昏迷、休克。	无色到棕色液体，有氨样气味。 微溶于水。遇明火、高热或氧化剂等可燃烧、爆炸。

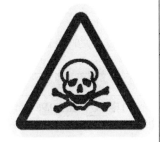

当心中毒

应急处理
抢救人员穿戴防护用具，速将患者移至空气新鲜处，去除污染衣物；注意保暖、安静；皮肤污染或溅入眼内时用流动清水冲洗至少 20min；呼吸困难者给氧，必要时用合适的呼吸器进行人工呼吸；立即与医疗急救单位联系抢救。

防护措施
工作场所空气中时间加权平均容许浓度不超过 3mg/m³。IDLH 浓度为 390mg/m³，属有机蒸气。密闭、局部排风、呼吸防护。禁止明火、火花、高热。工作场所禁止饮食、吸烟。

急救电话：120　　　　　　　　　咨询电话：中国疾病预防控制中心职业卫生与中毒控制所 010-83132345
消防电话：119　　　　　　　　　当地职业中毒与控制机构：

6

有毒物品		注意防护	保障健康

	健康危害	理化特性
丙烯酰胺（皮） Acrylamide（skin）	可经呼吸道、皮肤进入人体。 主要损害神经系统。 　　短期大量接触可引起说话迟缓、动作笨拙、步态不稳、眼球震颤、意识不清，长期过量接触可引起头痛、头晕、嗜睡、失眠、手脚麻木、下肢乏力、走路腿软、上楼困难等。皮肤直接接触可致皮炎。	白色结晶粉末。易溶于水。遇明火、高热、氧化剂可燃烧、爆炸，产生有毒气体。

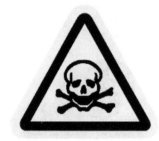

当心中毒

应急处理
抢救人员穿戴防护用具，速将患者移至空气新鲜处，去除污染衣物；注意保暖、安静；皮肤污染或溅入眼内时用流动清水冲洗至少 20min；呼吸困难者给氧，必要时用合适的呼吸器进行人工呼吸；立即与医疗急救单位联系抢救。

防护措施
工作场所空气中时间加权平均容许浓度不超过 0.3mg/m³，短时间接触容许浓度不超过 0.9mg/m³。属粉尘。密闭、局部排风、呼吸防护。禁止明火、火花、高热，使用防尘、防爆电器与照明设备。工作场所禁止饮食、吸烟。

急救电话：120
消防电话：119

咨询电话：中国疾病预防控制中心职业卫生与中毒控制所 010-83132345
当地职业中毒与控制机构：

有毒物品	注意防护	保障健康

	健康危害	理化特性
丙烯腈（皮） Acrylonitrile（skin）	可经呼吸道、皮肤进入人体。 主要损害中枢神经系统。 表现为头痛、头晕、乏力、恶心、呕吐、胸闷、流泪、咽干、咳嗽、口唇及指（趾）端发绀，并伴有黏膜刺激症状。重者出现抽搐、昏迷。皮肤直接接触可出现红斑、疱疹或水疱。	无色液体。微溶于水，溶于乙醇、乙醚。遇明火、高热易燃、易爆，产生有毒气体。

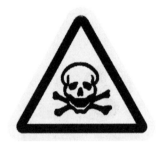

当心中毒

应急处理
抢救人员穿戴防护用具，速将患者移至空气新鲜处，去除污染衣物；注意保暖、安静；皮肤污染时用肥皂水或清水冲洗，溅入眼内时用流动清水或生理盐水冲洗，各至少20min；呼吸困难者给氧，必要时用合适的呼吸器进行人工呼吸；立即与医疗急救单位联系抢救。

防护措施
工作场所空气中时间加权平均容许浓度不超过 1mg/m³，短时间接触容许浓度不超过 2mg/m³。IDLH 浓度为 1100mg/m³，属有机蒸气，嗅阈高于卫生标准。密闭、局部排风、呼吸防护。禁止明火、火花、高热，使用防爆电器和照明设备。工作场所禁止饮食、吸烟。

急救电话：120
消防电话：119

咨询电话：中国疾病预防控制中心职业卫生与中毒控制所 010-83132345
当地职业中毒与控制机构：

6

有毒物品	注意防护	保障健康

	健康危害	理化特性
对硝基苯胺（皮） *p*-Nitroaniline（skin）	可经皮肤、呼吸道和胃肠进入人体。 主要损害血液系统。 表现为口唇、指（趾）端发绀、头晕、头痛、恶心、呕吐、精神恍惚等，重者呼吸困难、抽搐，甚至昏迷、休克。	黄色结晶。微溶于水。遇明火、高热或氧化剂可燃烧、爆炸，产生有毒气体。

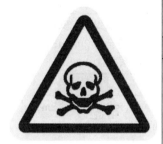

当心中毒

应急处理
抢救人员穿戴防护用具，速将患者移至空气新鲜处，去除污染衣物；注意保暖、安静；皮肤污染或溅入眼内时用流动清水冲洗至少 20min；呼吸困难者给氧，必要时用合适的呼吸器进行人工呼吸；立即与医疗急救单位联系抢救。

防护措施
工作场所空气中时间加权平均容许浓度不超过 3mg/m³。IDLH 浓度为 300mg/m³，属粉尘。密闭、局部排风、呼吸防护。禁止明火、火花、高热。工作场所禁止饮食、吸烟。

急救电话：120
消防电话：119

咨询电话：中国疾病预防控制中心职业卫生与中毒控制所 010-83132345
当地职业中毒与控制机构：

有毒物品	注意防护	保障健康

对硝基氯苯 / 二硝基氯苯 （皮） *p*-Nitrochlorobenzene/ Dinitrochlorobenzene （skin）	健康危害	理化特性
	可经皮肤、呼吸道和胃肠进入人体。 主要损害血液系统，对皮肤有强刺激作用。 表现为口唇、指（趾）端发绀，可伴有头晕、头痛、乏力、胸闷，进而出现心慌、气短、恶心、呕吐，重者意识不清。二硝基氯苯还可引起支气管哮喘。	黄色固体。不溶于水。加热或与空气混合可燃烧、爆炸，产生有毒气体。

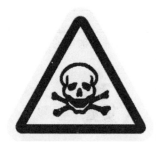

当心中毒

应急处理
抢救人员穿戴防护用具，速将患者移至空气新鲜处，去除污染衣物；注意保暖、安静；皮肤污染时先用酒精擦拭，再用肥皂水或清水冲洗，如溅入眼睛，用流动清水或生理盐水冲洗至少 20min；呼吸困难者给氧，必要时用合适的呼吸器进行人工呼吸；立即与医疗急救单位联系抢救。

防护措施
工作场所空气中时间加权平均容许浓度不超过 0.6mg/m³。IDLH 浓度为 1000mg/m³，属粉尘。密闭、局部排风、呼吸防护。禁止明火、火花、高热。工作场所禁止饮食、吸烟。

急救电话：120
消防电话：119

咨询电话：中国疾病预防控制中心职业卫生与中毒控制所 010-83132345
当地职业中毒与控制机构：

6

有毒物品	注意防护	保障健康

	健康危害	理化特性
二苯胺 Diphenylamine 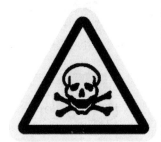 当心中毒	可经皮肤、呼吸道和胃肠进入人体。 主要损害血液系统。 表现为口唇、指（趾）端发绀、头晕、头痛、恶心、呕吐、精神恍惚等，重者呼吸困难、抽搐，甚至昏迷、休克。	浅棕色或棕色晶体。不溶于水，溶于乙醇、丙酮、苯。与空气混合后遇明火可发生爆炸。燃烧产生有毒气体。

应急处理
抢救人员穿戴防护用具，速将患者移至空气新鲜处，去除污染衣物；注意保暖、安静；皮肤污染或溅入眼内时用流动清水冲洗至少 20min；呼吸困难者给氧，必要时用合适的呼吸器进行人工呼吸；立即与医疗急救单位联系抢救。

防护措施
工作场所空气中时间加权平均容许浓度不超过 10mg/m^3，属粉尘。密闭、局部排风、呼吸防护。禁止明火、火花、高热。工作场所禁止饮食、吸烟。

急救电话：120　　　　　　　　　咨询电话：中国疾病预防控制中心职业卫生与中毒控制所 010-83132345

消防电话：119　　　　　　　　　当地职业中毒与控制机构：

有毒物品	注意防护	保障健康

	健康危害	理化特性
二甲基苯胺（皮） Dimethylaniline（skin）	可经皮肤、呼吸道和胃肠进入人体。 主要损害血液系统。 表现为口唇、指（趾）端发绀、头晕、头痛、恶心、呕吐、精神恍惚等，重者呼吸困难、抽搐，甚至昏迷、休克。	黄色油状液体。有刺激性臭味，微溶于水。遇明火、高热或与硝酸、氧化剂接触易燃烧、爆炸。

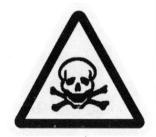

当心中毒

应急处理
抢救人员穿戴防护用具，速将患者移至空气新鲜处，去除污染衣物；注意保暖、安静；皮肤污染或溅入眼内时用流动清水冲洗至少 20min；呼吸困难者给氧，必要时用合适的呼吸器进行人工呼吸；立即与医疗急救单位联系抢救。

防护措施
工作场所空气中时间加权平均容许浓度不超过 5mg/m³，短时间接触容许浓度不超过 10mg/m³。IDLH 浓度为 500mg/m³，属有机蒸气。密闭、局部排风、呼吸防护。禁止明火、火花、高热。工作场所禁止饮食、吸烟。

急救电话：120
消防电话：119

咨询电话：中国疾病预防控制中心职业卫生与中毒控制所 010-83132345
当地职业中毒与控制机构：

6

有毒物品	注意防护	保障健康

	健康危害	理化特性
二硫化碳（皮） Carbon disulfide（skin）	可经呼吸道、皮肤和胃肠进入人体。 主要损害神经系统。 　短时间大量接触表现为头痛、头晕，进而出现酒醉样感觉、步态不稳、意识不清、抽搐甚至昏迷，长期过量接触可致神经衰弱、四肢远端麻木、无力、小腿肌肉疼痛、走路困难。	无色或淡黄色液体。易挥发，不溶于水。遇火、加热、撞击、摩擦或震动易燃烧、爆炸。遇明火回燃。

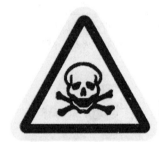

当心中毒

应急处理
抢救人员穿戴防护用具，速将患者移至空气新鲜处，去除污染衣物；注意保暖、安静；皮肤污染时用肥皂水或清水冲洗，溅入眼内时用流动清水或生理盐水冲洗，各至少 20min；呼吸困难者给氧，必要时用合适的呼吸器进行人工呼吸；立即与医疗急救单位联系抢救。

防护措施
工作场所空气中时间加权平均容许浓度不超过 5mg/m³，短时间接触容许浓度不超过 10mg/m³。IDLH 浓度为 1600mg/m³，属有机蒸气。密闭、局部排风、呼吸防护。禁止明火、火花、高热，使用防爆电器和照明设备。工作场所禁止饮食、吸烟。

急救电话：120
消防电话：119

咨询电话：中国疾病预防控制中心职业卫生所与中毒控制所 010-83132345
当地职业中毒与控制机构：

有毒物品	注意防护	保障健康

	健康危害	理化特性
二氯乙炔 Dichloroacetylene	可经呼吸道、皮肤进入人体。 主要损害神经系统和肝、肾，对皮肤、黏膜有刺激作用。表现为头痛、头晕、三叉神经痛、食欲减退、恶心、呕吐，面部可出现疱疹。	油状液体，有挥发性。溶于乙醇、乙醚、丙酮。遇高温可爆炸，接触空气会起火。

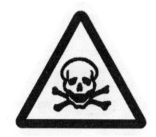

当心中毒

应急处理
抢救人员穿戴防护用具，速将患者移至空气新鲜处，去除污染衣物；注意保暖、安静；皮肤污染时用肥皂水或清水冲洗，溅入眼内时用流动清水或生理盐水冲洗，各至少20min；呼吸困难者给氧，必要时用合适的呼吸器进行人工呼吸；立即与医疗急救单位联系抢救。

防护措施
工作场所空气中最高容许浓度不超过 0.4mg/m^3。警示未知，属有机蒸气，极难过滤。密闭、局部排风、呼吸防护。禁止明火、火花、高热。工作场所禁止饮食、吸烟。

急救电话：120
消防电话：119

咨询电话：中国疾病预防控制中心职业卫生与中毒控制所 010-83132345
当地职业中毒与控制机构：

有毒物品	注意防护	保障健康

	健康危害	理化特性
二硝基苯 （全部异构体）（皮） Dinitrobenzene （all isomers）（skin）	可经皮肤、呼吸道和胃肠进入人体。 　　主要损害血液系统和肝、肾。 　　表现为口唇、指（趾）端发绀，可伴有头晕、头痛、乏力、胸闷，进而出现心慌、气短、恶心、呕吐、皮肤黄染、深茶色尿、贫血，重者伴有肝、肾损害。	无色或黄色固体。微溶于水，溶于乙醇、丙酮、苯。遇明火、高热、摩擦、震动、撞击易燃烧、爆炸。

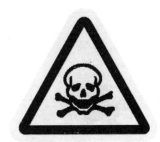

当心中毒

应急处理
抢救人员穿戴防护用具，速将患者移至空气新鲜处，去除污染衣物；注意保暖、安静；皮肤污染或溅入眼内时用流动清水冲洗至少 20min；呼吸困难者给氧，必要时用合适的呼吸器进行人工呼吸；立即与医疗急救单位联系抢救。

防护措施
工作场所空气中时间加权平均容许浓度不超过 1mg/m³。IDLH 浓度为 200mg/m³，属粉尘，溶于溶剂形成有机蒸气。密闭、局部排风、除尘、呼吸防护。禁止明火、火花、高热。工作场所禁止饮食、吸烟。

急救电话：120
消防电话：119

咨询电话：中国疾病预防控制中心职业卫生与中毒控制所 010-83132345
当地职业中毒与控制机构：

有毒物品	注意防护	保障健康

	健康危害	理化特性
二硝基甲苯（皮） Dinitrotoluene（skin）	可经皮肤、呼吸道和胃肠进入人体。 主要损害血液系统和肝。 短时间大量接触表现为口唇发绀、头晕、头痛、恶心、呕吐、无力、呼吸困难、嗜睡、意识丧失，长期过量接触可引起贫血。	黄色针状结晶。不溶于水，溶于二硫化碳和丙酮。遇明火、热可燃烧、爆炸。

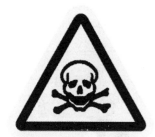

当心中毒

应急处理
抢救人员穿戴防护用具，速将患者移至空气新鲜处，其水溶性小，应注意迟发反应，保持呼吸道通畅。去除污染衣物；注意保暖、安静；皮肤污染或溅入眼内时用流动清水冲洗至少20min；呼吸困难者给氧，必要时用合适的呼吸器进行人工呼吸；立即与医疗急救单位联系抢救。

防护措施
工作场所空气中时间加权平均容许浓度不超过 0.2mg/m³。IDLH 浓度为 200mg/m³，属粉尘，溶于溶剂形成有机蒸气。密闭、局部排风、除尘、呼吸防护。禁止明火、火花、高热，使用防爆电器和照明设备。工作场所禁止饮食、吸烟。

急救电话：120　　　　　　　　　咨询电话：中国疾病预防控制中心职业卫生与中毒控制所 010-83132345
消防电话：119　　　　　　　　　当地职业中毒与控制机构：

6

有毒物品	注意防护	保障健康

	健康危害	理化特性
二氧化氮 Nitrogen dioxide	可经呼吸道进入人体。 主要损害呼吸系统。 短时间吸入高浓度表现为咽痛、胸闷、咳嗽、咳痰，可有轻度头晕、头痛、无力、心悸、恶心等，进而出现呼吸困难、胸部紧迫感、咳白色或粉红色泡沫样痰、口唇发绀，甚至昏迷或窒息。	棕色气体，有刺激性。可溶于水，生成硝酸，有腐蚀性。

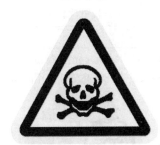

当心中毒

应急处理
抢救人员穿戴防护用具，速将患者移至空气新鲜处，其水溶性小，应注意迟发反应，保持呼吸道通畅，去除污染衣物时先用温水化冻；注意保暖、安静；皮肤污染或溅入眼内时用流动清水冲洗至少20min；呼吸困难者给氧，必要时用合适的呼吸器进行人工呼吸；立即与医疗急救单位联系抢救。

防护措施
工作场所空气中时间加权平均容许浓度不超过 5mg/m³，短时间接触容许浓度不超过 10mg/m³。IDLH 浓度为 96mg/m³，属酸性气体。密闭、局部排风、呼吸防护。工作场所禁止饮食、吸烟。

急救电话：120 消防电话：119	咨询电话：中国疾病预防控制中心职业卫生与中毒控制所 010-83132345 当地职业中毒与控制机构：

高毒物品告知卡：017

有毒物品	注意防护	保障健康

	健康危害	理化特性
甲苯 -2，4- 二异氰酸酯 （TDI） Toluene-2, 4-diisocyanate （TDI）	可经呼吸道进入人体。 主要损害呼吸系统，对眼及皮肤、黏膜有刺激作用。 表现为眼刺痛、流泪、结膜充血、视物模糊、干咳、胸痛、气急、呼吸困难、咳白色或粉红色泡沫样痰、昏迷。反复接触可引起过敏性哮喘。	白色或淡黄色液体。与胺、醇、碱类或温水反应剧烈，可引起燃烧、爆炸。

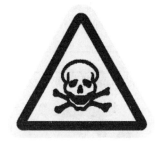

当心中毒

应急处理
抢救人员穿戴防护用具，速将患者移至空气新鲜处，去除污染衣物；注意保暖、安静；皮肤污染时用肥皂水或清水冲洗，溅入眼内时用流动清水或生理盐水冲洗，各至少 20min；呼吸困难者给氧，必要时用合适的呼吸器进行人工呼吸；立即与医疗急救单位联系抢救。

防护措施
工作场所空气中时间加权平均容许浓度不超过 0.1mg/m³，短时间接触容许浓度不超过 0.2mg/m³。IDLH 浓度为 72mg/m³，嗅阈高于卫生标准，属有机蒸气，易成雾。密闭、局部排风、呼吸防护。避免与醇类、水和胺类接触。禁止明火、火花、高热。工作场所禁止饮食、吸烟。

急救电话：120
消防电话：119

咨询电话：中国疾病预防控制中心职业卫生与中毒控制所 010-83132345
当地职业中毒与控制机构：

6

有毒物品	注意防护	保障健康

	健康危害	理化特性
氟化氢 （按 F 计） Hydrogen fluoride（as F）	可经呼吸道、皮肤进入人体。 主要对皮肤、黏膜有刺激腐蚀作用。 短时间大量接触表现为鼻、咽喉等烧灼感、咳嗽、声音嘶哑、呼吸困难、咳白色或粉红色泡沫样痰，高浓度吸入时，可引起喉痉挛、水肿，甚至窒息，长期过量接触可引起牙酸蚀症。氢氟酸能严重灼伤皮肤、眼。	无色液体或气体，有强烈刺激性和腐蚀性。易溶于水。

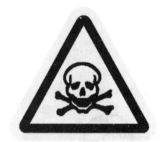

当心中毒

应急处理
抢救人员穿戴防护用具，速将患者移至空气新鲜处，保持呼吸道通畅。去除污染衣物；注意保暖、安静；皮肤污染时用肥皂水或清水冲洗，溅入眼内时用流动清水或生理盐水冲洗，各至少 20min；呼吸困难者给氧，必要时用合适的呼吸器进行人工呼吸；立即与医疗急救单位联系抢救。

防护措施
工作场所空气中最高容许浓度不超过 2mg/m³。IDLH 浓度为 25mg/m³，属酸性气体。密闭、局部排风、呼吸防护。工作场所禁止饮食、吸烟。

急救电话：120 消防电话：119	咨询电话：中国疾病预防控制中心职业卫生与中毒控制所 010-83132345 当地职业中毒与控制机构：

有毒物品	注意防护	保障健康

	健康危害	理化特性
氟及其化合物（不含氟化氢）（按F计）Fluorine and Fluorides（except HF）（as F）	可经呼吸道、皮肤进入人体。 主要对皮肤和黏膜有刺激腐蚀作用。 短时间大量接触表现为流泪、咳嗽、胸闷、气急、头痛、头晕等。可引起皮炎、角膜溃疡。长期过量接触可致骨关节活动受限、骨骼畸形。	氟为黄绿色气体，有强腐蚀性和刺激性。与氨、金属等可发生剧烈反应。

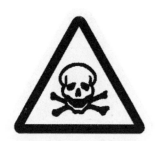

当心中毒

应急处理
抢救人员穿戴防护用具，速将患者移至空气新鲜处，去除污染衣物；注意保暖、安静；皮肤污染时用肥皂水或清水冲洗，溅入眼内时用流动清水或生理盐水冲洗，各至少20min；呼吸困难者给氧，必要时用合适的呼吸器进行人工呼吸；立即与医疗急救单位联系抢救。

防护措施
工作场所空气中时间加权平均容许浓度不超过2mg/m³。IDLH浓度为40mg/m³，难于过滤，超过IDLH浓度时，需供气式呼吸防护用品。密闭、局部排风。不与水或可燃性物质接触。工作场所禁止饮食、吸烟。

急救电话：120
消防电话：119

咨询电话：中国疾病预防控制中心职业卫生与中毒控制所 010-83132345
当地职业中毒与控制机构：

6

有毒物品	注意防护	保障健康

	健康危害	理化特性
镉及其化合物 （按 Cd 计） Cadmium and its compounds（as Cd）	可经呼吸道、胃肠进入人体。 主要损害呼吸系统和肾。 短时间大量接触表现为头晕、头痛、乏力、咳嗽、咳痰、胸闷、寒战、发热、四肢酸痛等，重者可出现呼吸困难、咳白色或粉红色泡沫样痰，长期过量接触可出现蛋白尿及肾功能损害。	易溶于硝酸，难溶于盐酸和硫酸。常见的镉化合物为氧化镉、硝酸镉和硫酸镉。

<table>
<tr><td rowspan="4">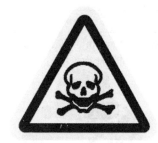
当心中毒</td><td colspan="2" align="center">应急处理</td></tr>
<tr><td colspan="2">抢救人员穿戴防护用具，速将患者移至空气新鲜处，去除污染衣物；注意保暖、安静；皮肤污染或溅入眼内时用流动清水冲洗至少 20min；呼吸困难者给氧，必要时用合适的呼吸器进行人工呼吸；立即与医疗急救单位联系抢救。</td></tr>
<tr><td colspan="2" align="center">防护措施</td></tr>
<tr><td colspan="2">工作场所空气中时间加权平均容许浓度不超过 0.01mg/m³，短时间接触容许浓度不超过 0.02mg/m³。IDLH 浓度为 500mg/m³（尘），9mg/m³（烟）。密闭、局部排风、除尘、呼吸防护。工作场所禁止饮食、吸烟。

    </td></tr>
</table>

急救电话：120 消防电话：119	咨询电话：中国疾病预防控制中心职业卫生与中毒控制所 010-83132345 当地职业中毒与控制机构：

高毒物品告知卡：021

有毒物品	注意防护	保障健康

健康危害	理化特性

铬及其化合物（按 Cr 计）Chromic and its compounds（as Cr）

健康危害	理化特性
可经呼吸道、皮肤和胃肠进入人体。 主要损害呼吸系统、皮肤、黏膜。 短时间大量接触表现为流泪、流涕、咽干、咳嗽、咳痰、呼吸困难、哮喘，长期过量接触可致皮肤溃疡、鼻中隔溃疡或穿孔。铬酸盐生产过程中过量接触可致肺癌。	三价铬的氧化物为绿色，不溶于水。六价铬的氧化物为黄色，可溶于水。

当心中毒

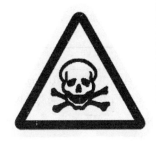

应急处理

抢救人员穿戴防护用具，速将患者移至空气新鲜处，去除污染衣物；注意保暖、安静；皮肤污染时用肥皂水清洗，溅入眼内时用流动清水或生理盐水冲洗，各至少 20min；呼吸困难者给氧，必要时用合适的呼吸器进行人工呼吸；立即与医疗急救单位联系抢救。

防护措施

工作场所空气中时间加权平均容许浓度不超过 $0.05mg/m^3$，属于粉尘。密闭、局部排风、除尘、呼吸防护。工作场所禁止饮食、吸烟。

急救电话：120
消防电话：119

咨询电话：中国疾病预防控制中心职业卫生与中毒控制所 010-83132345
当地职业中毒与控制机构：

6

有毒物品	注意防护	保障健康	
	健康危害		理化特性
汞 Mercury	以蒸气形式经呼吸道进入人体。 主要损害神经、呼吸、消化和泌尿系统。 短时间大量接触表现为头痛、头晕、咳嗽、呼吸困难、发热、口干、流涎、牙龈肿痛、溃疡、皮炎、少尿、无尿，长期过量接触出现情绪激动、烦躁、睡眠障碍、牙龈萎缩、牙齿松动、震颤及肾损害等。		银白色液态金属，易挥发。不溶于水和有机溶剂。能溶解多种金属。

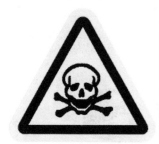

当心中毒

应急处理
抢救人员穿戴防护用具，速将患者移至空气新鲜处，去除污染衣物；注意保暖、安静；呼吸困难者给氧，必要时用合适的呼吸器进行人工呼吸；立即与医疗急救单位联系抢救。设备或墙壁上吸附的汞可用碘加热熏蒸，数小时后再用水冲洗。

防护措施
工作场所空气中时间加权平均容许浓度不超过 0.02mg/m³，短时间接触容许浓度不超过 0.04mg/m³。IDLH 浓度为 28mg/m³，无警示性，属于蒸气。严禁直接暴露于空气中。避免洒落。密闭、局部排风、呼吸防护。工作场所禁止饮食、吸烟。

急救电话：120
消防电话：119

咨询电话：中国疾病预防控制中心职业卫生与中毒控制所 010-83132345
当地职业中毒与控制机构：

有毒物品	注意防护	保障健康

	健康危害	理化特性
碳酰氯（光气） Carbonyl chloride （Phosgene）	可经呼吸道进入人体。 　遇水生成盐酸后有刺激性，主要损害呼吸系统。 　表现为畏光、流泪、咽痒、呛咳、气急、胸闷、恶心，伴有头晕、头痛等，经 1 ～ 24h 症状缓解期后可出现呼吸困难、咳白色或粉红色泡沫样痰，口唇、指端发绀。	无色气体。遇水分解生成盐酸。

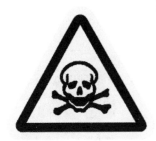

当心中毒

应急处理
抢救人员穿戴防护用具，速将患者移至空气新鲜处，注意有迟发反应，保持呼吸道通畅。去除污染衣物时先用温水化冻；保暖、静卧；皮肤或眼污染用流动清水冲洗至少 20min；呼吸困难者给氧，必要时用合适的呼吸器进行人工呼吸；立即与医疗急救单位联系抢救。

防护措施
工作场所空气中最高容许浓度不超过 0.5mg/m³。IDLH 浓度为 8mg/m³，嗅阈高于卫生标准。密闭、局部排风、呼吸防护。钢瓶泄漏时将渗漏口朝上，防止液态气体逸出。工作场所禁止饮食、吸烟。

急救电话：120 消防电话：119	咨询电话：中国疾病预防控制中心职业卫生与中毒控制所 010-83132345 当地职业中毒与控制机构：

6

有毒物品	注意防护	保障健康

	健康危害	理化特性
黄　磷 Yellow phosphorus	可经呼吸道、皮肤和胃肠进入人体。 主要损害消化、泌尿系统和骨骼。 短时间大量接触表现为头晕、头痛、恶心、食欲缺乏、肝区疼痛、乏力，重者可发生黄疸、血尿、少尿、无尿，长期过量接触出现鼻咽干燥、牙龈肿痛、下颌骨损害。直接接触可引起皮肤、眼睛严重灼伤。	黄色或白色固体，有大蒜气味。在空气中可自燃，释放刺激性浓烟，熄灭后可复燃。

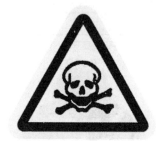

当心中毒

应急处理
抢救人员穿橡胶防护用品并戴防毒面具；速将患者移至空气新鲜处，去除污染衣物并放入盛满水的金属容器；速将皮肤污染处浸入水中或冲洗，后覆以湿布；皮肤灼伤立即用大量清水冲洗创面不少于30min，然后用2%～3%硝酸银溶液轻涂创面，直至无磷火为止；保持呼吸道通畅；注意保暖、安静；立即与医疗急救单位联系抢救。

防护措施
工作场所空气中时间加权平均容许浓度不超过0.05mg/m³，短时间接触容许浓度不超过0.1mg/m³。如无蒸气和硫化氢同时存在，属于粉尘，否则需供气式呼吸防护用品。严禁直接暴露于空气中。密闭、局部排风。禁止明火、火花、高热。工作场所禁止饮食、吸烟。

急救电话：120 消防电话：119	咨询电话：中国疾病预防控制中心职业卫生与中毒控制所 010-83132345 当地职业中毒与控制机构：

有毒物品	注意防护	保障健康

	健康危害	理化特性
甲基肼（皮） Methyl hydrazine （skin）	可经呼吸道、皮肤和胃肠进入人体。 主要损害呼吸道和肝，可灼伤皮肤、眼睛。 短时间大量接触表现为流泪、眼结膜充血、喷嚏、咳嗽，进而出现支气管痉挛、呼吸困难、恶心、呕吐、抽搐，长期过量接触可致肝损害、贫血。	无色液体，有氨样气味。溶于水、乙醚和乙醇。遇明火或与氧化剂接触能燃烧、爆炸。

应急处理
抢救人员穿戴防护用具，速将患者移至空气新鲜处，去除污染衣物；注意保暖、安静；用肥皂水或清水冲洗污染皮肤，用流动清水或生理盐水冲洗污染的眼睛，各至少 20min；呼吸困难者给氧，必要时用合适的呼吸器进行人工呼吸；立即与医疗急救单位联系抢救。

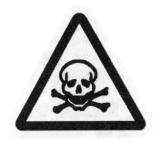

当心中毒

防护措施
工作场所空气中最高容许浓度不超过 0.08mg/m^3。IDLH 浓度为 96mg/m^3，嗅阈高于卫生标准，需配全面罩供气式呼吸防护用品。密闭、局部排风。禁止明火、火花、高热，使用防爆电器和照明设备。工作场所禁止饮食、吸烟。

急救电话：120　　　　　　　咨询电话：中国疾病预防控制中心职业卫生与中毒控制所 010-83132345

消防电话：119　　　　　　　当地职业中毒与控制机构：

6

有毒物品	注意防护	保障健康

	健康危害	理化特性
甲　醛 Formaldehyde	可经呼吸道、皮肤和胃肠进入人体。 主要损害呼吸系统，对皮肤、黏膜有刺激作用。表现为流泪、眼结膜充血、视物模糊和鼻、咽喉部烧灼感、咳嗽、气短、哮喘。皮肤接触可致荨麻疹、瘙痒和斑丘疹。	无色气体，有强刺激性。溶于水。遇明火可燃烧、爆炸。

当心中毒

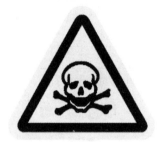

应急处理
抢救人员穿戴防护用具，速将患者移至空气新鲜处，去除污染衣物；注意保暖、安静；皮肤污染时用肥皂水清洗，溅入眼内时用流动清水或生理盐水冲洗，各至少 20min；呼吸困难者给氧，必要时用合适的呼吸器进行人工呼吸；立即与医疗急救单位联系抢救。

防护措施
工作场所空气中最高容许浓度不超过 0.5mg/m³。IDLH 浓度为 37mg/m³，嗅阈高于卫生标准，属有机蒸气，一般有机蒸气过滤无效，需使用专用过滤元件。密闭、局部排风、呼吸防护。禁止明火、火花、高热，使用防爆电器和照明设备。工作场所禁止饮食、吸烟。

急救电话：120　　　　　　　　咨询电话：中国疾病预防控制中心职业卫生与中毒控制所 010-83132345

消防电话：119　　　　　　　　当地职业中毒与控制机构：

有毒物品	注意防护	保障健康

焦炉逸散物 （按苯溶物计） Coke oven emissions（as matter soluble in benzene）	健康危害	理化特性
	可经呼吸道进入人体。 主要损害呼吸系统。 长期接触可致肺癌。	是气体、蒸气和烟尘混合物。主要含烃类、酚类和杂环化合物。

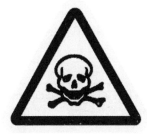

当心中毒

应急处理
定期体检，早期诊断、早期治疗。

防护措施
工作场所空气中时间加权平均容许浓度不超过 0.1mg/m³，属有机蒸气和油性颗粒物混合物。密闭、局部排风、呼吸防护。工作场所禁止饮食、吸烟。

急救电话：120　　　　　　　　　咨询电话：中国疾病预防控制中心职业卫生与中毒控制所 010-83132345
消防电话：119　　　　　　　　　当地职业中毒与控制机构：

6

有毒物品	注意防护	保障健康

	健康危害	理化特性
肼（皮） Hydrazine（skin）	可经皮肤、呼吸道和胃肠进入人体。 　主要损害呼吸系统，对皮肤、黏膜有刺激、腐蚀作用。表现为头晕、头痛、乏力、恶心、呕吐、眼痛、眼胀、咽痛、咳嗽，重者呼吸困难，咳粉红色泡沫样痰。可引起皮炎。	无色透明液体，有鱼腥气味。易溶于水、乙醇。遇明火、高热或氧化剂可燃烧、爆炸。

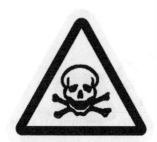

当心中毒

应急处理
抢救人员穿戴防护用具，速将患者移至空气新鲜处，保持呼吸道通畅。去除污染衣物；注意保暖、安静；皮肤污染或溅入眼内时用流动清水冲洗至少 20min；呼吸困难者给氧，必要时用合适的呼吸器进行人工呼吸；立即与医疗急救单位联系抢救。

防护措施
工作场所空气中时间加权平均容许浓度不超过 0.06mg/m³，短时间接触容许浓度不超过 0.13mg/m³。IDLH 浓度为 110mg/m³，嗅阈高于卫生标准，属有机蒸气。密闭、局部排风、呼吸防护。禁止明火、火花、高热，使用防爆电气设备。工作场所禁止饮食、吸烟。

急救电话：120
消防电话：119

咨询电话：中国疾病预防控制中心职业卫生与中毒控制所 010-83132345
当地职业中毒与控制机构：

有毒物品	注意防护	保障健康

	健康危害	理化特性
可溶性镍化物 Soluble nickel compounds	可经呼吸道进入人体。 主要损害呼吸系统和皮肤。 表现为咳嗽、咳痰、胸闷、气短、胸痛、哮喘，也可引起皮炎、湿疹、皮肤灼伤。	主要包括硫酸镍、氯化镍和硝酸镍等。加热、燃烧可产生腐蚀性有毒气体。

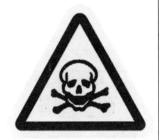

当心中毒

应急处理
抢救人员穿戴防护用具，速将患者移至空气新鲜处，去除污染衣物；注意保暖、安静；皮肤污染或溅入眼内时用流动清水冲洗至少 20min；呼吸困难者给氧，必要时用合适的呼吸器进行人工呼吸；立即与医疗急救单位联系抢救。

防护措施
工作场所空气中时间加权平均容许浓度不超过 0.5mg/m^3，属粉尘。密闭、局部排风、除尘、呼吸防护。工作场所禁止饮食、吸烟。

急救电话：120

消防电话：119

咨询电话：中国疾病预防控制中心职业卫生与中毒控制所 010-83132345

当地职业中毒与控制机构：

有毒物品	注意防护	保障健康

	健康危害	理化特性
磷化氢 Phosphine	可经呼吸道进入人体。 主要损害神经、呼吸系统。 表现为头痛、乏力、恶心、胸闷、咳嗽等，进而呼吸困难、意识不清、心慌，严重时昏迷、抽搐、咳粉红色或白色泡沫样痰。	无色气体，有蒜气味。微溶于水。易燃。

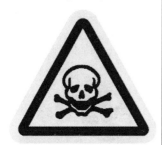

当心中毒

应急处理

抢救人员穿戴防护用具，速将患者移至空气新鲜处，去除污染衣物；注意保暖、安静；皮肤或眼污染时用流动清水冲洗至少 20min；呼吸困难者给氧，必要时用合适的呼吸器进行人工呼吸；立即与医疗急救单位联系抢救。

防护措施

工作场所空气中最高容许浓度不超过 0.3mg/m³。IDLH 浓度为 280mg/m³，嗅阈接近卫生标准。超过 IDLH 浓度时，需专用滤毒罐，或选用供气式呼吸防护用品。密闭、局部排风。禁止明火、火花、高热，使用防爆电器和照明设备。工作场所禁止饮食、吸烟。

急救电话：120
消防电话：119

咨询电话：中国疾病预防控制中心职业卫生与中毒控制所 010-83132345
当地职业中毒与控制机构：

有毒物品	注意防护	保障健康

健康危害	理化特性
可经呼吸道进入人体。 主要损害中枢神经、呼吸系统，刺激黏膜。 表现为流泪、畏光、眼刺痛、咽喉部灼热感、咳嗽、胸闷、头痛、头晕、恶心、呕吐、乏力、重者抽搐、呼吸困难。吸入高浓度可立即昏迷，可致猝死。	无色气体，有臭鸡蛋气味。溶于水。与空气混合可发生爆炸。与浓硝酸或其他强氧化剂剧烈反应。对金属有强腐蚀性。

硫化氢
Hydrogen sulfide

当心中毒

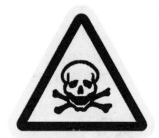

应急处理
抢救人员穿戴防护用具，加强通风，速将患者移至空气新鲜处，去除污染衣物；注意保暖、安静；皮肤或眼污染时用流动清水冲洗至少 20min；呼吸困难者给氧，必要时用合适的呼吸器进行人工呼吸；对心搏骤停者，必须现场行心肺复苏术，立即与医疗急救单位联系抢救。

防护措施
工作场所空气中最高容许浓度不超过 $10mg/m^3$。IDLH 浓度为 $430mg/m^3$，属酸性气体，由于能引起嗅觉疲劳，警示性低。密闭、局部排风、呼吸防护。禁止明火、火花、高热，使用防爆电器和照明设备。工作场所禁止饮食、吸烟。

急救电话：120
消防电话：119

咨询电话：中国疾病预防控制中心职业卫生与中毒控制所 010-83132345
当地职业中毒与控制机构：

6

有毒物品	注意防护	保障健康

	健康危害	理化特性
硫酸二甲酯（皮） Dimethyl sulfate （skin）	可经呼吸道、皮肤进入人体。 主要损害呼吸系统，对眼和皮肤有刺激。 表现为畏光、流泪、眼刺痛、结膜充血水肿、咳嗽、咽喉部灼热感、胸闷、呼吸困难，重者喉头水肿，甚至窒息。 直接接触可致皮肤、眼灼伤。	无色或淡黄色透明液体，略带洋葱气味。遇高热、明火或氧化剂可燃烧、爆炸。

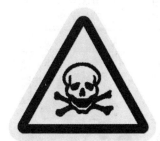

当心中毒

应急处理
抢救人员穿戴防护用具，速将患者移至空气新鲜处，去除污染衣物；注意保暖、安静；皮肤污染或溅入眼内时用流动清水冲洗至少 20min；呼吸困难者给氧，必要时用合适的呼吸器进行人工呼吸；立即与医疗急救单位联系抢救。

防护措施
工作场所空气中时间加权平均容许浓度不超过 0.5mg/m³，属有机蒸气。密闭、局部排风、呼吸防护。禁止在明火、热表面附近、焊接时使用该物质，使用防爆电气设备。工作场所禁止饮食、吸烟。

急救电话：120
消防电话：119

咨询电话：中国疾病预防控制中心职业卫生与中毒控制所 010-83132345
当地职业中毒与控制机构：

有毒物品	注意防护	保障健康

健康危害	理化特性
可经呼吸道、胃肠进入人体。 　　主要损害呼吸、神经和消化系统。短期大量吸入表现为头晕、头痛、咽痛、咳嗽、气短、乏力、发热，重者胸痛、呼吸困难、口唇青紫、情绪激动、烦躁不安，甚至抽搐、昏迷。可致皮肤、眼灼伤。长期过量接触损害神经系统和肾。	无色晶体。常温下微量挥发，可溶于水。与碱金属能发生剧烈反应。

氯化汞
Mercuric chloride

当心中毒

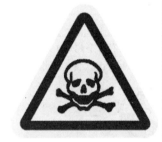

应急处理
抢救人员穿戴防护用具，速将患者移至空气新鲜处，去除污染衣物；注意保暖、安静；皮肤污染或溅入眼内时用流动清水冲洗至少 20min；呼吸困难者给氧，必要时用合适的呼吸器进行人工呼吸；立即与医疗急救单位联系抢救。

防护措施
工作场所空气中时间加权平均容许浓度不超过 0.025mg/m³，属粉尘。密闭、局部排风、除尘、呼吸防护。工作场所禁止饮食、吸烟。

急救电话：120
消防电话：119

咨询电话：中国疾病预防控制中心职业卫生与中毒控制所 010-83132345
当地职业中毒与控制机构：

6

有毒物品	注意防护	保障健康

	健康危害	理化特性
氯萘（皮） Chloronaphthalene（skin）	可经呼吸道、胃肠和皮肤进入人体。 主要损害肝和皮肤。 长期过量接触可在面部、耳廓、颈、臂和胸腹部出现粉刺状结节，逐渐形成囊肿，也可有脓疱、瘢痕。重者可引起中毒性肝病。	液体到蜡样固体。不溶于水，溶于许多有机溶剂。遇明火、高热燃烧，产生有毒气体。

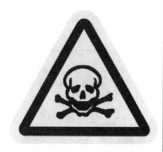

当心中毒

应急处理
抢救人员穿戴防护用具，速将患者移至空气新鲜处，去除污染衣物；注意保暖、安静；皮肤污染时用肥皂水冲洗至少 20min；立即与医疗急救单位联系抢救。

防护措施
工作场所空气中时间加权平均容许浓度不超过 0.5mg/m³，短时间接触容许浓度不超过 1.5mg/m³，属于粉尘。密闭、局部排风、呼吸防护。禁止明火、火花、高热。工作场所禁止饮食、吸烟。

急救电话：120
消防电话：119

咨询电话：中国疾病预防控制中心职业卫生与中毒控制所 010-83132345
当地职业中毒与控制机构：

有毒物品	注意防护	保障健康

健康危害	理化特性
可经呼吸道、胃肠和皮肤进入人体。 主要损害呼吸系统，刺激眼、皮肤。 吸入高浓度气体后流泪、咽痛、剧烈呛咳、胸闷、发热、寒战。少数患者数小时后可发生胸部紧缩感、呼吸困难、咳白色或粉红色泡沫样痰。长期过量接触可致肺癌。	无色或淡黄色液体，有刺激性气味。易挥发，与水反应可生成甲醛。易燃，遇明火、高热、氧化剂可燃烧、爆炸。

氯甲醚
Chloromethyl methyl ether

当心中毒

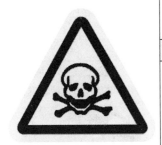

应急处理
抢救人员穿戴防护用具，速将患者移至空气新鲜处，去除污染衣物；注意保暖、安静；皮肤污染或溅入眼内时用流动清水冲洗至少 20min；呼吸困难者给氧，必要时用合适的呼吸器进行人工呼吸；立即与医疗急救单位联系抢救。

防护措施
工作场所空气中最高容许浓度不超过 0.005mg/m³。警示性未知，属有机蒸气。密闭、局部排风、呼吸防护。禁止明火、火花、高热，使用防爆电器和照明设备。工作场所禁止饮食、吸烟。

急救电话：120
消防电话：119

咨询电话：中国疾病预防控制中心职业卫生与中毒控制所 010-83132345
当地职业中毒与控制机构：

有毒物品	注意防护	保障健康

	健康危害	理化特性
氯；氯气 Chlorine	可经呼吸道、皮肤进入人体。 主要损害呼吸系统，刺激皮肤、黏膜。 表现为流泪、咽痛、呛咳、胸闷、气急，重者呼吸困难、咳白色或粉红色泡沫样痰、口唇青紫、昏迷、窒息。可引起皮炎。长期过量接触可致牙酸蚀症等。	黄绿色气体，有强刺激性。溶于水。与氢气混合可发生爆炸。

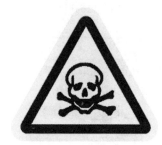

当心中毒

应急处理
抢救人员穿戴防护用具，速将患者移至空气新鲜处，去除污染衣物；注意保暖、安静；皮肤或眼污染时用流动清水冲洗至少 20min；呼吸困难者给氧，必要时用合适的呼吸器进行人工呼吸；立即与医疗急救单位联系抢救。

防护措施
工作场所空气中最高容许浓度不超过 1mg/m³。IDLH 浓度为 88mg/m³，属酸性气体。液氯钢瓶不得受到摩擦或撞击。密闭、局部排风、呼吸防护。发生泄漏时将渗漏口朝上，防止液氯逸出。

急救电话：120
消防电话：119

咨询电话：中国疾病预防控制中心职业卫生与中毒控制所 010-83132345
当地职业中毒与控制机构：

有毒物品	注意防护	保障健康

健康危害	理化特性
可经呼吸道进入人体。 主要损害肝、脾和中枢神经系统。 吸入高浓度可有麻醉作用，表现为头晕、头痛、乏力、胸闷、气急、站立不稳等，严重时意识不清。长期过量接触可致肝、脾大，肝功能异常、肝血管肉瘤。也可引起肢端溶骨症。	无色气体。遇明火、高温可燃烧、爆炸，产生有毒气体。

氯乙烯
Vinyl chloride

当心中毒

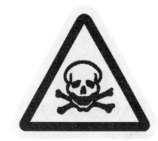

应急处理
抢救人员穿戴防护用具，速将患者移至空气新鲜处，去除污染衣物；注意保暖、安静；皮肤或眼污染时用流动清水冲洗至少 20min；呼吸困难者给氧，必要时用合适的呼吸器进行人工呼吸；立即与医疗急救单位联系抢救。

防护措施
工作场所空气中时间加权平均容许浓度不超过 $10mg/m^3$。无有效过滤方法，采用供气式呼吸防护用品。密闭、局部排风。禁止明火、火花、高热，使用防爆电器和照明设备。发生泄漏时将渗漏口朝上，防止气体逸出。

急救电话：120
消防电话：119

咨询电话：中国疾病预防控制中心职业卫生与中毒控制所 010-83132345
当地职业中毒与控制机构：

有毒物品	注意防护	保障健康

	健康危害	理化特性
锰及其化合物 Manganese and its compounds（as MnO₂）	可经呼吸道进入人体。 主要损害神经系统。 长时间大量接触表现为嗜睡、冷漠、注意力涣散、精神萎靡、情绪改变、言语单调、不清、手、舌颤，重者四肢发僵、动作缓慢笨拙、两腿发沉、走路为前冲步态、闭目难站稳。大量吸入氧化锰烟尘，可引起金属烟热。	多为无机氧化物。锰尘在有火源时有爆炸的危险。遇水或酸类能生成氢气。

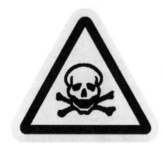

当心中毒

应急处理
急性吸入出现呼吸道黏膜刺激等症状，应及早移离至空气新鲜处。定期体检，早期诊断，早期治疗，中毒者及时脱离作业岗位。

防护措施
工作场所空气中时间加权平均容许浓度不超过 0.15mg/m³，短时间接触容许浓度不超过 0.45mg/m³，属于粉尘。密闭、局部排风、除尘、呼吸防护。禁止明火、火花、高热，使用防爆电器和照明设备。工作场所禁止饮食、吸烟。

急救电话：120
消防电话：119

咨询电话：中国疾病预防控制中心职业卫生与中毒控制所 010-83132345
当地职业中毒与控制机构：

有毒物品	注意防护	保障健康

镍与难溶性镍化合物（按 Ni 计）Nickel and its insoluble compounds（as Ni）	健康危害	理化特性
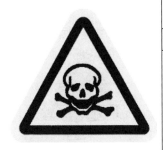当心中毒	可经呼吸道进入人体。 主要损害呼吸系统和皮肤。 表现为咳嗽、咳痰、胸闷、气短、胸痛、哮喘等过敏性肺炎，也可引起皮炎、湿疹、皮肤灼伤。	镍为银白色金属，可溶于酸。镍粉化学活性大，可着火。难溶性镍化合物主要有氧化镍。

应急处理
定期体检，早期诊断，早期治疗。急性吸入出现呼吸道黏膜刺激等症状，应及早移离至空气新鲜处，送医院对症处理。

防护措施
工作场所空气中加权平均容许浓度不超过 1mg/m³，短时间接触容许浓度不超过 2.5mg/m³，属于粉尘。密闭、局部排风、除尘、呼吸防护。禁止明火、火花、高热。工作场所禁止饮食、吸烟。

急救电话：120
消防电话：119

咨询电话：中国疾病预防控制中心职业卫生与中毒控制所 010-83132345
当地职业中毒与控制机构：

6

有毒物品	注意防护	保障健康

铍及其化合物（按 Be 计）（皮，可溶性铍化物）Beryllium and its compounds（as Be）（skin，soluble compounds）	健康危害	理化特性
	可经呼吸道进入人体。主要损害呼吸系统。短时间大量吸入可出现鼻咽部干痛、咳嗽、胸部不适，重者有气短、剧咳、咳痰、咯血、发热。长期过量接触可出现胸闷、咳嗽、活动时气短，重者安静时气短、呼吸困难、口唇青紫。	铍是灰白色轻金属，不溶于水。铍粉与水或酸反应生成氢气，易着火，有发生爆炸的危险。

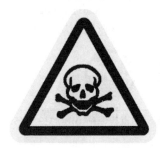

当心中毒

应急处理
抢救人员穿戴防护用具，速将患者移至空气新鲜处，去除污染衣物；注意保暖、安静；皮肤污染或溅入眼内时用流动清水冲洗至少 20min；呼吸困难者给氧，必要时用合适的呼吸器进行人工呼吸；立即与医疗急救单位联系抢救。

防护措施
工作场所空气中时间加权平均容许浓度不超过 0.0005mg/m³，短时间接触容许浓度不超过 0.001mg/m³。IDLH 浓度为 10mg/m³。属粉尘。密闭、局部排风、除尘、呼吸防护。禁止明火、火花、高热。工作场所禁止饮食、吸烟。

急救电话：120
消防电话：119

咨询电话：中国疾病预防控制中心职业卫生与中毒控制所 010-83132345
当地职业中毒与控制机构：

有毒物品	注意防护	保障健康	

	健康危害	理化特性
偏二甲基肼（皮） Unsymmetric dimethylhydrazine（skin）	可经呼吸道和皮肤进入人体。 主要损害中枢神经系统，常伴有肝损害。 可出现头晕、头痛、乏力、失眠、恶心、呕吐、食欲缺乏、呼吸困难，重者可发生抽搐。皮肤接触可有烧灼感、局部红肿。	无色液体，有氨样气味。易挥发。易溶于水，吸湿性强。遇明火、高热易发生爆炸，产生有毒气体。

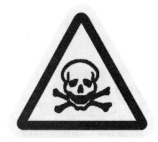

当心中毒

应急处理
抢救人员穿戴防护用具，速将患者移至空气新鲜处，去除污染衣物；注意保暖、安静；皮肤污染或溅入眼内时用流动清水冲洗至少 20min；呼吸困难者给氧，必要时用合适的呼吸器进行人工呼吸；立即与医疗急救单位联系抢救。

防护措施
工作场所空气中时间加权平均容许浓度不超过 0.5mg/m³，短时间接触容许浓度不超过 1.5mg/m³。IDLH 浓度为 120mg/m³，警示性未知，属有机蒸气，无有效过滤，采用供气式呼吸防护用品。密闭、局部排风。禁止明火、火花、高热，使用防爆电器和照明设备。工作场所禁止饮食、吸烟。

急救电话：120
消防电话：119

咨询电话：中国疾病预防控制中心职业卫生与中毒控制所 010-83132345
当地职业中毒与控制机构：

6

有毒物品	注意防护	保障健康

	健康危害	理化特性
铅（尘、烟） Lead（dust，fume）	可经呼吸道、胃肠进入人体。 主要损害神经、消化、造血系统。 表现为口内有金属甜味、头痛、头晕、失眠、多梦、记忆力减退、乏力、食欲减退、腹胀、腹绞痛、贫血等。	蓝灰色柔软金属，可溶于硝酸、盐酸。

当心中毒

应急处理
定期体检，早期诊断，早期治疗，中毒者及时脱离作业岗位。

防护措施
工作场所空气中时间加权平均容许浓度不超过 0.05mg/m³（尘），0.03mg/m³（烟）；短时间接触容许浓度不超过 0.15mg/m³（尘），0.09mg/m³（烟）。IDLH 浓度为 700mg/m³，属粉尘或烟。密闭、局部排气、除尘、呼吸防护。注意女工防护。工作场所禁止饮食、吸烟。

急救电话：120
消防电话：119

咨询电话：中国疾病预防控制中心职业卫生与中毒控制所 010-83132345
当地职业中毒与控制机构：

有毒物品	注意防护	保障健康

	健康危害	理化特性
氰化氢 （按 CN 计）（皮） Hydrogen cyanide （as CN）（skin）	可经呼吸道、胃肠和皮肤进入人体。 主要损害神经和呼吸系统、刺激黏膜。 表现为舌尖、口唇发麻，头晕、头痛、恶心、呕吐、乏力、胸闷，进而极度呼吸困难、口唇青紫，皮肤呈鲜红色，重者抽搐、昏迷，吸入高浓度本品可猝死。	无色液体或气体，有苦杏仁味，易挥发。易溶于水。与空气混合能形成爆炸性混合物，遇明火、高热可燃烧、爆炸。

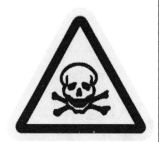

当心中毒

应急处理

抢救人员穿戴防护用具，速将患者移至空气新鲜处，吸氧；去除污染衣物；注意保暖、安静；皮肤污染或溅入眼内时用流动清水冲洗至少 20min；必要时用合适的呼吸器进行人工呼吸；心搏骤停时，应立即做心肺复苏后送医院；立即与医疗急救单位联系抢救。

防护措施

工作场所空气中最高容许浓度不超过 1mg/m³。IDLH 浓度为 56mg/m³，有些人无法闻到苦杏仁味，嗅阈接近卫生标准，超过 IDLH 浓度时，需配专用过滤元件。密闭、局部排风、呼吸防护。禁止明火、火花、高热。工作场所禁止饮食、吸烟。

急救电话：120
消防电话：119

咨询电话：中国疾病预防控制中心职业卫生与中毒控制所 010-83132345
当地职业中毒与控制机构：

6

有毒物品	注意防护	保障健康

氰化物（氰化钠） （按 CN 计）（皮） Cyanides （sodium cyanides） （as CN）（skin）	健康危害	理化特性
	可经胃肠、皮肤和呼吸道进入人体。 主要损害神经和呼吸系统、刺激黏膜。 　表现为舌尖、口唇发麻，头晕、头痛、恶心、呕吐、乏力、胸闷，进而极度呼吸困难、口唇青紫，皮肤呈鲜红色，重者抽搐、昏迷，吸入高浓度本品可猝死。	有氰化钠、氰化钾、氰化钙等，为白色或灰色晶体，易溶于水。遇水、酸、热产生氰化氢，可燃烧。

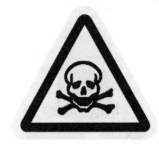

当心中毒

应急处理
抢救人员穿戴防护用具，速将患者移至空气新鲜处，吸氧；去除污染衣物，催吐、洗胃；注意保暖、安静；皮肤污染或溅入眼内时用流动清水冲洗至少 20min；必要时用合适的呼吸器进行人工呼吸；心搏骤停时，应立即做心肺复苏后送医院；立即与医疗急救单位联系抢救。

防护措施
工作场所空气中最高容许浓度不超过 1mg/m³。IDLH 浓度为 50mg/m³，属粉尘。密闭、局部排风、呼吸防护。禁止明火、火花、高热。工作场所禁止饮食、吸烟。

急救电话：120
消防电话：119

咨询电话：中国疾病预防控制中心职业卫生与中毒控制所 010-83132345
当地职业中毒与控制机构：

有毒物品	注意防护	保障健康

	健康危害	理化特性
三硝基甲苯（皮） Trinitrotoluene（skin）	可经皮肤、呼吸道和胃肠进入人体。 主要损害肝、眼晶状体、血液系统。 大量接触可引起头晕、头痛、恶心、呕吐、腹痛、面色苍白、口唇青紫、尿急、尿频，重者呼吸急促、意识不清。 长期过量接触可致中毒性肝病、视力减退和白内障。	灰黄色晶体。不溶于水，溶于乙醚、丙酮、苯。在撞击、摩擦或震动时可爆炸。

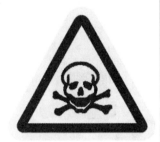

当心中毒

应急处理
速将患者移至空气新鲜处，去除污染衣物；注意保暖、安静；皮肤污染或溅入眼内时用流动清水冲洗至少 20min；呼吸困难者给氧，必要时用合适的呼吸器进行人工呼吸；立即与医疗急救单位联系抢救。

防护措施
工作场所空气中时间加权平均容许浓度不超过 0.2mg/m³，短时间接触容许浓度不超过 0.5mg/m³。IDLH 浓度为 1000mg/m³，属粉尘。密闭、局部排风、除尘、呼吸防护。禁止明火、火花，禁止摩擦、冲击、受热。工作场所禁止饮食、吸烟。

急救电话：120
消防电话：119

咨询电话：中国疾病预防控制中心职业卫生与中毒控制所 010-83132345
当地职业中毒与控制机构：

6

有毒物品	注意防护	保障健康

	健康危害	理化特性
砷化氢（胂） Arsine	可经呼吸道、皮肤进入人体。 主要损害血液系统、肾。 　　大量接触可出现头痛、头晕、乏力、恶心、呕吐、腹痛、腰背痛、巩膜黄染、尿色深暗，进而出现寒战、发热、酱油色尿、黄疸等肝功能异常，重者出现少尿、无尿等急性肾衰竭症状，口唇青紫、意识不清。	无色气体，稍有大蒜气味。微溶于水。遇明火、高热可引起燃烧、爆炸。

应急处理

　　抢救人员穿戴防护用具，速将患者移至空气新鲜处；注意保暖、安静；呼吸困难者给氧，必要时用合适的呼吸器进行人工呼吸；立即与医疗急救单位联系抢救。

防护措施

　　工作场所空气中最高容许浓度不超过 0.03mg/m³。IDLH 浓度为 20mg/m³，警示性差，超过 IDLH 浓度时，采用供气式呼吸防护用品。密闭、局部排风。禁止明火、火花、高热，使用防爆电器和照明设备。工作场所禁止饮食、吸烟。

当心中毒

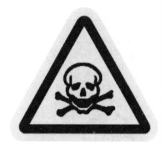

急救电话：120
消防电话：119

咨询电话：中国疾病预防控制中心职业卫生与中毒控制所 010-83132345
当地职业中毒与控制机构：

	有毒物品	注意防护	保障健康

	健康危害	理化特性
砷及其无机化合物 （按 As 计） Arsenic and its inorganic compounds（as As）	可经呼吸道、皮肤和胃肠进入人体。 主要损害皮肤、肝、呼吸及神经系统。 表现为头痛、头晕、失眠、多梦、乏力、皮肤疣状过度角化、色素沉着或色素脱失、消化不良、肝区不适，重者出现肝硬化、肢体运动障碍或瘫痪。长期过量接触可致肺癌和皮肤癌。	砷及其氧化物为白色固体。砷燃烧时产生氧化砷烟雾。常见有三氧化二砷、五氧化二砷等。

当心中毒	应急处理
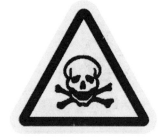	抢救人员穿戴防护用具，速将患者移至空气新鲜处，去除污染衣物；注意保暖、安静；皮肤污染或溅入眼内时用流动清水冲洗至少 20min；立即与医疗急救单位联系抢救。

防护措施

工作场所空气中时间加权平均容许浓度不超过 0.01mg/m³，短时间接触容许浓度不超过 0.02mg/m³。IDLH 浓度为 100mg/m³，属于粉尘。密闭、局部排风、除尘、呼吸防护。禁止明火、火花、高热。工作场所禁止饮食、吸烟。

急救电话：120
消防电话：119

咨询电话：中国疾病预防控制中心职业卫生与中毒控制所 010-83132345
当地职业中毒与控制机构：

6

有毒物品	注意防护	保障健康

	健康危害	理化特性
石棉（总尘、纤维） Asbestos	可经呼吸道进入人体。 主要损害呼吸系统。 长期接触可出现咳嗽、咳痰、气短、胸痛，引起胸膜肥厚、石棉肺、肺癌和间皮瘤。	石棉是含有铁、镁、镍等多种金属元素的矽酸盐。具有耐热、耐压、耐酸碱和隔热与绝缘等特性。

当心中毒

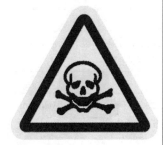

应急处理
皮肤污染或溅入眼内时用流动清水冲洗至少 20min。定期体检，早期诊断，早期治疗。

防护措施
工作场所空气中时间加权平均容许浓度不超过 $0.8mg/m^3$，短时间接触容许浓度不超过 $1.5mg/m^3$，属于纤维粉尘。密闭、局部排风、除尘、呼吸防护。工作场所禁止饮食、吸烟。

急救电话：120
消防电话：119

咨询电话：中国疾病预防控制中心职业卫生与中毒控制所 010-83132345
当地职业中毒与控制机构：

有毒物品	注意防护	保障健康

铊及其可溶性无机化合物（按 Ti 计）（皮） Thallium and soluble compounds（as Ti）（skin）	健康危害	理化特性
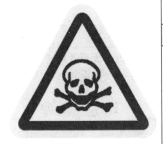 当心中毒	可经呼吸道、皮肤和胃肠进入人体。 主要损害神经系统。 表现为头晕、头痛、乏力、恶心、呕吐、食欲减退、腹痛、下肢沉重、麻木、四肢远端痛、触觉异常、毛发脱落，重者四肢远端肌肉萎缩，出现精神症状及视神经萎缩。	铊呈灰白色。不溶于水，溶于酸。常温下易氧化。铊的常见化合物有硝酸铊、硫酸铊、氯化铊等。

应急处理
抢救人员穿戴防护用具，速将患者移至空气新鲜处，去除污染衣物；注意保暖、安静；皮肤污染或溅入眼内时用流动清水冲洗至少 20min；立即与医疗急救单位联系抢救。

防护措施
工作场所空气中时间加权平均容许浓度不超过 $0.05mg/m^3$，短时间接触容许浓度不超过 $0.1mg/m^3$。IDLH 浓度为 $20mg/m^3$，属于粉尘。密闭、局部排风、呼吸防护。工作场所禁止饮食、吸烟。

急救电话：120
消防电话：119

咨询电话：中国疾病预防控制中心职业卫生与中毒控制所 010-83132345
当地职业中毒与控制机构：

6

有毒物品	注意防护	保障健康

	健康危害	理化特性
羰基镍 （按 Ni 计） Nickel carbonyl（as Ni）	可经呼吸道、皮肤进入人体。 主要损害呼吸系统，对皮肤、黏膜有刺激作用。表现为头晕、头痛、恶心、呕吐、胸闷、咳嗽、咳痰、气急，重者出现呼吸困难、口唇青紫、咳白色或粉红色泡沫样痰。	略带黄色液体，易挥发。高度可燃。遇空气形成爆炸性混合物，可回燃。

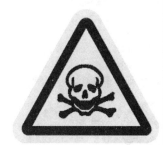

当心中毒

应急处理

抢救人员穿戴防护用具，速将患者移至空气新鲜处，去除污染衣物；注意保暖、安静；皮肤污染或溅入眼内时用流动清水冲洗至少 20min；呼吸困难者给氧，必要时用合适的呼吸器进行人工呼吸；立即与医疗急救单位联系抢救。

防护措施

工作场所空气中最高容许浓度不超过 0.002mg/m³。IDLH 浓度为 50mg/m³，无有效过滤元件，超过 IDLH 浓度时，需采用供气式呼吸防护用品。密闭、局部排风。禁止明火、火花、高热，使用防爆电器和照明设备。工作场所禁止饮食、吸烟。

急救电话：120　　　　　　　　咨询电话：中国疾病预防控制中心职业卫生与中毒控制所 010-83132345
消防电话：119　　　　　　　　当地职业中毒与控制机构：

有毒物品	注意防护	保障健康

	健康危害	理化特性
锑及其化合物 （按 Sb 计） Antimony and its compounds（as Sb）	可经呼吸道、胃肠进入人体。 主要损害呼吸系统、皮肤、黏膜。 短时间大量接触表现为流泪、眼刺痛、咳嗽，重者发生胸闷、呼吸困难、乏力、头晕、头痛、四肢肌肉关节酸痛。吸入高浓度锑化氢可引起溶血。长期过量接触可致尘肺。	锑为银白色固体。锑粉遇明火、高热可燃烧。常见的锑化合物有锑化钾、五氧化二锑、锑化氢等。

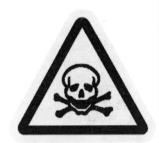

当心中毒

应急处理
抢救人员穿戴防护用具，速将患者移至空气新鲜处，去除污染衣物；注意保暖、安静；皮肤污染或溅入眼内时用流动清水冲洗至少 20min；呼吸困难者给氧，必要时用合适的呼吸器进行人工呼吸；立即与医疗急救单位联系抢救。

防护措施
工作场所空气中时间加权平均容许浓度不超过 0.5mg/m³，短时间接触容许浓度不超过 1.5mg/m³。IDLH 浓度为 80mg/m³，属粉尘。密闭、局部排风、除尘、呼吸防护。禁止明火、火花、高热。工作场所禁止饮食、吸烟。

急救电话：120
消防电话：119

咨询电话：中国疾病预防控制中心职业卫生与中毒控制所 010-83132345
当地职业中毒与控制机构：

6

有毒物品	注意防护	保障健康

	健康危害	理化特性
五氧化二钒烟尘 Vanadium pentoxide fume，dust	可经呼吸道、皮肤和胃肠进入人体。 主要损害呼吸系统和眼。 表现为眼灼痛、流泪、鼻黏膜瘙痒、鼻塞、流涕、咽喉痛、咳嗽、胸痛，重者出现呼吸困难、口唇青紫。	棕色固体。微溶于水，呈酸性，有刺激性。

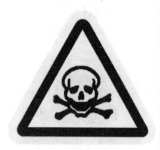

当心中毒

应急处理
抢救人员穿戴防护用具，速将患者移至空气新鲜处，去除污染衣物；注意保暖、安静；皮肤污染或溅入眼内时用流动清水冲洗至少 20min；呼吸困难者给氧，必要时用合适的呼吸器进行人工呼吸；立即与医疗急救单位联系抢救。

防护措施
工作场所空气中时间加权平均容许浓度不超过 0.05mg/m³，短时间接触容许浓度不超过 0.15mg/m³。IDLH 浓度为 70mg/m³，属粉尘或烟。密闭、局部排风、除尘、呼吸防护。工作场所禁止饮食、吸烟。

急救电话：120
消防电话：119

咨询电话：中国疾病预防控制中心职业卫生与中毒控制所 010-83132345
当地职业中毒与控制机构：

有毒物品	注意防护	保障健康

	健康危害	理化特性
硝基苯（皮） Nitrobenzene（skin）	可经呼吸道和皮肤进入人体。 主要损害血液系统和肝。 表现为头痛、头晕、乏力、皮肤黄染、口唇青紫、手脚麻木，重者呼吸困难、心悸，甚至心律失常、抽搐、昏迷。可致皮炎。	无色或微黄色晶体或油状液体。 微溶于水。遇明火、高热或氧化剂可燃烧、爆炸。

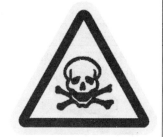

当心中毒

应急处理
抢救人员穿戴防护用具，速将患者移至空气新鲜处，去除污染衣物；注意保暖、安静；皮肤污染或溅入眼内时用流动清水冲洗 20min；呼吸困难者给氧，必要时用合适的呼吸器进行人工呼吸；立即与医疗急救单位联系抢救。

防护措施
工作场所空气中时间加权平均容许浓度不超过 2mg/m³，短时间接触容许浓度不超过 5mg/m³。IDLH 浓度为 1000mg/m³，属有机蒸气。密闭、局部排风、呼吸防护。禁止明火、火花、高热。工作场所禁止饮食、吸烟。

急救电话：120
消防电话：119

咨询电话：中国疾病预防控制中心职业卫生与中毒控制所 010-83132345
当地职业中毒与控制机构：

6

有毒物品	注意防护	保障健康

	健康危害	理化特性
一氧化碳 （非高原） Carbon monoxide （in non-high altitude area）	可经呼吸道进入人体。 主要损害神经系统。 　表现为剧烈头痛、头晕、心悸、恶心、呕吐、无力、脉搏加快、烦躁、步态不稳、意识不清，重者昏迷、抽搐、大小便失禁、休克。可致迟发性脑病。	无色气体。微溶于水，溶于乙醇、苯。遇明火、高热可燃烧、爆炸。

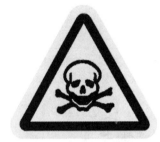

当心中毒

应急处理
抢救人员穿戴防护用具，加强通风。速将患者移至空气新鲜处；注意保暖、安静；及时给氧，必要时用合适的呼吸器进行人工呼吸；心搏骤停时，<u>应立即做心肺复苏术后送医院</u>；立即与医疗急救单位联系抢救。

防护措施
工作场所空气中时间加权平均容许浓度不超过 20mg/m³，短时间接触容许浓度不超过 30mg/m³。IDLH 浓度为 1700mg/m³，无警示性。密闭、局部排风、呼吸防护。禁止明火、火花、高热，使用防爆电器和照明设备。工作场所禁止饮食、吸烟。

急救电话：120
消防电话：119

咨询电话：中国疾病预防控制中心职业卫生与中毒控制所 010-83132345
当地职业中毒与控制机构：

有毒物品告知卡：055

有毒物品	注意防护	保障健康

	健康危害	理化特性
倍硫磷（皮） Fenthion（skin）	可经皮肤、呼吸道和胃肠进入人体。 主要损害神经系统。 表现为头晕、头痛、乏力、恶心、呕吐、多汗、胸闷、视物模糊、瞳孔缩小、肌束震颤。重者还可出现肺水肿、昏迷、呼吸衰竭、脑水肿等。	白色或略带黄色油状液体。难溶于水，易溶于多数有机溶剂。

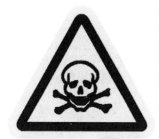

当心中毒

应急处理
抢救人员穿戴防护用具，速将患者移至空气新鲜处，去除污染衣物；注意保暖、安静；皮肤污染或溅入眼内时用流动清水冲洗至少 20min；呼吸困难者给氧，必要时用合适的呼吸器进行人工呼吸；立即与医疗急救单位联系抢救。

防护措施
工作场所空气中时间加权平均容许浓度不超过 0.2mg/m³，短时间接触容许浓度不超过 0.3mg/m³。密闭、局部排风、呼吸防护、皮肤防护、眼面防护。施药时要严格执行《农药安全使用规定》及各项有关法规。工作场所禁止饮食、吸烟。所有农药生产、存放和使用地点均应有警示标识。

急救电话：120
消防电话：119

咨询电话：中国疾病预防控制中心职业卫生与中毒控制所 010-83132345
当地职业中毒与控制机构：

6

有毒物品	注意防护	保障健康

	健康危害	理化特性
苯硫磷（皮） EPN（skin）	可经皮肤、呼吸道和胃肠进入人体。 主要损害神经系统。 表现为头晕、头痛、乏力、恶心、呕吐、多汗、胸闷、视物模糊、瞳孔缩小、肌束震颤。重者还可出现肺水肿、昏迷、呼吸衰竭、脑水肿等。	淡黄色晶体粉末。不溶于水，溶于多种有机溶剂。工业品为深黄色液体。遇碱分解。

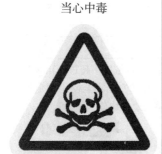

当心中毒

应急处理
抢救人员穿戴防护用具，速将患者移至空气新鲜处，去除污染衣物；注意保暖、安静；皮肤污染或溅入眼内时用流动清水冲洗至少20min；呼吸困难者给氧，必要时用合适的呼吸器进行人工呼吸；立即与医疗急救单位联系抢救。

防护措施
工作场所空气中时间加权平均容许浓度不超过 0.5mg/m^3，短时间接触容许浓度不超过 1.5mg/m^3。IDLH 浓度为 50mg/m^3。密闭、局部排风、呼吸防护、皮肤防护、眼面防护。施药时要严格执行《农药安全使用规定》及各项有关法规。工作场所禁止饮食、吸烟。所有农药生产、存放和使用地点均应有警示标识。

急救电话：120

消防电话：119

咨询电话：中国疾病预防控制中心职业卫生与中毒控制所 010-83132345

当地职业中毒与控制机构：

有毒物品	注意防护	保障健康
	健康危害	理化特性
丙烯酸（皮） Acrylic acid（skin）	可经呼吸道、皮肤进入人体。 　其浓溶液对皮肤、黏膜具有强烈的刺激作用，可引起皮肤、眼灼伤，并可出现呼吸困难、困倦、体重减轻等症状。	无色具辛辣味液体，能聚合，有腐蚀性。能与水、乙醇和乙醚混溶。

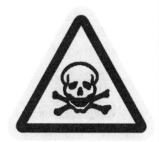

当心中毒

应急处理
抢救人员穿戴防护用具，速将患者移至空气新鲜处，保持呼吸道通畅，去除污染衣物；注意保暖、安静；皮肤污染或溅入眼内时用流动清水冲洗至少 20min；呼吸困难者给氧，必要时用合适的呼吸器进行人工呼吸；立即与医疗急救单位联系抢救。

防护措施
工作场所空气中时间加权平均容许浓度不超过 6mg/m³，短时间接触容许浓度不超过 15mg/m³。密闭、通风、呼吸防护、皮肤防护、眼面防护。工作场所禁止饮食、吸烟。

急救电话：120
消防电话：119

咨询电话：中国疾病预防控制中心职业卫生与中毒控制所 010-83132345
当地职业中毒与控制机构：

有毒物品	注意防护	保障健康

	健康危害	理化特性
敌百虫 Trichlorfon	可经皮肤、胃肠和呼吸道进入人体。 主要损害神经系统。 主要表现为乏力、头晕、食欲减退、多汗、视物模糊、瞳孔缩小、肌束震颤，重者昏迷，发生肺水肿、呼吸衰竭、脑水肿等。	白色结晶。溶于水、苯、乙醇和大多数氯化烃，不溶于石油。在高温下遇水分解。在碱性溶液中可转化为敌敌畏。

当心中毒	应急处理
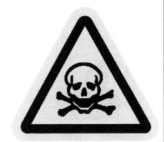	抢救人员穿戴防护用具，速将患者移至空气新鲜处，去除污染衣物；注意保暖、安静；皮肤污染时用肥皂水清洗，溅入眼内时用流动清水或生理盐水冲洗，各至少 20min；呼吸困难者给氧，必要时用合适的呼吸器进行人工呼吸；立即与医疗急救单位联系抢救。

防护措施

工作场所空气中时间加权平均容许浓度不超过 0.5mg/m³，短时间接触容许浓度不超过 1.0mg/m³。密闭、局部排风、呼吸防护、皮肤防护、眼面防护。施药时要严格执行《农药安全使用规定》及各项有关法规。工作场所禁止饮食、吸烟。所有农药生产、存放和使用地点均应有警示标识。

急救电话：120　　　　　　咨询电话：中国疾病预防控制中心职业卫生与中毒控制所 010-83132345
消防电话：119　　　　　　当地职业中毒与控制机构：

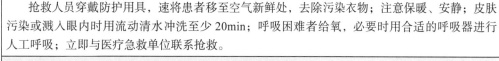

有毒物品	注意防护	保障健康

健康危害	理化特性
可经皮肤、胃肠和呼吸道进入人体。 主要损害神经系统。 表现为头晕、头痛、乏力、恶心、呕吐、多汗、胸闷、视物模糊、瞳孔缩小、肌束震颤。重者还可出现肺水肿、昏迷、呼吸衰竭、脑水肿等。	淡黄色液体。难溶于水，易溶于有机溶剂。在碱性条件下易分解、失效。

对硫磷（皮）
Parathion（skin）

当心中毒

应急处理
抢救人员穿戴防护用具，速将患者移至空气新鲜处，去除污染衣物；注意保暖、安静；皮肤污染或溅入眼内时用流动清水冲洗至少 20min；呼吸困难者给氧，必要时用合适的呼吸器进行人工呼吸；立即与医疗急救单位联系抢救。

防护措施
工作场所空气中时间加权平均容许浓度不超过 0.05mg/m³，短时间接触容许浓度不超过 0.1mg/m³。IDLH 浓度 20mg/m³。密闭、局部排风、呼吸防护、皮肤防护、眼面防护。施药时要严格执行《农药安全使用规定》及各项有关法规。工作场所禁止饮食、吸烟。所有农药生产、存放和使用地点均应有警示标识。

急救电话：120
消防电话：119

咨询电话：中国疾病预防控制中心职业卫生与中毒控制所 010-83132345
当地职业中毒与控制机构：

6

有毒物品	注意防护	保障健康

	健康危害	理化特性
N, N- 二甲基乙酰胺（皮） *N, N*-Dimethyl acetamide （DMAC）（skin）	可经呼吸道、皮肤及胃肠进入人体。 表现为头痛、恶心、呕吐、鼻咽部刺激感等。对皮肤、黏膜有刺激和腐蚀作用，损害肝脏。皮肤接触可致局部发红，并可出现灼伤。	无色带鱼腥味液体。溶于水、乙醇、丙酮、苯、醚类。350℃以上时分解为二甲胺和乙酸。

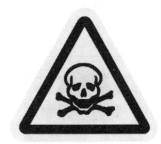

当心中毒

应急处理

抢救人员穿戴防护用具，速将患者移至空气新鲜处，去除污染衣物；注意保暖、安静；皮肤污染或溅入眼内时用流动清水冲洗至少 20min；呼吸困难者给氧，必要时用合适的呼吸器进行人工呼吸；立即与医疗急救单位联系抢救。

防护措施

工作场所空气中时间加权平均容许浓度不超过 20mg/m^3。IDLH 浓度为 1400mg/m^3。密闭、局部排风、呼吸防护、皮肤防护、眼面防护。工作场所禁止饮食、吸烟。

急救电话：120
消防电话：119

咨询电话：中国疾病预防控制中心职业卫生与中毒控制所 010-83132345
当地职业中毒与控制机构：

有毒物品	注意防护	保障健康

	健康危害	理化特性
1, 2- 二氯乙烷 1, 2-Dichloroethane	可经呼吸道、胃肠及皮肤进入人体。 主要损害中枢神经系统和肝、肾。 表现为头晕、头痛、烦躁不安、乏力、步态蹒跚、颜面潮红、呕吐、谵妄、抽搐及昏迷等。可出现肝、肾损害。可伴有流泪、咽痛、咳嗽等眼和上呼吸道刺激症状，可致肺水肿。	无色易挥发具氯仿气味的透明液体。难溶于水，溶于乙醇、乙醚等有机溶剂。加热分解产生光气和氯化氢。易燃、易爆。

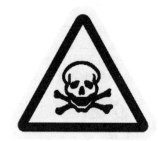

当心中毒

应急处理
抢救人员穿戴防护用具，速将患者移至空气新鲜处，去除污染衣物；注意保暖、安静；皮肤污染时用肥皂水或清水冲洗，溅入眼内时用流动清水或生理盐水冲洗，各至少20min；呼吸困难者给氧，必要时用合适的呼吸器进行人工呼吸；立即与医疗急救单位联系抢救。

防护措施
工作场所空气中时间加权平均容许浓度不超过 7mg/m³，短时间接触容许浓度不超过 15mg/m³。IDLH 浓度为 4100mg/m³。密闭、局部排风、呼吸防护、皮肤防护、眼面防护。禁止明火、火花、高热，使用防爆电器和照明设备。工作场所禁止饮食、吸烟。

急救电话：120
消防电话：119

咨询电话：中国疾病预防控制中心职业卫生与中毒控制所 010-83132345
当地职业中毒与控制机构：

6

有毒物品	注意防护	保障健康

健康危害	理化特性
可经呼吸道进入人体。 主要损害呼吸系统，对皮肤、黏膜有刺激作用。 表现为流泪、畏光、视物模糊，鼻、咽、喉部烧灼感及疼痛，咳嗽、头痛、头晕、乏力、恶心、呕吐及上腹部疼痛。重者可有声音嘶哑、胸闷、胸骨后疼痛、心悸、气短等，并可发生化学性肺炎、肺水肿。	无色有强烈辛辣刺激性气体。溶于水、甲醇、乙醇、硫酸、乙酸、氯仿和乙醚。与水生成亚硫酸。

二氧化硫
Sulfur dioxide

当心中毒

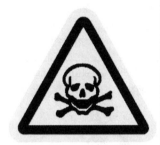

应急处理
抢救人员穿戴防护用具，速将患者移至空气新鲜处，去除污染衣物；注意保暖、安静；皮肤污染或溅入眼内时用流动清水或生理盐水冲洗至少 20min；呼吸困难者给氧，必要时用合适的呼吸器进行人工呼吸；立即与医疗急救单位联系抢救。

防护措施
工作场所空气中时间加权平均容许浓度不超过 5mg/m³，短时间接触容许浓度不超过 10mg/m³。IDLH 浓度为 270mg/m³。密闭、局部排风、呼吸防护、皮肤防护、眼面防护。工作场所禁止饮食、吸烟。

急救电话：120
消防电话：119

咨询电话：中国疾病预防控制中心职业卫生与中毒控制所 010-83132345
当地职业中毒与控制机构：

有毒物品	注意防护	保障健康

	健康危害	理化特性
环氧氯丙烷（皮） Epichlorohydrine（skin）	可经皮肤、呼吸道和胃肠进入人体。 主要损害呼吸系统，对皮肤、黏膜有刺激作用。 表现为急性刺激性反应，出现鼻腔烧灼感，以及眼和咽部的刺激症状。皮肤直接接触本品后出现红斑、水肿和丘疹，严重者出现水疱和溃疡。	无色液体，有氯仿样气味。不溶于水，溶于醇、醚、苯、四氯化碳等有机溶剂。

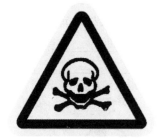

当心中毒

应急处理
抢救人员穿戴防护用具；速将患者移离现场至空气新鲜处，去除污染衣物，皮肤污染或溅入眼内时用流动清水或生理盐水冲洗至少 20min；注意保暖、安静；呼吸困难者给氧，必要时用合适的呼吸器进行人工呼吸；立即与医疗急救单位联系抢救。

防护措施
工作场所空气中时间加权平均容许浓度不超过 1mg/m³，短时间接触容许浓度不超过 2mg/m³。IDLH 浓度 960mg/m³。密闭、局部排风、呼吸防护、皮肤防护、眼面防护。工作场所禁止饮食、吸烟。

急救电话：120
消防电话：119

咨询电话：中国疾病预防控制中心职业卫生与中毒控制所 010-83132345
当地职业中毒与控制机构：

6

有毒物品	注意防护	保障健康

	健康危害	理化特性
环氧乙烷 Ethylene oxide	可经皮肤、呼吸道和胃肠进入人体。 主要损害呼吸系统和神经系统。 出现流泪、流涕、咳嗽、气急，并可有头痛、头晕、恶心、呕吐、胸闷。重者呼吸困难、发绀，发生肺水肿、昏迷。皮肤接触出现红肿、水疱，致敏。蒸气对眼有刺激，可造成角膜损害。	无色气体，略带醚味。易溶于水和有机溶剂。易燃、易爆。

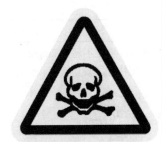

当心中毒

应急处理
抢救人员须穿戴防护用具；速将患者移离现场至空气新鲜处，去除污染衣物时先用温水化冻；注意保暖、绝对卧床休息，吸氧，皮肤污染或溅入眼内时用流动清水冲洗至少 20min；呼吸困难者给氧，必要时用合适的呼吸器进行人工呼吸；立即与医疗急救单位联系抢救。

防护措施
工作场所空气中时间加权平均容许浓度不超过 2mg/m³。IDLH 浓度为 1500mg/m³。密闭、局部排风、呼吸防护、皮肤防护、眼面防护。禁止明火、火花、高热。工作场所禁止饮食、吸烟。

急救电话：120 消防电话：119	咨询电话：中国疾病预防控制中心职业卫生与中毒控制所 010-83132345 当地职业中毒与控制机构：

有毒物品	注意防护	保障健康

	健康危害	理化特性
甲醇（皮） Methanol（skin）	可经呼吸道、胃肠和皮肤进入人体。 主要损害中枢神经系统和眼。 表现为头痛、眩晕、乏力、嗜睡和意识混浊等。重者出现昏迷和癫痫样抽搐。眼部表现为眼前黑影、飞雪感、闪光感、视物模糊、眼球疼痛、畏光、幻视等，可致视力下降，甚至失明。	无色，易燃易挥发液体，略有酒精气味。易与水、乙醇、酮、酯和氯代烃混溶，与苯部分混溶。

应急处理
抢救人员穿防静电工作服、佩戴过滤式防毒口罩或面具；速将患者移离现场至空气新鲜处，去除污染衣物；用肥皂水或清水彻底冲洗皮肤，眼睛接触时用流动清水或生理盐水冲洗，各至少20min；保持呼吸道通畅，如呼吸困难，给予输氧，如呼吸停止，立即进行人工呼吸；注意保暖、安静；立即与医疗急救单位联系抢救。

当心中毒

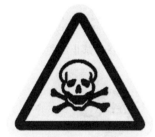

防护措施
工作场所空气中时间加权平均容许浓度不超过 25mg/m³，短时间接触容许浓度不超过 50mg/m³。IDLH 浓度为 33 000mg/m³。密闭、局部排风、呼吸防护、皮肤防护、眼面防护。禁止明火、火花、高热。工作场所禁止饮食、吸烟。

急救电话：120
消防电话：119

咨询电话：中国疾病预防控制中心职业卫生与中毒控制所 010-83132345
当地职业中毒与控制机构：

6

有毒物品	注意防护	保障健康

	健康危害	理化特性
甲拌磷（皮） Thimet（skin）	可经呼吸道、皮肤和胃肠进入人体。 主要损害神经系统。 　表现为头晕、头痛、乏力、恶心、呕吐、多汗、胸闷、视物模糊、瞳孔缩小、肌束震颤。重者还可出现肺水肿、昏迷、呼吸衰竭、脑水肿等。	黄色至褐色有轻微臭味的油状液体。难溶于水，易溶于有机溶剂。遇碱分解。

当心中毒

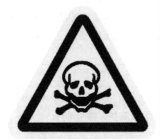

应急处理
抢救人员须穿戴防护用具；速将患者移至空气新鲜处，去除污染衣物；注意保暖、安静；用肥皂水彻底清洗污染皮肤、头发、指甲或伤口。眼部如受污染，应迅速用大量清水冲洗。呼吸困难者给氧，必要时用合适的呼吸器进行人工呼吸；立即与医疗急救单位联系抢救。

防护措施
工作场所空气中最高容许浓度不超过 0.01mg/m³。密闭、局部排风、呼吸防护、皮肤防护、眼面防护。施药时要严格执行《农药安全使用规定》及各项有关法规。工作场所禁止饮食、吸烟。所有农药生产、存放和使用地点均应有警示标识。

急救电话：120
消防电话：119

咨询电话：中国疾病预防控制中心职业卫生所与中毒控制所 010-83132345
当地职业中毒与控制机构：

高毒物品告知卡：067

有毒物品	注意防护	保障健康

	健康危害	理化特性
甲酚（皮） Cresol（skin）	可经皮肤、胃肠和呼吸道进入人体。 主要损害神经系统和肝、肾。 表现为肌肉无力、胃肠功能紊乱、中枢神经系统抑制、虚脱、体温下降和昏迷，并可引起肺和肝、肾损害，重者死于呼吸衰竭。对皮肤、黏膜有强烈刺激和腐蚀作用，可引起化学性皮肤和眼灼伤。	无色或淡黄色或粉红色液体，具特殊气味。溶于水，易溶于有机溶剂、植物油、醚和醇。

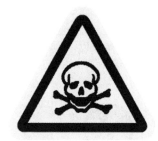

当心中毒

应急处理
抢救人员穿戴防护用具，速将患者移至空气新鲜处，去除污染衣物；注意保暖、安静；皮肤污染时用大量流动清水冲洗，溅入眼内时用流动清水或生理盐水冲洗，各至少 20min；呼吸困难者给氧，必要时用合适的呼吸器进行人工呼吸；立即与医疗急救单位联系抢救。

防护措施
工作场所空气中时间加权平均容许浓度不超过 10mg/m³。IDLH 浓度为 1100mg/m³。密闭、局部排风、呼吸防护、皮肤防护、眼面防护。工作场所禁止饮食、吸烟。

急救电话：120
消防电话：119

咨询电话：中国疾病预防控制中心职业卫生与中毒控制所 010-83132345
当地职业中毒与控制机构：

6

有毒物品	注意防护	保障健康

	健康危害	理化特性
甲基内吸磷（皮） Methyl demeton（skin）	可经皮肤、呼吸道和胃肠进入人体。 主要损害神经系统。 表现为头晕、头痛、乏力、恶心、呕吐、多汗、胸闷、视物模糊、瞳孔缩小、肌束震颤。重者还可出现肺水肿、昏迷、呼吸衰竭、脑水肿等。	黄色油状液体，有恶臭。难溶于水，易溶于有机溶剂。遇碱易分解。

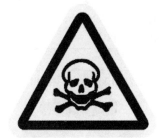

当心中毒

应急处理
抢救人员须穿戴防护用具；速将患者移至空气新鲜处，去除污染衣物；注意保暖、安静；用肥皂水彻底清洗污染皮肤、头发、指甲或伤口。眼部如受污染，应迅速用大量清水冲洗。呼吸困难者给氧，必要时用合适的呼吸器进行人工呼吸；立即与医疗急救单位联系抢救。

防护措施
工作场所空气中时间加权平均容许浓度为 0.2mg/m³。密闭、局部排风、呼吸防护、皮肤防护、眼面防护。施药时要严格执行《农药安全使用规定》及各项有关法规。工作场所禁止饮食、吸烟。所有农药生产、存放和使用地点均应有警示标识。

急救电话：120 消防电话：119	咨询电话：中国疾病预防控制中心职业卫生与中毒控制所 010-83132345 当地职业中毒与控制机构：

有毒物品	注意防护	保障健康

	健康危害	理化特性
久效磷（皮） Monocrotophos（skin）	可经皮肤、呼吸道和胃肠进入人体。 主要损害神经系统。 表现为头晕、头痛、乏力、恶心、呕吐、多汗、胸闷、视物模糊、瞳孔缩小、肌束震颤。重者还可出现肺水肿、昏迷、呼吸衰竭、脑水肿等。	白色针状结晶，具有特殊气味。溶于水、甲醇、正辛醇、甲苯。遇碱易分解。

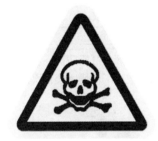

当心中毒

应急处理
抢救人员须穿戴防护用具；速将患者移至空气新鲜处，去除污染衣物；注意保暖、安静；用肥皂水彻底清洗污染皮肤、头发、指甲或伤口。眼部如受污染，应迅速用大量清水冲洗。呼吸困难者给氧，必要时用合适的呼吸器进行人工呼吸；立即与医疗急救单位联系抢救。

防护措施
工作场所空气中时间加权平均容许浓度不超过 0.1mg/m³。密闭、局部排风、呼吸防护、皮肤防护、眼面防护。施药时要严格执行《农药安全使用规定》及各项有关法规。工作场所禁止饮食、吸烟。所有农药生产、存放和使用地点均应有警示标识。

急救电话：120
消防电话：119

咨询电话：中国疾病预防控制中心职业卫生与中毒控制所 010-83132345
当地职业中毒与控制机构：

6

有毒物品	注意防护	保障健康

	健康危害	理化特性
乐果（皮） Rogor（skin）	可经胃肠和呼吸道进入人体。 主要损害神经系统。 表现为头晕、头痛、乏力、恶心、呕吐、多汗、胸闷、视物模糊、瞳孔缩小、肌束震颤。重者还可出现肺水肿、昏迷、呼吸衰竭、脑水肿等。	无色结晶或黄棕色油状液体，带硫醇味。微溶于水，易溶于乙醇、丙酮、氯代烃。遇碱易分解。

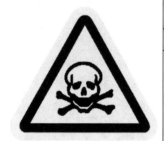

当心中毒

应急处理
抢救人员须穿戴防护用具；速将患者移至空气新鲜处，去除污染衣物；注意保暖、安静；用肥皂水彻底清洗污染皮肤、头发、指甲或伤口。眼部如受污染，应迅速用大量清水冲洗。呼吸困难者给氧，必要时用合适的呼吸器进行人工呼吸；立即与医疗急救单位联系抢救。

防护措施
工作场所空气中时间加权平均容许浓度不超过 1mg/m^3。密闭、局部排风、呼吸防护、皮肤防护、眼面防护。施药时要严格执行《农药安全使用规定》及各项有关法规。工作场所禁止饮食、吸烟。所有农药生产、存放和使用地点均应有警示标识。

急救电话：120
消防电话：119

咨询电话：中国疾病预防控制中心职业卫生与中毒控制所 010-83132345
当地职业中毒与控制机构：

有毒物品	注意防护	保障健康

	健康危害	理化特性
可溶性钡化合物（按 Ba 计）Soluble barium compounds（as Ba）	可经呼吸道、破损的皮肤和胃肠进入人体。主要引起肌肉麻痹、心血管损害及低钾血症。 表现为头晕、头痛、全身无力及肢体麻木感。吸入时可有咽痛、咽干、咳嗽、胸闷、气短等。重者肌力减弱，站立不稳，持物困难，最终可瘫痪，甚至呼吸肌麻痹，常伴有心律失常。	钡为银白色金属。遇水反应放出氢气。与氧及卤素起强烈反应。可溶性钡盐如氯化钡、硝酸钡、乙酸钡等有剧毒。

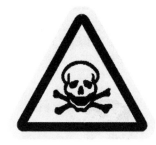

当心中毒

应急处理
抢救人员须穿戴防护用具；速将患者移离现场至空气新鲜处，反复漱口；去除污染衣物；注意保暖、安静；皮肤污染时用肥皂水或清水冲洗，溅入眼内时用流动清水或生理盐水充分冲洗，各至少 20min；呼吸困难者给氧，必要时用合适的呼吸器进行人工呼吸；立即与医疗急救单位联系抢救。

防护措施
工作场所空气中时间加权平均容许浓度为 0.5mg/m³，短时间接触容许浓度为 1.5mg/m³。IDLH 浓度 1100mg/m³。密闭、局部排风、呼吸防护、皮肤防护、眼面防护。工作场所禁止饮食、吸烟。

急救电话：120
消防电话：119

咨询电话：中国疾病预防控制中心职业卫生与中毒控制所 010-83132345
当地职业中毒与控制机构：

6

	有毒物品	注意防护	保障健康

	健康危害	理化特性
硫酸及三氧化硫 Sulfuric acid and sulfur trioxide	可经呼吸道、皮肤进入人体。 主要损害呼吸系统，对皮肤、黏膜有刺激、腐蚀作用。 表现为流泪、咳嗽、胸闷、气急，重者发生支气管痉挛、支气管炎、肺炎、肺水肿，甚至喉痉挛、喉头水肿、窒息死亡。可引起眼和皮肤灼伤。	三氧化硫为无色液体或结晶。硫酸为无色透明油状液体，具强烈腐蚀性，遇水放热。

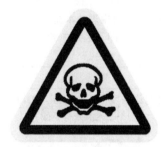

当心中毒

应急处理
抢救人员穿戴防护用具，速将患者移至空气新鲜处，保持呼吸道通畅。去除污染衣物；注意保暖、安静；皮肤污染时用肥皂水或清水冲洗，溅入眼内时用流动清水或生理盐水冲洗，各至少20min；呼吸困难者给氧，必要时进行人工呼吸；立即与医疗急救单位联系抢救。

防护措施
工作场所空气中时间加权平均容许浓度不超过 1mg/m³，短时间接触容许浓度不超过 2mg/m³。IDLH 浓度为 80mg/m³，属酸性气体。密闭、局部排风、呼吸防护、皮肤防护、眼面防护。工作场所禁止饮食、吸烟。

急救电话：120
消防电话：119

咨询电话：中国疾病预防控制中心职业卫生与中毒控制所 010-83132345
当地职业中毒与控制机构：

	有毒物品	注意防护	保障健康	

	健康危害	理化特性
3- 氯丙烯 Allyl chloride	可经呼吸道、胃肠及皮肤进入人体。 主要损害神经系统，对眼及呼吸道黏膜有刺激作用。表现为流泪、眼疼痛、咽干、鼻刺激、胸闷，还可出现头晕、嗜睡、乏力等。长期接触，可引起周围神经损害。	无色有辛辣味的易燃液体。微溶于水，易溶于乙醇、乙醚、丙酮、石油醚等。

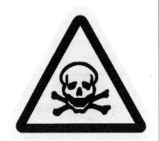

当心中毒

应急处理
抢救人员穿戴防护用具，速将患者移至空气新鲜处，去除污染衣物；注意保暖、安静；皮肤污染时用肥皂水或清水冲洗，溅入眼内时用流动清水或生理盐水冲洗，各至少 20min；呼吸困难者给氧，必要时用合适的呼吸器进行人工呼吸；立即与医疗急救单位联系抢救。

防护措施
工作场所空气中时间加权平均容许浓度不超过 2mg/m³，短时间接触容许浓度不超过 4mg/m³。IDLH 浓度 950mg/m³。密闭、局部排风、呼吸防护、皮肤防护、眼面防护。工作场所禁止饮食、吸烟。

急救电话：120
消防电话：119

咨询电话：中国疾病预防控制中心职业卫生与中毒控制所 010-83132345
当地职业中毒与控制机构：

6

有毒物品	注意防护	保障健康

	健康危害	理化特性
β- 氯丁二烯（皮） β-Chloroprene（skin）	可经呼吸道、胃肠及皮肤进入人体。 主要损害神经系统、肝脏，对皮肤、黏膜有刺激作用。 短时间大量接触表现为眼、鼻及上呼吸道黏膜刺激症状，有轻咳、胸痛、气急、恶心等。吸入高浓度可出现麻醉作用、呕吐、面色苍白，甚至意识丧失。长期接触，可引起肝大、肝功能异常和脱发。	无色易挥发有刺鼻气味的液体。 微溶于水，易溶于有机溶剂。

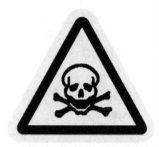

当心中毒

应急处理
抢救人员须穿戴防护用具；速将患者移至空气新鲜处，静卧、吸氧。皮肤污染时用肥皂水或清水冲洗至少 20min，溅入眼内时用流动清水或生理盐水充分冲洗至少 20min；呼吸困难者给氧，必要时用合适的呼吸器进行人工呼吸；立即与医疗急救单位联系抢救。

防护措施
工作场所空气中时间加权平均容许浓度不超过 4mg/m^3。IDLH 浓度 1500mg/m^3。密闭、局部排风、呼吸防护、皮肤防护、眼面防护。工作场所禁止饮食、吸烟。

急救电话：120
消防电话：119

咨询电话：中国疾病预防控制中心职业卫生与中毒控制所 010-83132345
当地职业中毒与控制机构：

有毒物品告知卡：075

有毒物品	注意防护	保障健康

健康危害	理化特性
可经呼吸道、皮肤和胃肠进入人体。 主要损害神经系统。 表现为头晕、头痛、乏力、恶心、呕吐、多汗、胸闷、视物模糊、瞳孔缩小、肌束震颤。重者还可出现肺水肿、昏迷、呼吸衰竭、脑水肿等。	淡黄色油状液体，微溶于水，与多种有机溶剂混溶。遇碱易分解。

马拉硫磷（皮）
Malathion（skin）

当心中毒

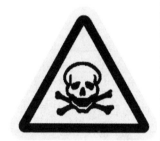

应急处理
抢救人员须穿戴防护用具；速将患者移至空气新鲜处，去除污染衣物；注意保暖、安静；用肥皂水彻底清洗污染皮肤、头发、指甲或伤口。眼部如受污染，应迅速用大量清水冲洗。呼吸困难者给氧，必要时用合适的呼吸器进行人工呼吸；立即与医疗急救单位联系抢救。

防护措施
工作场所空气中时间加权平均容许浓度不超过 $2mg/m^3$。IDLH 浓度为 $5000mg/m^3$。密闭、局部排风、呼吸防护、皮肤防护、眼面防护。施药时要严格执行《农药安全使用规定》及各项有关法规。工作场所禁止饮食、吸烟。所有农药生产、存放和使用地点均应有警示标识。

急救电话：120
消防电话：119

咨询电话：中国疾病预防控制中心职业卫生与中毒控制所 010-83132345
当地职业中毒与控制机构：

6

有毒物品	注意防护	保障健康

	健康危害	理化特性
内吸磷（皮） Demeton（skin）	可经呼吸道、皮肤和胃肠进入人体。 主要损害神经系统。 　表现为头晕、头痛、乏力、恶心、呕吐、多汗、胸闷、视物模糊、瞳孔缩小、肌束震颤。重者可出现肺水肿、昏迷、呼吸衰竭、脑水肿等。	无色黏稠液体，有特殊恶臭气味。不溶于水，易溶于有机溶剂，遇高温或碱易分解。

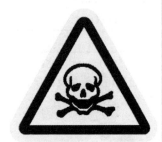

当心中毒

应急处理
抢救人员须穿戴防护用具；速将患者移至空气新鲜处，去除污染衣物；注意保暖、安静；用肥皂水彻底清洗污染皮肤、头发、指甲或伤口。眼部如受污染，应迅速用大量清水冲洗。呼吸困难者给氧，必要时用合适的呼吸器进行人工呼吸；立即与医疗急救单位联系抢救。

防护措施
工作场所空气中时间加权平均容许浓度不超过 0.05mg/m³。IDLH 浓度为 20mg/m³。密闭、局部排风、呼吸防护、皮肤防护、眼面防护。施药时要严格执行《农药安全使用规定》及各项有关法规。工作场所禁止饮食、吸烟。所有农药生产、存放和使用地点均应有警示标识。

急救电话：120
消防电话：119

咨询电话：中国疾病预防控制中心职业卫生与中毒控制所 010-83132345
当地职业中毒与控制机构：

有毒物品	注意防护	保障健康

健康危害	理化特性
可经呼吸道进入人体。 主要损害呼吸系统。 表现为头痛、头晕、恶心、咳嗽、胸闷、乏力，继之胸部紧束感、胸痛、心悸、呼吸困难、烦躁及发绀。也可出现畏寒、发热、寒战、肌肉酸痛等。	无色略带青草味的气体。易氧化生成剧毒的氟光气。

全氟异丁烯
Perfluoroisobutylene

当心中毒

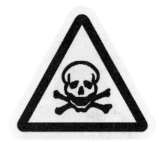

应急处理
抢救人员须穿戴防护用具；速将患者移离现场至空气新鲜处，去除污染衣物；注意保暖、绝对卧床休息，吸氧；皮肤污染或溅入眼内时用流动清水冲洗至少20min；呼吸困难者给氧，必要时用合适的呼吸器进行人工呼吸；立即与医疗急救单位联系抢救。

防护措施
工作场所空气中最高容许浓度不超过 0.08mg/m³。密闭、局部排风、呼吸防护、皮肤防护、眼面防护。工作场所禁止饮食、吸烟。

急救电话：120
消防电话：119

咨询电话：中国疾病预防控制中心职业卫生与中毒控制所 010-83132345
当地职业中毒与控制机构：

6

有毒物品	注意防护	保障健康

	健康危害	理化特性
三氯乙烯（皮） Trichloroethylene（skin）	可经呼吸道、皮肤和胃肠进入人体。 主要损害神经系统、皮肤，以及肝、肾。 表现为眩晕、头痛、恶心、呕吐、倦怠、酩酊感、易激动、步态不稳、嗜睡等。重者出现意识混浊、幻觉、谵妄、昏迷和呼吸抑制。少数可出现药疹样皮炎，伴有严重肝损害。	无色易挥发液体，具有氯仿样气味。难溶于水，与有机溶剂和油类混溶。

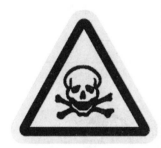

当心中毒

应急处理

抢救人员穿戴防护用具，速将患者移至空气新鲜处，去除污染衣物；注意保暖、安静；用肥皂水或清水冲洗污染的皮肤，用流动清水或生理盐水冲洗污染的眼睛，各至少20min；呼吸困难者给氧；立即与医疗急救单位联系抢救。

防护措施

工作场所空气中时间加权平均容许浓度不超过30mg/m³。IDLH浓度为5500mg/m³。密闭、局部排风、呼吸防护、皮肤防护、眼面防护。工作场所禁止饮食、吸烟。

急救电话：120　　　　　　　　　　咨询电话：中国疾病预防控制中心职业卫生与中毒控制所 010-83132345
消防电话：119　　　　　　　　　　当地职业中毒与控制机构：

有毒物品	注意防护	保障健康

	健康危害	理化特性
三乙基氯化锡（皮） Triethyltin chloride（skin）	可经呼吸道、皮肤和胃肠进入人体。 主要损害神经系统，对皮肤、黏膜有刺激作用。 表现为头痛、头晕、精神萎靡、乏力、多汗、食欲减退、恶心、呕吐。可有腰痛、排尿困难、尿潴留等。重者可突然昏迷，亦可发生抽搐。	具有强烈刺激性气味的油状液体或固体。易挥发，蒸气比空气重，难溶于水，易溶于有机溶剂。

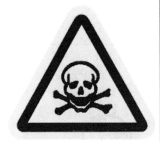

当心中毒

应急处理

抢救人员须穿戴防护用具；立即将患者移离现场至空气新鲜处，去除污染衣物；注意保暖、安静；皮肤污染时用大量清水或 1 ： 1000 的高锰酸钾液清洗，溅入眼内时用流动清水或生理盐水冲洗，各至少 20min；呼吸困难者给氧，必要时用合适的呼吸器进行人工呼吸；立即与医疗急救单位联系抢救。

防护措施

工作场所空气中时间加权平均容许浓度不超过 $0.05mg/m^3$，短时间接触容许浓度不超过 $0.1mg/m^3$。密闭、局部排风、呼吸防护、皮肤防护、眼面防护。工作场所禁止饮食、吸烟。

急救电话：120　　　　　　　　　　　咨询电话：中国疾病预防控制中心职业卫生与中毒控制所 010-83132345
消防电话：119　　　　　　　　　　　当地职业中毒与控制机构：

6

有毒物品	注意防护	保障健康

	健康危害	理化特性
杀螟松（皮） Sumithion（skin）	可经呼吸道、皮肤和胃肠进入人体。 主要损害神经系统。 　表现为头晕、头痛、乏力、恶心、呕吐、多汗、胸闷、视物模糊、瞳孔缩小、肌束震颤。重者还可出现肺水肿、昏迷、呼吸衰竭、脑水肿等。	淡黄色油状液体，难溶于水，溶于多种有机溶剂，遇高温或碱易分解。

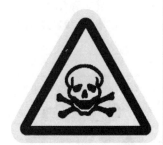

当心中毒

应急处理
抢救人员须穿戴防护用具；速将患者移至空气新鲜处，去除污染衣物；注意保暖、安静；用肥皂水彻底清洗污染皮肤、头发、指甲或伤口。眼部如受污染，应迅速用大量清水冲洗。呼吸困难者给氧，必要时用合适的呼吸器进行人工呼吸；立即与医疗急救单位联系抢救。

防护措施
工作场所空气中时间加权平均容许浓度不超过 $1mg/m^3$，短时间接触容许浓度不超过 $2mg/m^3$。密闭、局部排风、呼吸防护、皮肤防护、眼面防护。施药时要严格执行《农药安全使用规定》及各项有关法规。工作场所禁止饮食、吸烟。所有农药生产、存放和使用地点均应有警示标识。

急救电话：120　　　　　　　　　咨询电话：中国疾病预防控制中心职业卫生与中毒控制所 010-83132345
消防电话：119　　　　　　　　　当地职业中毒与控制机构：

有毒物品	注意防护	保障健康

	健康危害	理化特性
四氯化碳（皮） Carbon tetrachloride （skin）	可经皮肤、呼吸道和胃肠进入人体。 主要损害中枢神经系统和肝、肾。 表现为头痛、头晕、乏力、眼和上呼吸道刺激症状；精神恍惚、步态蹒跚、恶心、呕吐、肝大、肝功能异常。部分有少尿、无尿、蛋白尿，重者昏迷、抽搐。	无色易挥发液体，有似氯仿样气味。微溶于水，与乙醇、乙醚混溶。

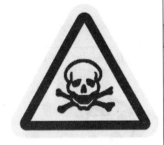

当心中毒

应急处理
抢救人员穿戴防护用具，速将患者移至空气新鲜处，去除污染衣物；注意保暖、安静；皮肤污染或溅入眼内时用流动清水冲洗至少 20min；呼吸困难者给氧，必要时用合适的呼吸器进行人工呼吸；立即与医疗急救单位联系抢救。

防护措施
工作场所空气中时间加权平均容许浓度不超过 15mg/m³，短时间接触容许浓度不超过 25mg/m³。IDLH 浓度为 1900mg/m³。密闭、局部排风、呼吸防护、皮肤防护、眼面防护。工作场所禁止饮食、吸烟。

急救电话：120
消防电话：119

咨询电话：中国疾病预防控制中心职业卫生与中毒控制所 010-83132345
当地职业中毒与控制机构：

6

有毒物品	注意防护	保障健康

	健康危害	理化特性
四乙基铅 （按 Pb 计）（皮） Tetraethyl lead（as Pb） （skin）	可经皮肤、呼吸道和胃肠进入人体。 主要损害神经系统。 轻者表现为失眠、噩梦、头痛、头晕，也有部分患者出现兴奋、急躁、易怒、焦虑不安等。重者抽搐或昏迷。部分有体温、脉搏、血压偏低的"三低征"，四肢粗大震颤。	无色略有水果香味的油状液体。易挥发。不溶于水，易溶于有机溶剂。

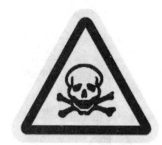

当心中毒

应急处理
抢救人员穿戴防护用具，速将患者移至空气新鲜处，去除污染衣物；注意保暖、安静；皮肤污染或溅入眼内时用流动清水冲洗至少 20min；呼吸困难者给氧，必要时用合适的呼吸器进行人工呼吸；立即与医疗急救单位联系抢救。

防护措施
工作场所空气中时间加权平均容许浓度不超过 0.2mg/m³。IDLH 浓度为 40mg/m³。密闭、局部排风、呼吸防护、皮肤防护、眼面防护。工作场所禁止饮食、吸烟。

急救电话：120
消防电话：119

咨询电话：中国疾病预防控制中心职业卫生与中毒控制所 010-83132345
当地职业中毒与控制机构：

有毒物品	注意防护	保障健康

	健康危害	理化特性
五氯酚及其钠盐（皮） Pentachlorophenol and its sodium salts（skin）	可经皮肤、呼吸道和胃肠进入人体。 主要损害神经、呼吸系统及心、肝、肾。 表现为乏力、多汗、头晕、头痛、恶心、呕吐和四肢酸痛等。重者体温骤升、烦躁不安、大汗淋漓、呼吸加快、心动过速、意识模糊或昏迷，肌肉痉挛或抽搐。吸入中毒者可有眼部疼痛、流泪、咽喉不适、咳嗽等。	五氯酚为白色结晶，溶于有机溶剂。五氯酚钠为浅黄色结晶，易溶于水、醇和丙酮，不溶于石油和苯。

当心中毒

应急处理
抢救人员穿戴防护用具，速将患者移至空气新鲜处，保持呼吸道通畅，去除污染衣物；注意保暖、安静；皮肤污染或溅入眼内时用流动清水冲洗至少 20min；呼吸困难者给氧，必要时用合适的呼吸器进行人工呼吸；立即与医疗急救单位联系抢救。

防护措施
工作场所空气中时间加权平均容许浓度不超过 0.3mg/m³。IDLH 浓度为 150mg/m³。密闭、局部排风、呼吸防护、皮肤防护、眼面防护。工作场所禁止饮食、吸烟。

急救电话：120　　　　　　咨询电话：中国疾病预防控制中心职业卫生与中毒控制所 010-83132345
消防电话：119　　　　　　当地职业中毒与控制机构：

6

有毒物品	注意防护	保障健康

	健康危害	理化特性
溴甲烷（皮） Methyl bromide（skin）	可经呼吸道、胃肠和皮肤进入人体。 　主要损害神经、呼吸系统，对眼及皮肤、黏膜有刺激作用。 　表现为头痛、头晕、乏力、嗜睡、食欲减退、恶心、呕吐、步态不稳、视物模糊等；重者出现昏迷、抽搐等。	无色气体。微溶于水，溶于醇和醚等有机溶剂。

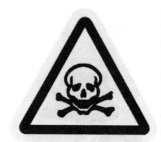

当心中毒

应急处理
抢救人员穿戴防护用具，速将患者移至空气新鲜处，去除污染衣物；注意保暖、安静；皮肤污染时用肥皂水清洗，溅入眼内时用流动清水或生理盐水冲洗，各至少 20min；呼吸困难者给氧，必要时用合适的呼吸器进行人工呼吸；立即与医疗急救单位联系抢救。

防护措施
工作场所空气中时间加权平均容许浓度不超过 2mg/m³。IDLH 浓度为 7900mg/m³。密闭、局部排风、呼吸防护。工作场所禁止饮食、吸烟。

急救电话：120
消防电话：119

咨询电话：中国疾病预防控制中心职业卫生与中毒控制所 010-83132345
当地职业中毒与控制机构：

有毒物品	注意防护	保障健康

健康危害	理化特性
可经皮肤、呼吸道和胃肠进入人体。 主要损害神经系统。 表现为头痛、头晕、乏力、食欲减退、恶心、呕吐、腹痛、腹泻、流涎、瞳孔缩小、呼吸道分泌物增多、多汗、肌束震颤等。重症出现肺水肿、昏迷、呼吸麻痹、脑水肿。	淡黄色油状液体。溶于水、苯、乙醚等有机溶剂。遇碱易分解。

氧乐果（皮）
Omethoate（skin）

当心中毒

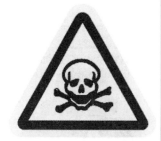

应急处理
抢救人员穿戴防护用具，速将患者移至空气新鲜处，去除污染衣物；注意保暖、安静；皮肤污染或溅入眼内时用流动清水冲洗至少 20min；呼吸困难者给氧，必要时用合适的呼吸器进行人工呼吸；立即与医疗急救单位联系抢救。

防护措施
工作场所空气中时间加权平均容许浓度不超过 0.15mg/m^3。密闭、局部排风、呼吸防护、皮肤防护、眼面防护。施药时要严格执行《农药安全使用规定》及各项有关法规。工作场所禁止饮食、吸烟。所有农药生产、存放和使用地点均应有警示标识。

急救电话：120　　　　　　　　　　　咨询电话：中国疾病预防控制中心职业卫生与中毒控制所 010-83132345
消防电话：119　　　　　　　　　　　当地职业中毒与控制机构：

6

	有毒物品　　　　注意防护　　　　保障健康	
	健康危害	理化特性
一甲胺（甲胺） Monomethylamine	可经呼吸道、皮肤进入人体。 主要损害呼吸系统，对皮肤、黏膜有刺激和腐蚀作用。表现为头痛、头晕、咳嗽、咳痰、声音嘶哑、胸闷、呼吸困难、意识障碍等。重者可发生化学性肺炎、肺水肿，甚至进展为急性呼吸窘迫综合征而死亡。	无色有氨样气味的气体。易溶于水、乙醇、乙醚，易燃烧。

当心中毒

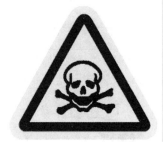

应急处理
抢救人员穿戴防护用具，速将患者移至空气新鲜处，去除污染衣物；注意保暖、安静；皮肤污染或溅入眼内时用流动清水冲洗至少 20min；呼吸困难者给氧，必要时用合适的呼吸器进行人工呼吸；立即与医疗急救单位联系抢救。

防护措施
工作场所空气中时间加权平均容许浓度不超过 5mg/m³，短时间接触容许浓度不超过 10mg/m³。IDLH 浓度为 130mg/m³。密闭、局部排风、呼吸防护、皮肤防护、眼面防护。工作场所禁止饮食、吸烟。

急救电话：120　　　　　　　　　　　咨询电话：中国疾病预防控制中心职业卫生与中毒控制所 010-83132345
消防电话：119　　　　　　　　　　　当地职业中毒与控制机构：

有毒物品告知卡：087

有毒物品	注意防护	保障健康

健康危害	理化特性
可经呼吸道、皮肤进入人体。 主要损害呼吸系统，对皮肤、黏膜有刺激和腐蚀作用。 表现为头痛、头晕、咳嗽、咳痰、声音嘶哑、胸闷、呼吸困难、意识障碍等。重者可发生化学性肺炎、肺水肿，甚至进展为急性呼吸窘迫综合征而死亡。	无色气体，浓时有氨味，稀时有烂鱼味。易溶于水、乙醇、乙醚，易燃烧。

二甲胺
Dimethylamine

当心中毒

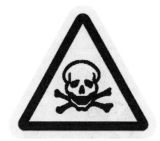

应急处理

　　抢救人员穿戴防护用具，速将患者移至空气新鲜处，去除污染衣物；注意保暖、安静；皮肤污染时用肥皂水或清水冲洗，溅入眼内时用流动清水或生理盐水冲洗，各至少 20min；呼吸困难者给氧，必要时用合适的呼吸器进行人工呼吸；立即与医疗急救单位联系抢救。

防护措施

　　工作场所空气中时间加权平均容许浓度不超过 5mg/m³，短时间接触容许浓度不超过 10mg/m³。IDLH 浓度为 3700mg/m³。密闭、局部排风、呼吸防护、皮肤防护、眼面防护。工作场所禁止饮食、吸烟。

急救电话：120
消防电话：119

咨询电话：中国疾病预防控制中心职业卫生与中毒控制所 010-83132345
当地职业中毒与控制机构：

有毒物品	注意防护	保障健康

	健康危害	理化特性
三甲胺 Trimethylamine（TMA）	可经呼吸道、胃肠和皮肤进入人体。 主要损害呼吸系统，对皮肤、黏膜有刺激和腐蚀作用。表现为头痛、头晕、咳嗽、咳痰、声音嘶哑、胸闷、呼吸困难、意识障碍等。重者可发生化学性肺炎、肺水肿，甚至进展为急性呼吸窘迫综合征而死亡。	无色气体。易溶于水，溶于乙醇、乙醚。易燃烧。呈强碱性。

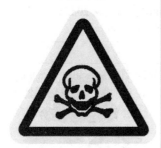

当心中毒

应急处理

　　抢救人员穿戴防护用具，速将患者移至空气新鲜处，去除污染衣物；注意保暖、安静；皮肤污染或溅入眼内时用流动清水冲洗至少 20min；呼吸困难者给氧，必要时用合适的呼吸器进行人工呼吸；立即与医疗急救单位联系抢救。

防护措施

　　工作场所空气中时间加权平均容许浓度不超过 24mg/m³，短时间接触容许浓度不超过 36mg/m³（美国）。密闭、局部排风、呼吸防护、皮肤防护、眼面防护。工作场所禁止饮食、吸烟。

急救电话：120　　　　　　　　　　咨询电话：中国疾病预防控制中心职业卫生与中毒控制所 010-83132345
消防电话：119　　　　　　　　　　当地职业中毒与控制机构：

有毒物品	注意防护	保障健康

	健康危害	理化特性
乙二胺（皮） Ethylenediamine（skin）	常以蒸气形式经呼吸道、皮肤进入人体。 　主要损害呼吸系统，对皮肤、黏膜有刺激作用。 　表现为头痛、头晕、全身不适、口渴、咳嗽、胸闷、胸部束带感、呼吸急促，有时不能平卧，严重者口吐白沫、抽搐，可因呼吸衰竭而死亡。少数可发生过敏性哮喘。	无色或微黄色黏稠液体，有类似氨的气味。溶于水、醇，微溶于乙醚，不溶于苯。

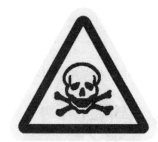

当心中毒

应急处理
抢救人员须穿戴防护用具；速将患者移离现场至空气新鲜处，去除污染衣物；注意保暖、安静；皮肤污染时用大量清水或弱酸性水清洗，溅入眼内时用流动清水或生理盐水冲洗，各至少20min；呼吸困难者给氧，必要时用合适的呼吸器进行人工呼吸；立即与医疗急救单位联系抢救。

防护措施
工作场所空气中时间加权平均容许浓度不超过4mg/m³，短时间接触容许浓度不超过10mg/m³。IDLH浓度为5000mg/m³。密闭、局部排风、呼吸防护、皮肤防护、眼面防护。工作场所禁止饮食、吸烟。

急救电话：120
消防电话：119

咨询电话：中国疾病预防控制中心职业卫生与中毒控制所 010-83132345
当地职业中毒与控制机构：

有毒物品	注意防护	保障健康

	健康危害	理化特性
乙酰甲胺磷（皮） Acephate（skin）	可经皮肤、呼吸道和胃肠进入人体。 主要损害神经系统。 表现为头晕、头痛、乏力、恶心、呕吐、多汗、胸闷、视物模糊、瞳孔缩小、肌束震颤。重者还可出现肺水肿、昏迷、呼吸衰竭、脑水肿等。	纯品为白色结晶，有刺激性气味。易溶于水、甲醇、乙醇、丙酮、二氯甲烷等溶剂。遇碱易分解。

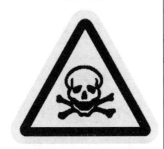

当心中毒

应急处理
抢救人员穿戴防护用具，速将患者移至空气新鲜处，去除污染衣物；注意保暖、安静；皮肤污染或溅入眼内时用流动清水冲洗至少 20min；呼吸困难者给氧，必要时用合适的呼吸器进行人工呼吸；立即与医疗急救单位联系抢救。

防护措施
密闭、局部排风、呼吸防护、皮肤防护、眼面防护。施药时要严格执行《农药安全使用规定》及各项有关法规。工作场所禁止饮食、吸烟。所有农药生产、存放和使用地点均应有警示标识。

急救电话：120
消防电话：119

咨询电话：中国疾病预防控制中心职业卫生与中毒控制所 010-83132345
当地职业中毒与控制机构：

有毒物品	注意防护	保障健康
	健康危害	理化特性

异稻瘟净（皮） Kitazine p（skin）	可经皮肤、呼吸道和胃肠进入人体。 　　主要损害神经系统。表现为头晕、头痛、乏力、恶心、呕吐、多汗、胸闷、视物模糊、瞳孔缩小、肌束震颤。重者还可出现肺水肿、昏迷、呼吸衰竭、脑水肿等。	无色或淡黄色有臭味的液体或固体。不溶于水，易溶于多数有机溶剂。

应急处理
抢救人员穿戴防护用具，速将患者移至空气新鲜处，去除污染衣物；注意保暖、安静；皮肤污染或溅入眼内时用流动清水冲洗至少 20min；呼吸困难者给氧，必要时用合适的呼吸器进行人工呼吸；立即与医疗急救单位联系抢救。

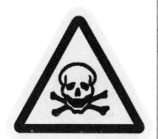

当心中毒

防护措施
工作场所空气中时间加权平均容许浓度不超过 2mg/m³，短时间接触容许浓度不超过 5mg/m³。密闭、局部排风、呼吸防护、皮肤防护、眼面防护。施药时要严格执行《农药安全使用规定》及各项有关法规。工作场所禁止饮食、吸烟。所有农药生产、存放和使用地点均应有警示标识。

急救电话：120
消防电话：119

咨询电话：中国疾病预防控制中心职业卫生与中毒控制所 010-83132345
当地职业中毒与控制机构：

6

有毒物品	注意防护	保障健康

	健康危害	理化特性
正己烷（皮） *n*-Hexane（skin）	可经呼吸道、皮肤和胃肠进入人体。 主要损害神经系统，对皮肤、黏膜有刺激作用。 急性吸入高浓度正己烷可引起头痛、头晕、恶心、共济失调等中枢神经系统麻痹症状，重者昏迷。长期接触可引起周围神经病。	微有异臭的无色易挥发液体。不溶于水，溶于醚和醇。极易燃。

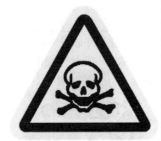

当心中毒

应急处理
抢救人员穿戴防护用具，速将患者移至空气新鲜处，去除污染衣物；注意保暖、安静；皮肤污染时用肥皂水或清水冲洗，溅入眼内时用流动清水或生理盐水冲洗，各至少20min；呼吸困难者给氧，必要时用合适的呼吸器进行人工呼吸；立即与医疗急救单位联系抢救。

防护措施
工作场所空气中时间加权平均容许浓度不超过100mg/m^3。IDLH浓度为18 000mg/m^3。密闭、局部排风、呼吸防护、皮肤防护、眼面防护。禁止明火、火花、高热，使用防爆电器和照明设备。工作场所禁止饮食、吸烟。

急救电话：120
消防电话：119

咨询电话：中国疾病预防控制中心职业卫生所与中毒控制所 010-83132345
当地职业中毒与控制机构：

有毒物品	注意防护	保障健康

	健康危害	理化特性
苯酚（皮） Phenol（skin）	可经皮肤、呼吸道和胃肠进入人体。 主要损害呼吸系统和肝、肾，对皮肤、黏膜有刺激和腐蚀作用。可出现头痛、头晕、无力、视物模糊，体温、脉搏和血压下降。重者出现意识障碍、抽搐、急性肾衰竭。	白色半透明针状结晶，具有特殊的芳香气味。溶于水及乙醇、乙醚等有机溶剂。

当心中毒	应急处理
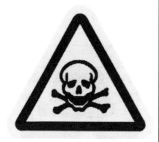	抢救人员须穿戴防护用具；立即将患者移离现场至空气新鲜处，去除污染衣物；注意保暖、安静；皮肤污染时用大量流动清水冲洗，溅入眼内时用大量清水冲洗，各至少20min，并按眼灼伤处理；呼吸困难者给氧，必要时用合适的呼吸器进行人工呼吸；立即与医疗急救单位联系抢救。

防护措施

工作场所空气中时间加权平均容许浓度不超过10mg/m³，短时间接触容许浓度不超过25mg/m³。密闭、局部排风、呼吸防护、皮肤防护、眼面防护。禁止明火、火花、高热。工作场所禁止饮食、吸烟。

急救电话：120
消防电话：119

咨询电话：中国疾病预防控制中心职业卫生与中毒控制所 010-83132345
当地职业中毒与控制机构：

6

有毒物品	注意防护	保障健康

健康危害	理化特性
可经呼吸道、皮肤进入人体。 主要损害呼吸系统、神经系统。 表现为头痛、恶心、咳嗽、咽喉疼痛；重者呼吸急促，出现不同程度的麻醉作用，甚至呼吸麻痹。对皮肤、黏膜有刺激。	无色有臭味气体。不溶于水，溶于乙醇、乙醚。易燃，可与空气形成爆炸性混合物。

甲硫醇
Methyl mercaptan

当心中毒

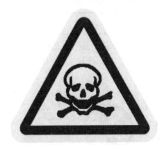

应急处理
抢救人员穿戴防护用具，速将患者移至空气新鲜处，去除污染衣物；注意保暖、安静；皮肤污染或溅入眼内时用流动清水冲洗至少 20min；呼吸困难者给氧，必要时用合适的呼吸器进行人工呼吸；立即与医疗急救单位联系抢救。

防护措施
工作场所空气中时间加权平均容许浓度不超过 1mg/m³，短时间接触容许浓度不超过 2.5mg/m³。IDLH 浓度为 800mg/m³。密闭、局部排风、呼吸防护、皮肤防护、眼面防护。禁止明火、火花、高热。工作场所禁止饮食、吸烟。

急救电话：120
消防电话：119

咨询电话：中国疾病预防控制中心职业卫生与中毒控制所 010-83132345
当地职业中毒与控制机构：

有毒物品	注意防护	保障健康

健康危害	理化特性
可经皮肤、呼吸道和胃肠进入人体。 主要损害神经系统、肝、肾。 表现为兴奋、头痛、头晕、恶心、呕吐，呼吸表浅、昏迷。可发生呼吸麻痹、心室颤动和心力衰竭、肝、肾损害。	无色有特殊气味的液体，易挥发。微溶于水，溶于乙醇、乙醚、苯等有机溶剂。

三氯甲烷
Trichloromethane

当心中毒

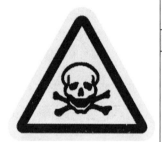

应急处理

抢救人员须穿戴防护用具；速将患者移离现场至空气新鲜处，去除污染衣物；注意保暖、安静；皮肤污染或溅入眼内时用流动清水充分冲洗至少 20min；呼吸困难者给氧，必要时用合适的呼吸器进行人工呼吸；立即与医疗急救单位联系抢救。

防护措施

工作场所空气中时间加权平均容许浓度不超过20mg/m³，短时间接触容许浓度不超过40mg/m³。IDLH 浓度为 5000mg/m³。密闭、局部排风、除尘、呼吸防护、皮肤防护、眼面防护。禁止明火、火花、高热，使用防爆电器和照明设备。工作场所禁止饮食、吸烟。

急救电话：120
消防电话：119

咨询电话：中国疾病预防控制中心职业卫生与中毒控制所 010-83132345
当地职业中毒与控制机构：

6

有毒物品	注意防护	保障健康

	健康危害	理化特性
氯乙醇（皮） Chloroethanol（skin）	可经呼吸道、胃肠和皮肤进入人体。 　　主要损害神经、呼吸系统。对皮肤、黏膜有刺激作用。表现为头痛、头晕、嗜睡、恶心、呕吐，继之乏力、呼吸困难、发绀、共济失调、谵妄、抽搐、昏迷。重者可出现脑水肿、肺水肿和心、肝、肾损害，可致呼吸、循环衰竭。	无色透明甘油样液体，具挥发性，有轻微的醚样气味。能溶于水、汽油、乙醇和多种有机溶剂。

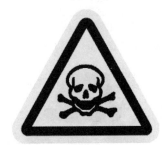

当心中毒

应急处理
抢救人员穿戴防护用具，速将患者移至空气新鲜处，其水溶性小，应注意迟发反应，保持呼吸道通畅，去除污染衣物时先用温水化冻；注意保暖、安静；皮肤污染或溅入眼内时用流动清水冲洗至少 20min；呼吸困难者给氧，必要时用合适的呼吸器进行人工呼吸；立即与医疗急救单位联系抢救。

防护措施
工作场所空气中最高容许浓度不超过 2mg/m³。IDLH 浓度 34mg/m³。密闭、局部排风、呼吸防护、皮肤防护、眼面防护。工作场所禁止饮食、吸烟。

急救电话：120 消防电话：119	咨询电话：中国疾病预防控制中心职业卫生与中毒控制所 010-83132345 当地职业中毒与控制机构：

有毒物品告知卡：097

有毒物品	注意防护	保障健康

	健康危害	理化特性
氯甲酸异丙酯 Isopropyl chloroformate	可经呼吸道、皮肤和胃肠进入人体。 主要损害呼吸系统，对眼及皮肤、黏膜有刺激作用。 轻者表现为流泪、咽痛、咳嗽、发热、结膜炎，重者发绀，呼吸困难，可引起肺水肿。	无色易燃透明液体。不溶于水，溶于乙醚。其蒸气与空气混合可形成爆炸性混合物。

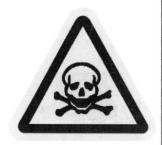

当心中毒

应急处理
抢救人员穿戴防护用具，速将患者移至空气新鲜处，去除污染衣物；注意保暖、安静；皮肤污染时用肥皂水或清水冲洗，溅入眼内时用流动清水或生理盐水冲洗，各至少 20min；呼吸困难者给氧，必要时用合适的呼吸器进行人工呼吸；立即与医疗急救单位联系抢救。

防护措施
密闭、局部排风、呼吸防护、皮肤防护、眼面防护。禁止明火、火花、高热。工作场所禁止饮食、吸烟。

急救电话：120　　　　　　　　　　咨询电话：中国疾病预防控制中心职业卫生与中毒控制所 010-83132345
消防电话：119　　　　　　　　　　当地职业中毒与控制机构：

6

有毒物品	注意防护	保障健康

	健康危害	理化特性
萘 Naphthalene	可经呼吸道、皮肤和胃肠进入人体。 主要损害血液系统、肾、眼，可致溶血性贫血。 轻者表现为眼和上呼吸道刺激症状、头痛、恶心、呕吐、多汗、食欲减退、腰痛、尿频等。重者发生昏迷、抽搐，甚至发生溶血。	有煤焦油样气味的白色结晶。难溶于水，溶于乙醇、乙醚等。

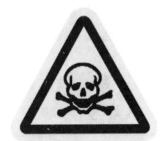

当心中毒

应急处理
抢救人员穿戴防护用具，速将患者移至空气新鲜处，保持呼吸道通畅，去除污染衣物；注意保暖、安静；皮肤污染时用肥皂水或清水冲洗，溅入眼内时用流动清水或生理盐水冲洗，各至少 20min；呼吸困难者给氧，必要时用合适的呼吸器进行人工呼吸；立即与医疗急救单位联系抢救。

防护措施
工作场所空气中时间加权平均容许浓度不超过 $50mg/m^3$，短时间接触容许浓度不超过 $75mg/m^3$。IDLH 浓度为 $2500mg/m^3$。密闭、局部排风、呼吸防护、皮肤防护、眼面防护。禁止明火、火花、高热。工作场所禁止饮食、吸烟。

急救电话：120
消防电话：119

咨询电话：中国疾病预防控制中心职业卫生与中毒控制所 010-83132345
当地职业中毒与控制机构：

有毒物品	注意防护	保障健康

健康危害	理化特性
可经皮肤、呼吸道进入人体。 主要损害血液系统和肝脏。 轻者表现为面部灼热、头痛、头晕、乏力、恶心、胸闷、气短、唇麻，发绀，腰痛、下腹痛及尿急、尿频、尿痛、血尿等，严重者甚至有尿闭、肝损害。	无色或淡黄色液体。微溶于水，溶于乙醇和乙醚。遇明火、高热或与氧化剂接触可燃烧、爆炸。

邻甲苯胺（皮）
o-Toluidine（skin）

当心中毒

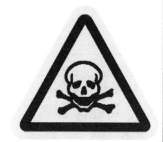

应急处理
抢救人员穿戴防护用具，速将患者移至空气新鲜处，去除污染衣物；注意保暖、安静；皮肤污染时用清水冲洗，溅入眼内时用流动清水或生理盐水冲洗，各至少20min；呼吸困难者给氧，必要时用合适的呼吸器进行人工呼吸；立即与医疗急救单位联系抢救。

防护措施
工作场所空气中时间加权平均容许浓度不超过22mg/m³。IDLH浓度为450mg/m³。密闭、局部排风。禁止明火、火花、高热。呼吸防护、皮肤防护、眼面防护。工作场所禁止饮食、吸烟。

急救电话：120
消防电话：119

咨询电话：中国疾病预防控制中心职业卫生与中毒控制所 010-83132345
当地职业中毒与控制机构：

6

有毒物品	注意防护	保障健康

	健康危害	理化特性
氯乙酸（皮） Chloroacetic acid （skin）	可经呼吸道、胃肠和皮肤进入人体。 主要损害心脏和中枢神经系统。 初期表现为上呼吸道刺激症状，呕吐、腹泻、视物模糊、定向力障碍等，随后意识不清、烦躁、抽搐、谵妄，继而昏迷，并有心脏损害、呼吸困难。重者呈现严重酸中毒，可发生肾衰竭。	无色或白色结晶。易溶于水，溶于苯、乙醇、氯仿及乙醚等。受高热分解产生有毒烟气。

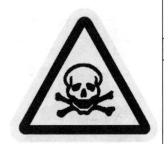

当心中毒

应急处理
抢救人员穿戴防护用具，速将患者移至空气新鲜处，去除污染衣物；注意保暖、安静；皮肤污染或溅入眼内时用流动清水冲洗至少 20min；呼吸困难者给氧，必要时用合适的呼吸器进行人工呼吸；立即与医疗急救单位联系抢救。

防护措施
工作场所空气中最高容许浓度不超过 2mg/m³。密闭、局部排风、呼吸防护、皮肤防护、眼面防护。禁止明火、火花、高热。工作场所禁止饮食、吸烟。

急救电话：120　　　　　　　　　　　咨询电话：中国疾病预防控制中心职业卫生与中毒控制所 010-83132345
消防电话：119　　　　　　　　　　　当地职业中毒与控制机构：

有毒物品	注意防护	保障健康

	健康危害	理化特性
氢氧化钠 Sodium hydroxide	可经呼吸道、胃肠和皮肤进入人体。 主要对皮肤、黏膜有刺激、腐蚀作用。 皮肤、眼接触即可被灼伤，导致视力丧失。长期接触可致慢性皮肤病，在前臂和手部有"鸟眼状"溃疡。可致指甲变薄、变脆。	白色结晶。易溶于水，溶于乙醇和甘油等。具有强吸湿性和腐蚀性，与酸反应放热。

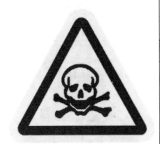

当心中毒

应急处理
抢救人员穿戴防护用具，速将患者移至空气新鲜处，去除污染衣物；注意保暖、安静；皮肤污染或溅入眼内时用流动清水冲洗至少 20min；呼吸困难者给氧，必要时用合适的呼吸器进行人工呼吸；立即与医疗急救单位联系抢救。

防护措施
最高容许浓度不超过 2mg/m³。密闭操作。呼吸防护、皮肤防护、眼面防护。工作场所禁止饮食、吸烟。

急救电话：120　　　　　　　　　咨询电话：中国疾病预防控制中心职业卫生与中毒控制所 010-83132345
消防电话：119　　　　　　　　　当地职业中毒与控制机构：

	有毒物品	注意防护	保障健康

	健康危害	理化特性
氢氧化钾 Potassium hydroxide	可经呼吸道、胃肠和皮肤进入人体。 主要对皮肤、黏膜有刺激、腐蚀作用。 皮肤、眼接触即可被灼伤，导致视力丧失。长期接触可致慢性皮肤病，在前臂和手部有"鸟眼状"溃疡。可致指甲变薄、变脆。	白色结晶。易溶于水，吸湿性很强。具有强腐蚀性。

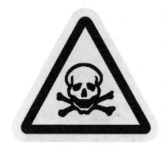

当心中毒

应急处理
抢救人员穿戴防护用具，速将患者移至空气新鲜处，去除污染衣物；注意保暖、安静；皮肤污染或溅入眼内时用流动清水或生理盐水冲洗至少 20min；呼吸困难者给氧，必要时用合适的呼吸器进行人工呼吸；立即与医疗急救单位联系抢救。

防护措施
最高容许浓度不超过 2mg/m³。密闭操作。呼吸防护、皮肤防护、眼面防护。工作场所禁止饮食、吸烟。

急救电话：120
消防电话：119

咨询电话：中国疾病预防控制中心职业卫生与中毒控制所 010-83132345
当地职业中毒与控制机构：

有毒物品	注意防护	保障健康

	健康危害	理化特性
N, N- 二甲基甲酰胺（皮） *N, N*-Dimethylformamide （DMF）（skin）	可经呼吸道、皮肤及胃肠进入人体。 主要损害肝脏。 　表现为乏力、食欲减退、腹部不适，巩膜和皮肤黄染、肝大、肝功能异常。吸入高浓度者引起鼻咽部刺激感等。皮肤接触可致局部发红，并可出现灼伤。	无色透明液体，具有淡淡的氨味。能与水及大部分有机溶剂混溶，能与浓硫酸、发烟硝酸剧烈反应甚至发生爆炸，与碱接触可生成二甲胺。遇明火、高热可引起燃烧、爆炸。

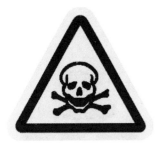

当心中毒

应急处理
抢救人员穿戴防护用具，速将患者移至空气新鲜处，去除污染衣物；注意保暖、安静；皮肤污染或溅入眼内时用流动清水或生理盐水冲洗至少 20min；呼吸困难者给氧，必要时用合适的呼吸器进行人工呼吸；立即与医疗急救单位联系抢救。

防护措施
工作场所空气中时间加权平均容许浓度不超过 20mg/m³。IDLH 浓度为 11 000mg/m³。密闭、局部排风、呼吸防护、皮肤防护、眼面防护。工作场所禁止饮食、吸烟。

急救电话：120　　　　　　　　　咨询电话：中国疾病预防控制中心职业卫生与中毒控制所 010-83132345
消防电话：119　　　　　　　　　当地职业中毒与控制机构：

6

第七章

常见化学毒物作业职业危害应急救援卡

指南 112　爆炸物[※]——1.1、1.2、1.3、1.5 或 1.6 类；A 级或 B 级物质　ERG2016

潜 在 危 害

火灾或爆炸

- 如果舱货遇火，可发生爆炸，爆炸碎片可飞出 1600m 甚至更远。
- "相容性类别"字母查阅词汇表。

健康

- 燃烧可产生刺激性、腐蚀性和 / 或有毒气体。

公 众 安 全

- 首先拨打运输标签上的应急电话，若没有合适的信息，可依次拨打本地消防急救电话、国家中毒控制中心及各地分中心电话和各地化学品中毒抢救中心电话。
- 应在泄漏区四周隔离至少 500m。
- 脱离现场，并远离窗户。
- 疏散无关人员。
- 停留在上风向、上坡和 / 或上游。
- 进入密闭的空间前应先通风。

防护服

- 佩戴自给式空气呼吸器（SCBA）。
- 一般消防服只提供有限的防护作用。

现场疏散

大泄漏
- 考虑首次向四周撤离 800m。

火灾
- 如果火场中有槽车或拖车，应向四周隔离 1600m；而且，也考虑首次（包括急救人员）就向四周撤离 1600m。

※ 关于"相容性类别"字母查阅词汇表。

应 急 反 应

火灾

舱货着火
- 当大火蔓延到舱货时，不要灭火！可能发生爆炸！
- 至少隔离 1600m，撤离所有人员并禁止通行，任其自行燃烧。
- 切勿开动火场中的货船或车辆。

轮胎或车辆着火
- 用大量水淹没！如果没有水，使用二氧化碳、干粉或砂土灭火。
- 如果可能并确无危险，可使用遥控水枪或水炮远距离灭火。防止火蔓延到货物。
- 应特别注意轮胎着火，因为极容易复燃，在安全区域注意观察，要随时准备好灭火器以防复燃。

溢出或泄漏

- 消除所有火源（泄漏区附近严禁吸烟、闪光、火花或其他任何形式明火）。
- 处理产品所用的设备必须接地。
- 切勿接触或穿越泄漏物。
- 泄漏源附近 100m 内禁止开启无线电控制引信。
- 除非在有关专家的指导下，否则不要清除或处理泄漏物。

急救

- 确保医护人员知晓事故中涉及的有关物质，并采取自我防护措施。
- 将患者移到空气新鲜处。
- 呼叫 120 或其他应急医疗服务中心。
- 如果患者停止呼吸，应立即实施人工呼吸。
- 如果出现呼吸困难应进行吸氧。
- 脱掉并隔离被污染的衣服和鞋子。
- 若不慎接触本类物质，立即用自来水冲洗被污染的皮肤或眼睛至少 20min。

※ 关于"相容性类别"字母查阅词汇表。

7

ERG2016：《危险货物运输应急救援指南（2016 版）》

指南 113　　　　易燃固体——有毒（潮湿／减敏的爆炸物）　　　ERG2016

潜在危害

火灾或爆炸

- 易燃／可燃物。
- 加热、火花或明火可点燃本品。
- 如果干燥物质遇热、明火、摩擦或振动，可引起爆炸。按爆炸物处理（见指南 112）。
- 用水保持本类物质潮湿或按爆炸物处理（见指南 112）。
- 流入下水道有着火或爆炸的危险。

健康

- 某些物质是有毒的，如吸入、吞服或经皮肤吸收可致命。
- 直接接触可灼伤皮肤和眼睛。
- 燃烧可产生刺激性、腐蚀性和／或有毒气体。
- 灭火或稀释用的废水，可以引起污染。

公众安全

- 首先拨打运输标签上的应急电话，若没有合适的信息，可依次拨打本地消防急救电话、国家中毒控制中心及各地分中心电话和各地化学品中毒抢救中心电话。
- 应立即在泄漏区四周隔离至少 100m。
- 疏散无关人员。
- 停留在上风向、上坡和／或上游。
- 进入密闭的空间前应先通风。

防护服

- 佩戴自给式空气呼吸器（SCBA）。
- 一般消防护服只提供有限的防护作用。

现场疏散

大泄漏

- 考虑首次就向四周撤离 500m。

火灾

- 如果火场中有储罐、槽车、罐车，应向四周隔离 800m；而且，也可考虑首次就向四周撤离 800m。

应急反应

火灾

舱货着火

- 当大火蔓延到舱货时，不要灭火！可能发生爆炸！
- 至少隔离 1600m，撤离所有人员并禁止通行，任其自行燃烧。
- 切勿开动火场中的货船或车辆。

轮胎或车辆着火

- 用大量水淹没！如果没有水，使用二氧化碳、干粉或砂土灭火。
- 如果可能并确无危险，可使用遥控水枪或水炮远距离灭火。防止火蔓延到货物。
- 应特别注意轮胎着火，因为极容易复燃，在安全区域注意观察，要随时准备好灭火器以防复燃。

溢出或泄漏

- 消除所有火源（泄漏区附近严禁吸烟、闪光、火花或其他任何形式明火）。
- 处理产品所用的设备必须接地。
- 切勿接触或穿越泄漏物。

小泄漏

- 用大量水冲洗泄漏区。

大泄漏

- 用水浸湿泄漏物，围堤，待以后处理。
- 使用大量水慢慢喷淋，保持"已湿"货物的潮湿。

急救

- 确保医护人员知晓事故中涉及的有关物质，并采取自我防护措施。
- 将患者移到空气新鲜处。
- 呼叫 120 或其他应急医疗服务中心。
- 如果患者停止呼吸，应立即实施人工呼吸。
- 如果出现呼吸困难应进行吸氧。
- 脱掉并隔离被污染的衣服和鞋子。
- 若不慎接触本类物质，立即用自来水冲洗被污染的皮肤或眼睛至少 20min。

指南 116　　　　　　　气体——易燃（不稳定）　　　　　　ERG2016

潜 在 危 害	应 急 反 应

潜 在 危 害

火灾或爆炸

- 极度易燃。
- 受热、遇火花或明火易燃。
- 遇空气可形成爆炸性混合物。
- 硅烷（UN2203）在空气中可自燃。
- 那些标有"P"字样的物质在加热或着火时可发生爆炸性聚合反应。
- 液化气蒸气比重比空气重，可沿地面扩散。
- 蒸气可能扩散遇火源引起回燃。
- 火场中的钢瓶可通过减压阀泄漏和释放可燃气体。
- 容器受热可发生爆炸。
- 破裂的钢瓶具有飞射危险。

健康

- 蒸气可引起无警示性的头晕或窒息。
- 吸入某些高浓度的蒸气可以引起中毒。
- 直接接触气体或液化气可以引起烧（灼）伤、严重损伤和／或冻伤。
- 燃烧可产生刺激性和／或有毒气体。

公 众 安 全

- 首先拨打运输标签上的应急电话，若没有合适的信息，可依次拨打本地消防急救电话、国家中毒控制中心及各地分中心电话和各地化学品中毒抢救中心电话。
- 作为紧急预防措施，应在泄漏区四周隔离至少 100m。
- 疏散无关人员。
- 停留在上风向、上坡和／或上游。
- 许多气体比重比空气重，可沿地面扩散，积聚在地势低洼处和密闭空间（如下水道、地下室、储罐等）。

防护服

- 佩戴自给式空气呼吸器（SCBA）。
- 一般消防服只提供有限的防护作用。

现场疏散

大泄漏

- 首先考虑下风向撤离至少 800m。

火灾

- 如果火场中有储罐、槽车、罐车，应向四周隔离 1600m；而且，也可考虑首次就向四周撤离 1600m。

应 急 反 应

火灾

- 除非能切断泄漏，否则不要扑灭正在燃烧的气体。

小火

- 用干粉或二氧化碳灭火。

大火

- 使用水幕或喷水雾灭火。
- 在确保安全的情况下，将容器移离火场。

涉及储罐着火

- 尽可能远距离灭火或用遥控水枪或水炮扑救。
- 用大量自来水冷却盛有危险物的容器，直到火完全熄灭。
- 切勿对泄漏源或安全阀直接喷水，防止产生冰冻。
- 如果容器的安全阀发出响声或储罐变色，应迅速撤离。
- 切记远离被大火吞没的储罐。
- 对于燃烧剧烈的大火，使用遥控水枪或水炮远距离灭火；否则撤离火场并任其燃烧。

溢出或泄漏

- 消除所有火源（泄漏区附近严禁吸烟、闪光、火花或其他任何形式明火）。
- 处理产品所用的设备必须接地。
- 在确保安全的前提下，阻断泄漏。
- 切勿接触或穿越泄漏物。
- 禁止用水直接冲击溢出物或泄漏源。
- 用水幕减少蒸气或改变蒸气云流向。防止用水直接冲击泄漏物。
- 如果有可能，转动泄漏容器使气体逸出而避免液体流出。
- 防止泄漏物进入排水沟、下水道、地下室或其他密闭空间。
- 隔离泄漏区域，直到泄漏气体散尽。

急救

- 确保医护人员知晓事故中涉及的有关物质，并采取自我防护措施。
- 将患者移到空气新鲜处。
- 呼叫 120 或者其他应急医疗服务中心。
- 如果患者停止呼吸，应立即实施人工呼吸。
- 如果出现呼吸困难应进行吸氧。
- 脱掉并隔离被污染的衣服和鞋。
- 若直接接触液化气，应用温水融化冻结部分。
- 若皮肤被烧（灼）伤，应立即尽量长时间用冷水冷却受伤部位，切勿脱掉粘连在皮肤上的衣服。
- 保持患者安静和温暖。

7

指南 117　　　　气体——有毒 - 易燃（极度危险）　　　　ERG2016

潜 在 危 害	应 急 反 应

潜在危害

健康

- 有毒；极危险。
- 如吸入或通过皮肤吸收可致命。
- 始闻有刺激性或恶臭味，并可使嗅觉减退。
- 直接接触气体或液化气可以引起烧（灼）伤、严重损伤和 / 或冻伤。
- 燃烧可产生刺激性，腐蚀性和 / 或有毒气体。
- 灭火的废水可引起污染。

火灾或爆炸

- 本类物质极度易燃。
- 遇空气可形成爆炸性混合物。
- 加热、火花或明火可点燃本品。
- 液化气蒸气比重比空气重，可沿地面扩散。
- 蒸气可能扩散遇火源引起回燃。
- 泄漏物有着火或爆炸危险。
- 火场中的钢瓶可通过减压阀泄漏和释放可燃气体。
- 容器受热可发生爆炸。
- 破裂的钢瓶具有飞射危险。

公众安全

- 首先拨打运输标签上的应急电话，若没有合适的信息，可依次拨打本地消防急救电话、国家中毒控制中心及各地分中心电话和各地化学品中毒抢救中心电话。
- 作为紧急预防措施，应在泄漏区四周隔离至少 100m。
- 疏散无关人员。
- 停留在上风向、上坡和 / 或上游。
- 许多气体比重比空气重，可沿地面扩散，积聚在地势低洼处和密闭空间（如下水道、地下室、储罐等）。
- 进入密闭的空间前应先通风。

防护服

- 佩戴自给式空气呼吸器（SCBA）。
- 穿戴厂商专门推荐的化学防护服，这些防护服几乎或根本不能隔热。
- 一般消防服在灭火中只提供有限的防护作用，而在有可能直接接触本类物质的泄漏区则无防护效果。

现场疏散

泄漏

- 见表 8.1 首次隔离和防护距离表。

火灾

- 如果火场中有储罐、槽车、罐车，应向四周隔离 1600m；而且，也可考虑首次就向四周撤离 1600m。

应急反应

火灾

- 除非能切断泄漏，否则不要扑灭正在燃烧的气体。

小火

- 使用干粉、二氧化碳、水幕或常规泡沫灭火。

大火

- 使用水幕、雾状水或常规泡沫灭火。
- 在确保安全的情况下，将容器移离火场。
- 破损的钢瓶只能由专家处理。

涉及储罐着火

- 尽可能远距离灭火或用遥控水枪或水炮扑救。
- 用大量自来水冷却盛有危险物的容器，直到火完全熄灭。
- 切勿对泄漏源或安全阀直接喷水，防止产生冻冻。
- 如果容器的安全阀发出响声或储罐变色，应迅速撤离。
- 切记远离被大火吞没的储罐。

溢出或泄漏

- 消除所有火源（泄漏区附近严禁吸烟、闪光、火花或其他任何形式明火）。
- 处理产品所用的设备必须接地。
- 应穿全封闭式蒸气防护服处理无着火的泄漏或溢出。
- 切勿接触或穿越泄漏物。
- 在确保安全的前提下，阻断泄漏。
- 用水幕减少蒸气或改变蒸气云流向。防止用水直接冲击泄漏物。
- 禁止用水直接冲击溢出物或泄漏源。
- 如果有可能，转动泄漏容器使气体逸出而避免液体流出。
- 防止泄漏物进入排水沟、下水道、地下室或其他密闭空间。
- 隔离泄漏区域，直至泄漏气体散尽。
- 考虑点燃泄漏或溢出物以消除相关的有毒气体。

急救

- 确保医护人员知晓事故中涉及的有关物质，并采取自我防护措施。
- 将患者移到新鲜空气处。
- 呼叫 120 或者其他应急医疗服务中心。
- 如果患者停止呼吸，应立即实施人工呼吸。
- 如果患者食入或吸入本类物质，请不要对其施行口对口人工呼吸。如果需做人工呼吸，要戴单向阀袖珍式面罩或其他合适的医用呼吸器进行。
- 如果出现呼吸困难应进行吸氧。
- 脱掉并隔离被污染的衣服和鞋。
- 若不慎接触本类物质，立即用自来水冲洗被污染的皮肤或眼睛至少 20min。
- 若直接接触液化气，应用温水融化冻结部分。
- 若皮肤被烧（灼）伤，应立即尽量长时间用冷水冷却受伤部位，切勿脱掉粘连在皮肤上的衣服。
- 保持患者安静和温暖。
- 密切观察患者。
- 直接接触或吸入可发生迟发性反应。

指南 118　　　　　气体——易燃-腐蚀性　　　　　ERG2016

潜 在 危 害	应 急 反 应

潜在危害

火灾或爆炸

- 极度易燃。
- 加热、火花或明火可点燃本品。
- 遇空气可形成爆炸性混合物。
- 液化气蒸气比重比空气重，可沿地面扩散。
- 蒸气可能扩散遇火源引起回燃。
- 本类有些物质可与水发生剧烈反应。
- 火场中的钢瓶可通过减压阀泄漏和释放可燃气体。
- 容器受热可发生爆炸。
- 破裂的钢瓶具有飞射危险。

健康

- 如吸入可引起中毒。
- 蒸气具有极强的刺激性。
- 直接接触气体或液化气可以引起烧（灼）伤、严重损伤和／或冻伤。
- 燃烧可产生刺激性，腐蚀性和／或有毒气体。
- 灭火的废水可引起污染。

公众安全

- 首先拨打运输标签上的应急电话，若没有合适的信息，可依次拨打本地消防急救电话、国家中毒控制中心及各地分中心电话和各地化学品中毒抢救中心电话。
- 作为紧急预防措施，应在泄漏区四周隔离至少 100m。
- 疏散无关人员。
- 停留在上风向、上坡和／或上游。
- 许多气体比重比空气重，可沿地面扩散，积聚在地势低洼处和密闭空间（如下水道、地下室、储罐等）。
- 进入密闭的空间之前应先通风。

防护服

- 佩戴自给式空气呼吸器（SCBA）。
- 穿戴厂商专门推荐的化学防护服，这些防护服几乎或根本不能隔热。
- 一般消防服在灭火中只提供有限的防护作用，而在有可能直接接触本类物质的泄漏区则无防护效果。

现场疏散

大泄漏

- 首先考虑下风向撤离至少 800m。

火灾

- 如果火场中有储罐、槽车、罐车，应向四周隔离 1600m；而且，也可考虑首次就向四周撤离 1600m。

应急反应

火灾

- 除非能切断泄漏，否则不要扑灭正在燃烧的气体。

小火

- 使用干粉或二氧化碳灭火。

大火

- 使用水幕、雾状水或常规泡沫灭火。
- 在确保安全的情况下，将容器移离火场。
- 破损的钢瓶只能由专家处理。

涉及储罐着火

- 尽可能远距离灭火或用遥控水枪或水炮扑救。
- 用大量自来水冷却盛有危险物的容器，直到火完全熄灭。
- 切勿对泄漏源或安全阀直接喷水，防止产生冰冻。
- 如果容器的安全阀发出响声或储罐变色，应迅速撤离。
- 切记远离被大火吞没的储罐。

溢出或泄漏

- 消除所有火源（泄漏区附近严禁吸烟、闪光、火花或其他任何形式明火）。
- 处理产品所用的设备必须接地。
- 应穿全封闭式蒸气防护服处理无着火的泄漏或溢出。
- 切勿接触或穿越泄漏物。
- 在确保安全的前提下，阻断泄漏。
- 如果有可能，转动泄漏容器使气体逸出而避免液体流出。
- 用水幕减少蒸气或改变蒸气云流向。防止用水直接冲击泄漏物。
- 禁止用水直接冲击溢出物或泄漏源。
- 隔离泄漏区域，直到泄漏气体散尽。

急救

- 确保医护人员知晓事故中涉及的有关物质，并采取自我防护措施。
- 将患者移到新鲜空气处。
- 呼叫 120 或者其他应急医疗服务中心。
- 如果患者停止呼吸，应立即实施人工呼吸。
- 如果患者食入或吸入本类物质，请不要对其施行口对口人工呼吸。如果需做人工呼吸，要戴单向阀袖珍式面罩或其他合适的医用呼吸器进行。
- 如果出现呼吸困难应进行吸氧。
- 脱掉并隔离被污染的衣服和鞋。
- 若直接接触液化气，应用温水融化冻结部分。
- 若皮肤被烧（灼）伤，应立即尽量长时间用冷水冷却受伤部位，切勿脱掉粘连在皮肤上的衣服。
- 保持患者安静和温暖。
- 密切观察患者。
- 直接接触或吸入可发生迟发性反应。

7

潜在危害

健康

- 有毒；如吸入或通过皮肤吸收可致命。
- 直接接触气体或液化气可以引起烧（灼）伤、严重损伤和 / 或冻伤。
- 燃烧可产生刺激性、腐蚀性和 / 或有毒气体。
- 灭火的废水可引起污染。

火灾或爆炸

- 易燃；加热、火花或明火可点燃本品。
- 遇空气可能形成爆炸性混合物。
- 那些标有"P"字样的物质在加热或着火时可发生爆炸性聚合反应。
- 液化气蒸气比重比空气重，可沿地面扩散。
- 蒸气可能扩散遇火源引起回燃。
- 本类有些物质可与水发生剧烈反应。
- 火场中的钢瓶可通过减压阀泄漏和释放可燃气体。
- 容器受热可发生爆炸。
- 破裂的钢瓶具有飞射危险。
- 泄漏物有着火或爆炸危险。

公众安全

- 首先拨打运输标签上的应急电话，若没有合适的信息，可依次拨打本地消防急救电话、国家中毒控制中心及各地分中心电话和各地化学品中毒抢救中心电话。
- 作为紧急预防措施，应在泄漏区四周隔离至少 100m。
- 疏散无关人员。
- 停留在上风向、上坡和 / 或上游。
- 许多气体比重比空气重，可沿地面扩散，积聚在地势低洼处和密闭空间（如下水道、地下室、储罐等）。
- 进入密闭的空间前应先通风。

防护服

- 佩戴自给式空气呼吸器（SCBA）。
- 穿戴厂商专门推荐的化学防护服，这些防护服几乎或根本不能隔热。
- 一般消防服在灭火中只提供有限的防护作用，而在有可能直接接触本类物质的泄漏区则无防护效果。

现场疏散

泄漏

- 见表 8.1 首次隔离和防护距离表。对首次隔离和防护距离表中没有列出的物质，可根据需要，按照"公众安全"条中列出的隔离距离，增加从下风向撤离的距离。

火灾

- 如果火场中有储罐、槽车、罐车，应向四周隔离 1600m；而且，也可考虑首次就向四周撤离 1600m。

应急反应

火灾

- 除非能切断泄漏，否则不要扑灭正在燃烧的气体。

小火

- 使用干粉、二氧化碳、水幕或耐醇性泡沫灭火。

大火

- 使用水幕、雾状水或耐醇性泡沫灭火。
- 对于氯硅烷，切勿用水；用水成膜泡沫（AFFF）抗醇介质膨胀泡沫灭火。
- 在确保安全的情况下，将容器移离火场。
- 破损的钢瓶只能由专家处理。

涉及储罐着火

- 尽可能远距离灭火或用遥控水枪或水炮扑救。
- 用大量自来水冷却盛有危险物的容器，直到火完全熄灭。
- 切勿对泄漏源或安全阀直接喷水，防止产生冰冻。
- 如果容器的安全阀发出响声或储罐变色，应迅速撤离。
- 切记远离被大火吞没的储罐。

溢出或泄漏

- 消除所有火源（泄漏区附近严禁吸烟、闪光、火花或其他任何形式明火）。
- 处理产品所用的设备必须接地。
- 应穿全封闭式蒸气防护服处理无着火的泄漏或溢出。
- 切勿接触或穿越泄漏物。
- 在确保安全的前提下，阻断泄漏。
- 禁止用水直接冲击溢出物或泄漏源。
- 用水幕减少蒸气或改变蒸气云流向。防止用水直接冲击泄漏物。
- 对于氯硅烷，用 AFFF 抗醇介质膨胀泡沫以减少蒸气。
- 如果有可能，转动泄漏容器使气体逸出而避免液体流出。
- 防止泄漏物进入排水沟、下水道、地下室或其他密闭空间。
- 隔离泄漏区域，直到泄漏气体散尽。

急救

- 确保医护人员知晓事故中涉及的有关物质，并采取自我防护措施。
- 将患者移到新鲜空气处。
- 呼叫 120 或者其他应急医疗服务中心。
- 如果患者停止呼吸，应立即实施人工呼吸。
- 如果患者食入或吸入本类物质，请不要对其施行口对口人工呼吸。如果需做人工呼吸，要戴单向阀袖珍式面罩或其他合适的医用呼吸器进行。
- 如果出现呼吸困难应进行吸氧。
- 脱掉并隔离被污染的衣服和鞋。
- 若不慎接触本类物质，立即用自来水冲洗被污染的皮肤或眼睛至少 20min。
- 若直接接触液化气，应用温水融化冻结部分。
- 若皮肤被烧（灼）伤，应立即尽量长时间用冷水冷却受伤部位，切勿脱掉粘连在皮肤上的衣服。
- 保持患者安静和温暖。
- 密切观察患者。
- 直接接触或吸入可发生迟发性反应。

| 指南 123 | 气体——有毒和／或腐蚀性 | ERG2016 |

潜 在 危 害

健康
- 有毒；如吸入或通过皮肤吸收可致命。
- 蒸气可引起刺激作用。
- 直接接触气体或液化气可以引起烧（灼）伤、严重损伤和／或冻伤。
- 燃烧可产生刺激性、腐蚀性和／或有毒的气体。
- 灭火的废水可引起污染。

火灾或爆炸
- 本类中有些可燃烧，但不易点燃。
- 液化气蒸气比重比空气重，可沿地面扩散。
- 火场中的钢瓶可通过减压阀泄漏和释放有毒和／或腐蚀性气体。
- 容器受热可发生爆炸。
- 破裂的钢瓶具有飞射危险。

公 众 安 全
- 首先拨打运输标签上的应急电话，若没有合适的信息，可依次拨打本地消防急救电话、国家中毒控制中心及各地分中心电话和中国各地化学品中毒抢救中心电话。
- 作为紧急预防措施，应在泄漏区四周隔离至少 100m。
- 疏散无关人员。
- 停留在上风向、上坡和／或上游。
- 许多气体比重比空气重，可沿地面扩散，积聚在地势低洼处和密闭空间（如下水道、地下室、储罐等）。
- 进入密闭的空间前应先通风。

防护服
- 佩戴自给式空气呼吸器（SCBA）。
- 穿戴厂商专门推荐的化学防护服，这些防护服几乎或根本不能隔热。
- 一般消防服在灭火中只提供有限的防护作用，而在有可能直接接触本类物质的泄漏区则无防护效果。

现场疏散

泄漏
- 见表 8.1 首次隔离和防护距离表。对首次隔离和防护距离表中没有列出的物质，可根据需要，按照"公众安全"条中列出的隔离距离，增加从下风向撤离的距离。

火灾
- 如果火场中有储罐、槽车、罐车，应向四周隔离 800m；而且，也可考虑首次就向四周撤离 800m。

应 急 反 应

火灾

小火
- 使用干粉或二氧化碳灭火。

大火
- 使用水幕、雾状水或常规泡沫灭火。
- 切勿将水注入容器。
- 在确保安全的情况下，将容器移离火场。
- 破损的钢瓶只能由专家处理。

涉及储罐着火
- 尽可能远距离灭火或用遥控水枪或水炮扑救。
- 用大量自来水冷却盛有危险物的容器，直到火完全熄灭。
- 切勿对泄漏源或安全阀直接喷水，防止产生冰冻。
- 如果容器的安全阀发出响声或储罐变色，应迅速撤离。
- 切记远离被大火吞没的储罐。

溢出或泄漏
- 应穿全封闭式蒸气防护服处理无着火的泄漏或溢出。
- 切勿接触或穿越泄漏物。
- 在确保安全的前提下，阻断泄漏。
- 如果有可能，转动泄漏容器使气体逸出而避免液体流出。
- 防止泄漏物进入排水沟、下水道、地下室或其他密闭空间。
- 用水幕减少蒸气或改变蒸气云流向。防止用水直接冲击泄漏物。
- 禁止用水直接冲击溢出物或泄漏源。
- 隔离泄漏区域，直到泄漏气体散尽。

急救
- 确保医护人员知晓事故中涉及的有关物质，并采取自我防护措施。
- 将患者移到空气新鲜处。
- 呼叫 120 或者其他急救医疗服务中心。
- 如果患者停止呼吸，应立即实施人工呼吸。
- 如果患者食入或吸入本类物质，请不要对其施行口对口人工呼吸。如果需做人工呼吸，要戴单向阀袖珍式面罩或其他合适的医用呼吸器进行。
- 如果出现呼吸困难应进行吸氧。
- 脱掉并隔离被污染的衣服和鞋。
- 若直接接触液化气，应用温水融化冻结部分。
- 若不慎接触本类物质，立即用自来水冲洗被污染的皮肤或眼睛至少 20min。
- 保持患者安静和温暖。
- 密切观察患者。
- 直接接触或吸入可发生迟发性反应。

7

指南 124　　　　　　　气体——有毒和 / 或腐蚀性 - 氧化性　　　　　ERG2016

潜 在 危 害

健康

- 有毒；如吸入或通过皮肤吸收可致命。
- 燃烧可产生刺激性、腐蚀性和 / 或有毒气体。
- 直接接触气体或液化气可以引起烧（灼）伤、严重损伤和 / 或冻伤。
- 灭火的废水可引起污染。

火灾或爆炸

- 本类物质不燃，但可助燃。
- 液化气蒸气比重比空气重，可沿地面扩散。
- 本类物质是强氧化剂，可与包括燃料在内的许多种物质发生剧烈或爆炸性反应。
- 本类物质可点燃可燃物质（如木材、纸张、油料、衣服等）。
- 有些物质可与空气、潮湿空气和 / 或水发生剧烈反应。
- 火场中的钢瓶可通过减压阀泄漏和释放有毒和 / 或腐蚀性气体。
- 容器受热可发生爆炸。
- 破裂的钢瓶具有飞射危险。

公 众 安 全

- 首先拨打运输标签上的应急电话，若没有合适的信息，可依次拨打本地消防急救电话、国家中毒控制中心及各地分中心电话和中国各地化学品中毒抢救中心电话。
- 作为紧急预防措施，应在泄漏区四周隔离至少 100m。
- 疏散无关人员。
- 停留在上风向、上坡和 / 或上游。
- 许多气体比重比空气重，可沿地面扩散，积聚在地势低洼处和密闭空间（如下水道、地下室、储罐等）。
- 进入密闭的空间前应先通风。

防护服

- 佩戴自给式空气呼吸器（SCBA）。
- 穿戴厂商专门推荐的化学防护服，这些防护服几乎或根本不能隔热。
- 一般消防服在灭火中只提供有限的防护作用，而在有可能直接接触本类物质的泄漏区则无防护效果。

现场疏散

泄漏

- 见表 8.1 首次隔离和防护距离表。

火灾

- 如果火场中有储罐、槽车、罐车，应向四周隔离 800m；而且，也可考虑首次就向四周撤离 800m。

应 急 反 应

火灾

警告：此类物质不燃，但可助燃。有些物质可与水发生剧烈反应。

小火

- 限制燃烧范围并任其燃烧。如果必须灭火，建议用水幕或雾状水。
- 只能用水，不能用干粉、二氧化碳或哈隆® 灭火。
- 切勿将水注入容器。
- 在确保安全的前提下，将容器移离火场。
- 破损的钢瓶只能由专家处理。

涉及储罐着火

- 尽可能远距离灭火或用遥控水枪或水炮扑救。
- 用大量自来水冷却盛有危险物的容器，直到火完全熄灭。
- 切勿对泄漏源或安全阀直接喷水，防止产生冰冻。
- 如果容器的安全阀发出响声或储罐变色，应迅速撤离。
- 切记远离被大火吞没的储罐。
- 对于燃烧剧烈的大火，使用遥控水枪或水炮远距离灭火；否则撤离火场并任其燃烧。

溢出或泄漏

- 应穿全封闭式蒸气防护服处理无着火的泄漏或溢出。
- 切勿接触或穿越泄漏物。
- 远离易燃物（木材、纸张、油料等）。
- 在确保安全的前提下，阻断泄漏。
- 用水幕减少蒸气或改变蒸气云流向。防止用水直接冲击泄漏物。
- 禁止用水直接冲击溢出物或泄漏源。
- 如果有可能，转动泄漏容器使气体逸出而避免液体流出。
- 防止泄漏物进入排水沟、下水道、地下室或其他密闭空间。
- 隔离泄漏区域，直到泄漏气体散尽。
- 对泄漏区进行通风。

急救

- 确保医护人员知晓事故中涉及的有关物质，并采取自我防护措施。
- 将患者移到空气新鲜处。
- 呼叫 120 或者其他急救医疗服务中心。
- 如果患者停止呼吸，应立即实施人工呼吸。
- 如果患者食入或吸入本类物质，请不要对其施行口对口人工呼吸。如果需做人工呼吸，要戴单向阀袖珍式面罩或其他合适的医用呼吸器进行。
- 如果出现呼吸困难应进行吸氧。
- 将冻结在皮肤上的衣服解冻后再脱掉。
- 脱掉并隔离被污染的衣服和鞋。
- 若不慎接触本类物质，立即用自来水冲洗被污染的皮肤或眼睛至少 20min。
- 保持患者安静和温暖。
- 密切观察患者。
- 直接接触或吸入可发生迟发性反应。

指南 125　　　　　　　　气体——腐蚀性　　　　　　　　ERG2016

| 潜在危害 | 应急反应 |

潜在危害

健康

- 有毒：吸入、食入或经皮肤吸收可致命。
- 蒸气具有极强烈的刺激性和腐蚀性。
- 直接接触气体或液化气可以引起烧（灼）伤、严重损伤和／或冻伤。
- 燃烧可产生刺激性、腐蚀性和／或有毒气体。
- 灭火的废水可引起污染。

火灾或爆炸

- 本类有些物质可燃烧，但不易点燃。
- 液化气蒸气比重比空气重，可沿地面扩散。
- 本类有些物质可与水发生剧烈反应。
- 火场中的钢瓶可通过减压阀泄漏和释放有毒和／或腐蚀性气体。
- 容器受热可发生爆炸。
- 破裂的钢瓶具有飞射危险。
- 对于无水氨（UN1005），在密闭空间高浓度时，遇火源表现出易燃风险。

公众安全

- 首先拨打运输标签上的应急电话，若没有合适的信息，可依次拨打本地消防急救电话、国家中毒控制中心及各地分中心电话和各地化学品中毒抢救中心电话。
- 作为紧急预防措施，应在泄漏区四周隔离至少 100m。
- 疏散无关人员。
- 停留在上风向、上坡和／或上游。
- 许多气体比重比空气重，可沿地面扩散，积聚在地势低洼处和密闭空间（如下水道、地下室、储罐等）。
- 进入密闭的空间前应先通风。

防护服

- 佩戴自给式空气呼吸器（SCBA）。
- 穿戴厂商专门推荐的化学防护服，这些防护服几乎或根本不能隔热。
- 一般消防服在灭火中只提供有限的防护作用，而在有可能直接接触本类物质的泄漏区则无防护效果。

现场疏散

泄漏

- 见表 8.1 首次隔离和防护距离表。对首次隔离和防护距离表中没有列出的物质，可根据需要，按照"公众安全"条中列出的隔离距离，增加从下风向撤离的距离。

火灾

- 如果火场中有储罐、槽车、罐车，应向四周隔离 1600m；而且，也可考虑首次就向四周撤离 1600m。

应急反应

火灾

小火

- 使用干粉或二氧化碳灭火。

大火

- 使用水幕、雾状水或常规泡沫灭火。
- 在确保安全的情况下，将容器移离火场。
- 切勿将水注入容器。
- 破损的钢瓶只能由专家处理。

涉及储罐着火

- 尽可能远距离灭火或用遥控水枪或水炮扑救。
- 用大量自来水冷却盛有危险物的容器，直到火完全熄灭。
- 切勿对泄漏源或安全阀直接喷水，防止产生冰冻。
- 如果容器的安全阀发出响声或储罐变色，应迅速撤离。
- 切记远离被大火吞没的储罐。

溢出或泄漏

- 应穿全封闭式蒸气防护服处理无着火的泄漏或溢出。
- 切勿接触或穿越泄漏物。
- 在确保安全的前提下，阻断泄漏。
- 如果有可能，转动泄漏容器使气体逸出而避免液体流出。
- 防止泄漏物进入排水沟、下水道、地下室或其他密闭空间。
- 禁止用水直接冲击溢出物或泄漏源。
- 用水幕减少蒸气或改变蒸气云流向。防止用水直接冲击泄漏物。
- 隔离泄漏区域，直到泄漏气体散尽。

急救

- 确保医护人员知晓事故中涉及的有关物质，并采取自我防护措施。
- 将患者移到空气新鲜处。
- 呼叫 120 或其他应急医疗服务中心。
- 如果患者停止呼吸，应立即实施人工呼吸。
- 如果患者食入或吸入本类物质，请不要对其施行口对口人工呼吸。如果需做人工呼吸，要戴单向阀袖珍式面罩或其他合适的医用呼吸器进行。
- 如果出现呼吸困难应进行吸氧。
- 脱掉并隔离被污染的衣服和鞋。
- 若直接接触液化气，应用温水融化冻结部分。
- 若不慎接触本类物质，立即用自来水冲洗被污染的皮肤或眼睛至少 20min。
- 若不慎直接接触无水氟化氢（UN1052），要用大量的水冲洗。皮肤接触，如可获得葡萄糖酸钙凝胶，先用清水冲洗 5min，然后使用凝胶。否则一直用清水冲洗直到可以进行医疗处置。眼睛接触，用水或盐水冲洗 15min。
- 保持患者安静和温暖。
- 密切观察患者。
- 直接接触或吸入可发生迟发性反应。

7

指南 128　　　　　　　易燃液体（非极性／非水溶性）　　　　　　ERG2016

潜在危害	应急反应

潜在危害

火灾或爆炸

- 高度易燃：加热、火花或明火可点燃本品。
- 蒸气遇空气可形成爆炸性混合物。
- 蒸气可能扩散遇火源引起回燃。
- 许多蒸气比重比空气重，可沿地面扩散，积聚在地势低洼处和密闭空间（如下水道、地下室、储罐等）。
- 蒸气在室内、户外或下水道内有爆炸危险。
- 那些标有"P"字样的物质在加热或着火时可发生爆炸性聚合反应。
- 流入下水道有着火或爆炸的危险。
- 容器受热可发生爆炸。
- 本类物质中许多液体比重比水轻。
- 本类物质可进行热运输。
- 对于混合动力汽车，也应查阅指南 147（锂离子电池）。
- 若涉及熔融态铝，参考指南 169。

健康

- 吸入或直接接触可刺激或灼伤眼睛和皮肤。
- 燃烧可产生刺激性、腐蚀性和／或有毒气体。
- 蒸气可导致眩晕或窒息。
- 灭火或稀释用的废水，可以引起污染。

公众安全

- 首先拨打运输标签上的应急电话，若没有合适的信息，可依次拨打本地消防急救电话、国家中毒控制中心及各地分中心电话和各地化学品中毒抢救中心电话。
- 作为紧急预防措施，应在泄漏区四周隔离至少 50m。
- 疏散无关人员。
- 停留在上风向、上坡和／或上游。
- 进入密闭的空间前应先通风。

防护服

- 佩戴自给式空气呼吸器（SCBA）。
- 一般消防服只提供有限的防护作用。

现场疏散

大泄漏
- 首先考虑下风向撤离至少 300m。

火灾
- 如果火场中有储罐、槽车、罐车，应向四周隔离 800m；而且，也可考虑首次就向四周撤离 800m。

应急反应

火灾

警告：这些产品的闪点均很低，灭火无效时可用水幕。
警告：乙醇或极性溶剂的混合物，使用耐醇性泡沫可更有效。

小火
- 使用干粉、二氧化碳、水幕或常规泡沫灭火。

大火
- 使用水幕、雾状水或常规泡沫灭火。
- 切勿用水流直接喷射灭火。
- 在确保安全的情况下，将容器移离火场。

涉及储罐或货车／拖车着火
- 尽可能远距离灭火或用遥控水枪或水炮扑救。
- 用大量自来水冷却盛有危险物的容器，直到火完全熄灭。
- 如果容器的安全阀发出响声或储罐变色，应迅速撤离。
- 切记远离被大火吞没的储罐。
- 对于燃烧剧烈的大火，使用遥控水枪或水炮远距离灭火；否则撤离火场并任其燃烧。

溢出或泄漏

- 消除所有火源（泄漏区附近严禁吸烟、闪光、火花或其他任何形式明火）。
- 处理产品所用的设备必须接地。
- 切勿接触或穿越泄漏物。
- 在确保安全的前提下，阻断泄漏。
- 防止泄漏物进入排水沟、下水道、地下室或其他密闭空间。
- 使用压缩蒸气泡沫减少蒸气。
- 可用干土、沙子或其他不可燃物质吸收或覆盖泄漏物，并转移到容器里。
- 用干净不起火花的工具收集被吸收的泄漏物。

大泄漏
- 在泄漏液体的前方围堤，待以后处理。
- 水幕可减少蒸气，但是不能阻止其在密闭空间中点燃。

急救

- 确保医护人员知晓事故中涉及的有关物质，并采取自我防护措施。
- 将患者移到空气新鲜处。
- 呼叫 120 或其他急救医疗服务中心。
- 如果患者停止呼吸，应立即实施人工呼吸。
- 如果出现呼吸困难应进行吸氧。
- 脱掉并隔离被污染的衣服和鞋。
- 若不慎接触本类物质，立即用自来水冲洗被污染的皮肤或眼睛至少 20min。
- 用肥皂和水清洗皮肤。
- 若皮肤被烧（灼）伤，应立即尽量长时间用冷水冷却受伤部位，切勿脱掉粘连在皮肤上的衣服。
- 保持患者安静和温暖。

指南 129　　　　　　易燃液体（极性 / 水溶性 / 有毒）　　　　　ERG2016

| 潜 在 危 害 | 应 急 反 应 |

火灾或爆炸

- 高度易燃：加热、火花或明火可点燃本品。
- 蒸气遇空气可形成爆炸性混合物。
- 蒸气可能扩散遇火源引起回燃。
- 许多蒸气比重比空气重，可沿地面扩散，积聚在地势低洼处和密闭空间（如下水道、地下室、储罐等）。
- 蒸气在室内、户外或下水道内有爆炸危险。
- 那些标有"P"字样的物质在加热或着火时可发生爆炸性聚合反应。
- 流入下水道有着火或爆炸的危险。
- 容器受热可发生爆炸。
- 本类物质中许多液体比重比水轻。

健康

- 如吸入或经皮肤吸收可引起中毒。
- 吸入或直接接触可刺激或灼伤眼睛和皮肤。
- 燃烧可产生刺激性、腐蚀性和 / 或有毒气体。
- 蒸气可导致眩晕或窒息。
- 灭火或稀释用的废水，可以引起污染。

公 众 安 全

- 首先拨打运输标签上的应急电话，若没有合适的信息，可依次拨打本地消防急救电话、国家中毒控制中心及各地分中心电话和各地化学品中毒抢救中心电话。
- 作为紧急预防措施，应在泄漏区四周隔离至少 50m。
- 疏散无关人员。
- 停留在上风向、上坡和 / 或上游。
- 进入密闭的空间前应先通风。

防护服

- 佩戴自给式空气呼吸器（SCBA）。
- 一般消防服只提供有限的防护作用。

现场疏散

大泄漏
- 首先考虑下风向撤离至少 300m。

火灾
- 如果火场中有储罐、槽车、罐车，应向四周隔离 800m；而且，也可考虑首次就向四周撤离 800m。

火灾

警告：这些产品的闪点均很低，灭火无效时可用水幕。

小火
- 使用干粉、二氧化碳、水幕或耐醇性泡沫灭火。
- 硝基甲烷（UN1261）或硝基乙烷（UN2842）着火，切勿使用干粉灭火器。

大火
- 使用水幕、雾状水或耐醇性泡沫灭火。
- 切勿用水流直接喷射灭火。
- 在确保安全的情况下，将容器移离火场。

涉及储罐或货车 / 拖车着火
- 尽可能远距离灭火或用遥控水枪或水炮扑救。
- 用大量自来水冷却盛有危险物的容器，直到火完全熄灭。
- 如果容器的安全阀发出响声或储罐变色，应迅速撤离。
- 切记远离被大火吞没的储罐。
- 对于燃烧剧烈的大火，使用遥控水枪或水炮远距离灭火；否则撤离火场并任其燃烧。

溢出或泄漏

- 消除所有火源（泄漏区附近严禁吸烟、闪光、火花或其他任何形式明火）。
- 处理产品所用的设备必须接地。
- 切勿接触或穿越泄漏物。
- 在确保安全的前提下，阻断泄漏。
- 防止泄漏物进入排水沟、下水道、地下室或其他密闭空间。
- 使用压缩蒸气泡沫减少蒸气。
- 可用干土、沙子或其他不可燃物质吸收或覆盖泄漏物，并转移到容器里。
- 用干净不起火花的工具收集被吸收的泄漏物。

大泄漏
- 在泄漏液体的前方围堤，待以后处理。
- 水幕可减少蒸气，但是不能阻止其在密闭空间中点燃。

急救

- 确保医护人员知晓事故中涉及的有关物质，并采取自我防护措施。
- 将患者移到空气新鲜处。
- 呼叫 120 或其他急救医疗服务中心。
- 如果患者停止呼吸，应立即实施人工呼吸。
- 如果出现呼吸困难应进行吸氧。
- 脱掉并隔离被污染的衣服和鞋。
- 若不慎接触本类物质，立即用自来水冲洗被污染的皮肤或眼睛至少 20min。
- 用肥皂和水清洗皮肤。
- 若皮肤被烧（灼）伤，应立即尽量长时间用冷水冷却受伤部位，切勿脱掉粘连在皮肤上的衣服。
- 保持患者安静和温暖。
- 吸入、食入或皮肤接触泄漏物可能出现迟发性反应。

7

指南 130　　　　　　　　　　易燃液体（非水溶性 / 有毒）　　　　　　　　　ERG2016

潜 在 危 害

火灾或爆炸

- 高度易燃：加热、火花或明火可点燃本品。
- 蒸气遇空气可形成爆炸性混合物。
- 蒸气可能扩散遇火源引起回燃。
- 许多蒸气比重比空气重，可沿地面扩散，积聚在地势低洼处和密闭空间（如下水道、地下室、储罐等）。
- 蒸气在室内、户外或下水道内有爆炸危险。
- 那些标有 "P" 字样的物质在加热或着火时可发生爆炸性聚合反应。
- 流入下水道有着火或爆炸的危险。
- 容器受热可发生爆炸。
- 本类物质中许多液体比重比水轻。

健康

- 如吸入或经皮肤吸收可引起中毒。
- 吸入或直接接触可刺激或灼伤眼睛和皮肤。
- 燃烧可产生刺激性、腐蚀性和 / 或有毒气体。
- 蒸气可导致眩晕或窒息。
- 灭火或稀释用的废水，可以引起污染。

公 众 安 全

- 首先拨打运输标签上的应急电话，若没有合适的信息，可依次拨打本地消防急救电话、国家中毒控制中心及各地分中心电话和各地化学品中毒抢救中心电话。
- 作为紧急预防措施，应在泄漏区四周隔离至少 50m。
- 疏散无关人员。
- 停留在上风向、上坡和 / 或上游。
- 进入密闭的空间前应先通风。

防护服

- 佩戴自给式空气呼吸器（SCBA）。
- 一般消防服只提供有限的防护作用。

现场疏散

大泄漏
- 首先考虑下风向撤离至少 300m。

火灾
- 如果火场中有储罐、槽车、罐车，应向四周隔离 800m；而且，也可考虑首次就向四周撤离 800m。

应 急 反 应

火灾

警告：这些产品的闪点均很低，灭火无效时可用水幕。

小火
- 使用干粉、二氧化碳、水幕或常规泡沫灭火。

大火
- 使用水幕、雾状水或常规泡沫灭火。
- 切勿用水流直接喷射灭火。
- 在确保安全的情况下，将容器移离火场。

涉及储罐或货车 / 拖车着火
- 尽可能远距离灭火或用遥控水枪或水炮扑救。
- 用大量自来水冷却盛有危险物的容器，直到火完全熄灭。
- 如果容器的安全阀发出响声或储罐变色，应迅速撤离。
- 切记远离被大火吞没的储罐。
- 对于燃烧剧烈的大火，使用遥控水枪或水炮远距离灭火；否则撤离火场并任其燃烧。

溢出或泄漏

- 消除所有火源（泄漏区附近严禁吸烟、闪光、火花或其他任何形式明火）。
- 处理产品所用的设备必须接地。
- 切勿接触或穿越泄漏物。
- 在确保安全的前提下，阻断泄漏。
- 防止泄漏物进入排水沟、下水道、地下室或其他密闭空间。
- 使用压缩蒸气泡沫减少蒸气。
- 可用干土、沙子或其他不可燃物质吸收或覆盖泄漏物，并转移到容器里。
- 用干净不起火花的工具收集被吸收的泄漏物。

大泄漏
- 在泄漏液体的前方围堤，待以后处理。
- 水幕可减少蒸气，但是不能阻止其在密闭空间中点燃。

急救

- 确保医护人员知晓事故中涉及的有关物质，并采取自我防护措施。
- 将患者移到空气新鲜处。
- 呼叫 120 或其他急救医疗服务中心。
- 如果患者停止呼吸，应立即实施人工呼吸。
- 如果出现呼吸困难应进行吸氧。
- 脱掉并隔离被污染的衣服和鞋。
- 若不慎接触本类物质，立即用自来水冲洗被污染的皮肤或眼睛至少 20min。
- 用肥皂和水清洗皮肤。
- 若皮肤被烧（灼）伤，应立即尽量长时间用冷水冷却受伤部位，切勿脱掉粘连在皮肤上的衣服。
- 保持患者安静和温暖。
- 吸入、食入或皮肤接触泄漏物可能出现迟发性反应。

指南 131　　　　　　　　　　　易燃液体——有毒　　　　　　　　　　ERG2016

潜 在 危 害

健康

- 有毒：吸入、食入或经皮肤吸收可致命。
- 吸入或直接接触本类中的某些物质可刺激或烧（灼）伤眼睛和皮肤。
- 燃烧可产生刺激性，腐蚀性和／或有毒气体。
- 蒸气可导致眩晕或窒息。
- 灭火或稀释用的废水，可以引起污染。

火灾或爆炸

- 高度易燃：加热、火花或明火可点燃本品。
- 蒸气遇空气可形成爆炸性混合物。
- 蒸气可能扩散遇火源引起回燃。
- 许多蒸气比重比空气重，可沿地面扩散，积聚在地势低洼处和密闭空间（如下水道、地下室、储罐等）。
- 蒸气在室内、户外或下水道内有爆炸和中毒危险。
- 那些标有"P"字样的物质在加热或着火时可发生爆炸性聚合反应。
- 流入下水道有着火或爆炸的危险。
- 容器受热可发生爆炸。
- 本类物质中许多液体比重比水轻。

公 众 安 全

- 首先拨打运输标签上的应急电话，若没有合适的信息，可依次拨打本地消防急救电话、国家中毒控制中心及各地分中心电话和各地化学品中毒抢救中心电话。
- 作为紧急预防措施，应在泄漏区四周隔离至少 50m。
- 疏散无关人员。
- 停留在上风向、上坡和／或上游。
- 进入密闭的空间前应先通风。

防护服

- 佩戴自给式空气呼吸器（SCBA）。
- 穿戴厂商专门推荐的化学防护服，这些防护服几乎或根本不能隔热。
- 一般消防服在灭火中只提供有限的防护作用，而在有可能直接接触本类物质的泄漏区则无防护效果。

现场疏散

泄漏

- 见表 8.1 首次隔离和防护距离表。对首次隔离和防护距离表中没有列出的物质，可根据需要，按照"公众安全"条中列出的隔离距离，增加从下风向撤离的距离。

火灾

- 如果火场中有储罐、槽车、罐车，应向四周隔离 800m；而且，也可考虑首次就向四周撤离 800m。

应 急 反 应

火灾

警告：这些产品的闪点均很低，灭火无效时可用水幕。

小火

- 使用干粉、二氧化碳、水幕或耐醇性泡沫灭火。

大火

- 使用水幕、雾状水或耐醇性泡沫灭火。
- 在确保安全的情况下，将容器移离火场。
- 围堤收容消防水待处理；切勿扩散泄漏物。
- 使用水幕或雾状水灭火，切勿用水流直接喷射灭火。

涉及储罐或货车／拖车着火

- 尽可能远距离灭火或用遥控水枪或水炮扑救。
- 用大量自来水冷却盛有危险物的容器，直到火完全熄灭。
- 如果容器的安全阀发出响声或储罐变色，应迅速撤离。
- 切记远离被大火吞没的储罐。
- 对于燃烧剧烈的大火，使用遥控水枪或水炮远距离灭火；否则撤离火场并任其燃烧。

溢出或泄漏

- 应穿全封闭式蒸气防护服处理无着火的泄漏或溢出。
- 消除所有火源（泄漏区附近严禁吸烟、闪光、火花或其他任何形式明火）。
- 处理产品所用的设备必须接地。
- 切勿接触或穿越泄漏物。
- 在确保安全的前提下，阻断泄漏。
- 防止泄漏物进入排水沟、下水道、地下室或其他密闭空间。
- 使用压缩蒸气泡沫减少蒸气。

小泄漏

- 可用泥土、沙子或其他不燃物质吸收或覆盖泄漏物，并转移至容器中待处理。
- 用干净不起火花的工具收集被吸收的泄漏物。

大泄漏

- 在泄漏液体的前方围堤，待以后处理。
- 水幕可减少蒸气，但是不能阻止其在密闭空间中点燃。

急救

- 确保医护人员知晓事故中涉及的有关物质，并采取自我防护措施。
- 将患者移到空气新鲜处。
- 呼叫 120 或其他应急医疗服务中心。
- 如果患者停止呼吸，应立即实施人工呼吸。
- 如果患者食入或吸入本类物质，请不要对其施行口对口人工呼吸。如果需做人工呼吸，要戴单向阀袖珍式面罩或其他合适的医用呼吸器进行。
- 如果出现呼吸困难应进行吸氧。
- 脱掉并隔离被污染的衣服和鞋。
- 若不慎接触本类物质，立即用自来水冲洗被污染的皮肤或眼睛至少 20min。
- 用肥皂和水清洗皮肤。
- 若皮肤被烧(灼)伤,应立即尽量长时间用冷水冷却受伤部位，切勿脱掉粘连在皮肤上的衣服。
- 保持患者安静和温暖。
- 吸入、食入或皮肤接触泄漏物可能出现迟发性反应。

7

指南 132 　　　　　　　 易燃液体——腐蚀性 　　　　　　　 ERG2016

潜 在 危 害

火灾或爆炸

- 易燃 / 可燃物。
- 加热、火花或明火可点燃本品。
- 蒸气遇空气可形成爆炸性混合物。
- 蒸气可能扩散遇火源引起回燃。
- 许多蒸气比重比空气重，可沿地面扩散，积聚在地势低洼处和密闭空间（如下水道、地下室、储罐等）。
- 蒸气在室内、户外或下水道内有爆炸危险。
- 那些标有"P"字样的物质在加热或着火时可发生爆炸性聚合反应。
- 流入下水道有着火或爆炸的危险。
- 容器受热可发生爆炸。
- 本类物质中许多液体比重比水轻。

健康

- 如吸入或食入 / 吞服可引起中毒。
- 直接接触本类物质可严重烧（灼）伤皮肤和眼睛。
- 燃烧可产生刺激性、腐蚀性和 / 或有毒气体。
- 蒸气可导致眩晕或窒息。
- 灭火或稀释用的废水，可以引起污染。

公 众 安 全

- 首先拨打运输标签上的应急电话，若没有合适的信息，可依次拨打本地消防急救电话、国家中毒控制中心及各地分中心电话和各地化学品中毒抢救中心电话。
- 作为紧急预防措施，应在泄漏区四周隔离至少 50m。
- 疏散无关人员。停留在上风向、上坡和 / 或上游。
- 进入密闭的空间前应先通风。

防护服

- 佩戴自给式空气呼吸器（SCBA）。
- 穿戴厂商专门推荐的化学防护服，这些防护服几乎或根本不能隔热。
- 一般消防服在灭火中只提供有限的防护作用，而在有可能直接接触本类物质的泄漏区则无防护效果。

现场疏散

泄漏

- 见表 8.1 首次隔离和防护距离表。对首次隔离和防护距离表中没有列出的物质，可根据需要，按照"公众安全"条中列出的隔离距离，增加从下风向撤离的距离。

火灾

- 如果火场中有储罐、槽车、罐车，应向四周隔离 800m；而且，也可考虑首次就向四周撤离 800m。

应 急 反 应

火灾

- 本类有些物质可与水发生剧烈反应。

小火

- 使用干粉、二氧化碳、水幕或耐醇性泡沫灭火。

大火

- 使用水幕、雾状水或耐醇性泡沫灭火。
- 在确保安全的情况下，将容器移离火场。
- 围堤收容消防水待处理；切勿扩散泄漏物。
- 切勿将水注入容器。

涉及储罐或货车 / 拖车着火

- 尽可能远距离灭火或用遥控水枪或水炮扑救。
- 用大量自来水冷却盛有危险物的容器，直到火完全熄灭。
- 如果容器的安全阀发出响声或储罐变色，应迅速撤离。
- 切记远离被大火吞没的储罐。
- 对于燃烧剧烈的大火，使用遥控水枪或水炮远距离灭火；否则撤离火场并任其燃烧。

溢出或泄漏

- 应穿全封闭式蒸气防护服处理无着火的泄漏或溢出。
- 消除所有火源（泄漏区附近严禁吸烟、闪光、火花或其他任何形式明火）。
- 处理产品所用的设备必须接地。
- 切勿接触或穿越泄漏物。
- 防止泄漏物进入排水沟、下水道、地下室或其他密闭空间。
- 使用压缩蒸气泡沫减少蒸气。
- 可用泥土、沙子或其他不燃物质吸收或覆盖泄漏物，并转移至容器里（肼类物质除外）。
- 用干净不起火花的工具收集被吸收的泄漏物。

大泄漏

- 在泄漏液体的前方围堤，待以后处理。
- 水幕可减少蒸气，但是不能阻止其在密闭空间中点燃。

急救

- 确保医护人员知晓事故中涉及的有关物质，并采取自我防护措施。
- 将患者移到空气新鲜处。
- 呼叫 120 或其他应急医疗服务中心。
- 如果患者停止呼吸，应立即实施人工呼吸。
- 如果患者食入或吸入本类物质，请不要对其施行口对口人工呼吸。如果需做人工呼吸，要戴单向阀袖珍式面罩或其他合适的医用呼吸器进行。
- 如果出现呼吸困难应进行吸氧。
- 脱掉并隔离被污染的衣服和鞋。
- 若不慎接触本类物质，立即用自来水冲洗被污染的皮肤或眼睛至少 20min。
- 保持患者安静和温暖。
- 若皮肤被烧（灼）伤，应立即尽量长时间用冷水冷却受伤部位，切勿脱掉粘连在皮肤上的衣服。
- 吸入、食入或皮肤接触泄漏物可能出现迟发性反应。

指南 133 　　　　　　易燃固体　　　　　　 ERG2016

潜 在 危 害	应 急 反 应

潜在危害

火灾或爆炸

- 易燃／可燃物。
- 摩擦、热、火花或明火可能点燃。
- 某些物质遇火可迅速燃烧。
- 粉末、粉尘、刨屑、镗屑、削屑或切屑等可爆炸或伴有强烈爆炸的燃烧。
- 本类物质可在高于其闪点的温度的熔融态下运输。
- 火被熄灭后，可再次点燃。

健康

- 燃烧可产生刺激性和／或有毒气体。
- 直接接触可灼伤皮肤和眼睛。
- 直接接触熔融态的本类物质可严重烧（灼）伤皮肤和眼睛。
- 灭火的废水可引起污染。

公众安全

- 首先拨打运输标签上的应急电话，若没有合适的信息，可依次拨打本地消防急救电话、国家中毒控制中心及各地分中心电话和各地化学品中毒抢救中心电话。
- 作为紧急预防措施，应在泄漏区四周隔离至少 25m。
- 疏散无关人员。
- 停留在上风向、上坡和／或上游。

防护服

- 佩戴自给式空气呼吸器（SCBA）。
- 一般消防服只提供有限的防护作用。

现场疏散

大泄漏
- 首先考虑下风向撤离至少 100m。

火灾
- 如果火场中有储罐、槽车、罐车，应向四周隔离 800m；而且，也可考虑首次就向四周撤离 800m。

应急反应

火灾

小火
- 使用干粉、二氧化碳、砂子、泥土、水幕或常规泡沫灭火。

大火
- 使用水幕、雾状水或常规泡沫灭火。
- 在确保安全的情况下，将容器移离火场。

涉及金属颜料或浆料着火（铝银浆）
- 用大量自来水冷却盛有危险物的容器，直到火完全熄灭。

涉及储罐或货车／拖车着火
- 铝银浆着火可被视为可燃的金属着火。用干砂、石墨粉、干氯化钠等为原料的灭火器，G-1® 或 Met-L-X® 粉末等灭火。也可查阅指南 170。
- 对于燃烧剧烈的大火，使用遥控水枪或水炮远距离灭火；否则撤离火场并任其燃烧。
- 如果容器的安全阀发出响声或储罐变色，应迅速撤离。
- 切记远离被大火吞没的储罐。

溢出或泄漏

- 消除所有火源（泄漏区附近严禁吸烟、闪光、火花或其他任何形式明火）。
- 切勿接触或穿越泄漏物。

少量干燥泄漏物
- 使用干净的铲子把泄漏物装入干净、干燥容器中，不要盖紧；将容器从泄漏区移开。

大泄漏
- 用水浸湿泄漏物，围堤，待以后处理。
- 防止泄漏物进入排水沟、下水道、地下室或其他密闭空间。

急救

- 确保医护人员知晓事故中涉及的有关物质，并采取自我防护措施。
- 将患者移到空气新鲜处。
- 呼叫 120 或其他应急医疗服务中心。
- 如果患者停止呼吸，应立即实施人工呼吸。
- 如果出现呼吸困难应进行吸氧。
- 脱掉并隔离被污染的衣服和鞋。
- 若不慎接触本类物质，立即用自来水冲洗被污染的皮肤或眼睛至少 20min。
- 要在医务人员的帮助下，剥离固化在皮肤上的熔融态污染物。
- 保持患者安静和温暖。

| 指南 134 | 易燃固体——有毒和／或腐蚀性 | ERG2016 |

潜在危害

火灾或爆炸

- 易燃／可燃物。
- 加热、火花或明火可点燃本品。
- 加热时，蒸气遇空气可形成爆炸性混合物：在室内、户外和下水道有爆炸的危险。
- 遇金属可释放易燃的氢气。
- 容器受热可发生爆炸。

健康

- 有毒；吸入、食入或皮肤直接接触本类物质可引起严重损伤或死亡。
- 燃烧可产生刺激性、腐蚀性和／或有毒气体。
- 灭火或稀释用的废水具有腐蚀性和／或毒性，并可引起污染。

公众安全

- 首先拨打运输标签上的应急电话，若没有合适的信息，可依次拨打本地消防急救电话、国家中毒控制中心及各地分中心电话和各地化学品中毒抢救中心电话。
- 作为紧急预防措施，应在泄漏区四周隔离至少25m。
- 疏散无关人员。
- 停留在上风向、上坡和／或上游。
- 进入密闭的空间前应先通风。

防护服

- 佩戴自给式空气呼吸器（SCBA）。
- 穿戴厂商专门推荐的化学防护服，这些防护服几乎或根本不能隔热。
- 一般消防服在灭火中只提供有限的防护作用，而在有可能直接接触本类物质的泄漏区则无防护效果。

现场疏散

大泄漏
- 首先考虑下风向撤离至少100m。

火灾
- 如果火场中有储罐、槽车、罐车，应向四周隔离800m；而且，也可考虑首次就向四周撤离800m。

应急反应

火灾

小火
- 使用干粉、二氧化碳、水幕或耐醇性泡沫灭火。

大火
- 使用水幕、雾状水或耐醇性泡沫灭火。
- 在确保安全的情况下，将容器移离火场。
- 使用水幕或雾状水灭火，切勿用水流直接喷射灭火。
- 切勿将水注入容器。
- 围堤收容消防水待处理；切勿扩散泄漏物。

涉及储罐或货车／拖车着火
- 尽可能远距离灭火或用遥控水枪或水炮扑救。
- 用大量自来水冷却盛有危险物的容器，直到火完全熄灭。
- 如果容器的安全阀发出响声或储罐变色，应迅速撤离。
- 切记远离被大火吞没的储罐。

溢出或泄漏

- 应穿全封闭式蒸气防护服处理无着火的泄漏或溢出。
- 消除所有火源（泄漏区附近严禁吸烟、闪光、火花或其他任何形式明火）。
- 在确保安全的前提下，阻断泄漏。
- 除非穿有合适的防护服，否则切勿触摸破损容器或泄漏物质。
- 防止泄漏物进入排水沟、下水道、地下室或其他密闭空间。
- 用干净不起火花的工具收集泄漏物，并放入未密封的塑料容器中待处理。

急救

- 确保医护人员知晓事故中涉及的有关物质，并采取自我防护措施。
- 将患者移到空气新鲜处。
- 呼叫120或其他应急医疗服务中心。
- 如果患者停止呼吸，应立即实施人工呼吸。
- 如果患者食入或吸入本类物质，请不要对其施行口对口人工呼吸。如果需做人工呼吸，要戴单向阀袖珍式面罩或其他合适的医用呼吸器进行。
- 如果出现呼吸困难应进行吸氧。
- 脱掉并隔离被污染的衣服和鞋。
- 若不慎接触本类物质，立即用自来水冲洗被污染的皮肤或眼睛至少20min。
- 如果皮肤直接接触少量泄漏物，应防止扩散到未被污染的皮肤上。
- 保持患者安静和温暖。
- 吸入、食入或皮肤接触泄漏物可能出现迟发性反应。

指南 136 　　　　自燃物——有毒和 / 或腐蚀性（与空气发生反应）　　　ERG2016

潜 在 危 害

火灾或爆炸

- 极度易燃，遇空气可自燃。
- 迅速燃烧，释放出浓烈的白色刺激性烟雾。
- 本类物质可在熔融态下运输。
- 火被熄灭后，可再次点燃。
- 腐蚀性物质遇金属可产生易燃氢气。
- 容器受热可发生爆炸。

健康

- 燃烧可产生刺激性、腐蚀性和 / 或有毒气体。
- 有毒；食入或吸入本类物质的分解产物可引起严重损伤或死亡。
- 直接接触本类物质可严重烧（灼）伤皮肤和眼睛。
- 某些毒性反应归因于皮肤吸收。
- 灭火的废水可能有腐蚀性和 / 或有毒并引起污染。

公 众 安 全

- 首先拨打运输标签上的应急电话，若没有合适的信息，可依次拨打本地消防急救电话、国家中毒控制中心及各地分中心电话和各地化学品中毒抢救中心电话。
- 作为紧急预防措施，应在液体泄漏区四周至少隔离 50m，固体泄漏区至少隔离 25m。
- 停留在上风向、上坡和 / 或上游。
- 疏散无关人员。

防护服

- 佩戴自给式空气呼吸器（SCBA）。
- 穿戴厂商专门推荐的化学防护服，这些防护服几乎或根本不能隔热。
- 一般消防服在灭火中只提供有限的防护作用，而在有可能直接接触本类物质的泄漏区则无防护效果。
- 对于磷（UN1381）：当可能直接接触此物质时，应穿戴特殊的铝涂防护服。

现场疏散

泄漏
- 首先考虑下风向撤离至少 300m。

火灾
- 如果火场中有储罐、槽车、罐车，应向四周隔离 800m；而且，也可考虑首次就向四周撤离 800m。

应 急 反 应

火灾

小火
- 使用水幕、湿沙或湿土灭火。

大火
- 使用水幕或雾状水灭火。
- 切勿用高压水流冲散泄漏物。
- 在确保安全的情况下，将容器移离火场。

涉及储罐或货车 / 拖车着火
- 尽可能远距离灭火或用遥控水枪或水炮扑救。
- 用大量自来水冷却盛有危险物的容器，直到火完全熄灭。
- 如果容器的安全阀发出响声或储罐变色，应迅速撤离。
- 切记远离被大火吞没的储罐。

溢出或泄漏

- 应穿全封闭式蒸气防护服处理无着火的泄漏或溢出。
- 消除所有火源（泄漏区附近严禁吸烟、闪光、火花或其他任何形式明火）。
- 切勿接触或穿越泄漏物。
- 除非穿有合适的防护服，否则切勿触摸破损容器或泄漏物质。
- 在确保安全的前提下，阻断泄漏。

小泄漏
- 沙子或泥土覆盖泄漏物。将泄漏物铲入金属容器中并置于水下保存。

大泄漏
- 围堤待处理并用湿沙或湿土覆盖。
- 防止泄漏物进入排水沟、下水道、地下室或其他密闭空间。

急救

- 确保医护人员知晓事故中涉及的有关物质，并采取自我防护措施。
- 将患者移到空气新鲜处。
- 呼叫 120 或其他应急医疗服务中心。
- 如果患者停止呼吸，应立即实施人工呼吸。
- 如果出现呼吸困难应进行吸氧。
- 如不慎直接接触本类物质，在得到医疗处理前，要立即把污染区的皮肤浸入水中，或敷以湿绷带。
- 要在医务人员的帮助下，剥离固化在皮肤上的熔融态污染物。
- 脱掉并就地隔离被污染的衣服和鞋子，并放入盛满水的金属容器中。如干燥，有着火的危险。
- 吸入、食入或皮肤接触泄漏物可能出现迟发性反应。
- 保持患者安静和温暖。

7

潜在危害

健康

- 有腐蚀性和 / 或有毒；吸入、食入或直接接触（皮肤、眼睛）本类物质、蒸气、粉尘时可引起严重损伤、烧（灼）伤或死亡。
- 燃烧可产生刺激性、腐蚀性和 / 或有毒气体。
- 与水反应可产生大量能增加空气中烟雾浓度的热量。
- 直接接触熔融态的本类物质可严重烧（灼）伤皮肤和眼睛。
- 灭火或稀释用的废水，可以引起污染。

火灾或爆炸

- 除醋酸酐（UN1715）易燃外，本类物质有些可燃烧，但不易点燃。
- 本类物质可点燃可燃物质（如木材、纸张、油料、衣服等）。
- 本类物质可与水发生反应（有些是剧烈反应），释放出腐蚀性和 / 或有毒气体及溢流。
- 易燃 / 有毒气体可在密闭空间 [地下室、储罐、斗车 / 油罐（槽）车等] 积聚。
- 遇金属可释放易燃的氢气。
- 加热盛有本品的容器或容器内物质被水污染时可引起容器爆炸。
- 本类物质可在熔融态下运输。

公众安全

- 首先拨打运输标签上的应急电话，若没有合适的信息，可依次拨打本地消防急救电话、国家中毒控制中心及各地分中心电话和中国各地化学品中毒抢救中心电话。
- 作为紧急预防措施，应在液体泄漏区四周至少隔离 50m，固体泄漏区至少隔离 25m。
- 疏散无关人员。
- 停留在上风向、上坡和 / 或上游。
- 进入密闭的空间前应先通风。

防护服

- 佩戴自给式空气呼吸器（SCBA）。
- 穿戴厂商专门推荐的化学防护服，这些防护服几乎或根本不能隔热。
- 一般消防服在灭火中只提供有限的防护作用，而在有可能直接接触本类物质的泄漏区则无防护效果。

现场疏散

泄漏

- 见表 8.1 首次隔离和防护距离表。对首次隔离和防护距离表中没有列出的物质，可根据需要，按照"公众安全"条中列出的隔离距离，增加从下风向撤离的距离。

火灾

- 如果火场中有储罐、槽车、罐车，应向四周隔离 800m；而且，也可考虑首次就向四周撤离 800m。

应急反应

火灾

- 本类物质没有着火时，勿用水喷洒该物质。

小火

- 使用干粉或二氧化碳灭火。
- 在确保安全的情况下，将容器移离火场。

大火

- 如果水雾能抑制蒸气产生，则用大量水淹没火场。

涉及储罐或货车 / 拖车着火

- 用大量自来水冷却盛有危险物的容器，直到火完全熄灭。
- 切勿将水注入容器。
- 如果容器的安全阀发出响声或储罐变色，应迅速撤离。
- 切记远离被大火吞没的储罐。

溢出或泄漏

- 应穿全封闭式蒸气防护服处理无着火的泄漏或溢出。
- 除非穿有合适的防护服，否则切勿触摸破损容器或泄漏物质。
- 在确保安全的前提下，阻断泄漏。
- 用水幕减少蒸气；切勿将水直接喷向泄漏区或容器内。
- 远离易燃物（木材、纸张、油料等）。

小泄漏

- 用干土、干砂或其他不燃物覆盖泄漏物，再盖上塑料布以减少扩散或雨水冲刷。
- 用干净不起火花的工具收集泄漏物，并放入未密封的塑料容器中待处理。
- 防止泄漏物进入排水沟、下水道、地下室或其他密闭空间。

急救

- 确保医护人员知晓事故中涉及的有关物质，并采取自我防护措施。
- 将患者移到空气新鲜处。
- 呼叫 120 或其他应急医疗服务中心。
- 如果患者停止呼吸，应立即实施人工呼吸。
- 如果患者食入或吸入本类物质，请不要对其施行口对口人工呼吸。如果需做人工呼吸，要戴单向阀袖珍式面罩或其他合适的医用呼吸器进行。
- 如果出现呼吸困难应进行吸氧。
- 脱掉并隔离被污染的衣服和鞋。
- 若不慎接触本类物质，立即用自来水冲洗被污染的皮肤或眼睛至少 20min。
- 如果皮肤直接接触少量泄漏物，应防止扩散到未被污染的皮肤上。
- 要在医务人员的帮助下，剥离固化在皮肤上的熔融态污染物。
- 保持患者安静和温暖。
- 吸入、食入或皮肤接触泄漏物可能出现迟发性反应。

指南 138　　　　　　与水反应物质（释放出易燃气体）　　　　　　**ERG2016**

潜在危害	应急反应

火灾或爆炸

- 遇水产生易燃气体。
- 遇水或潮湿空气可点燃。
- 有些物质遇水发生剧烈或爆炸性反应。
- 加热、火花或明火可点燃本品。
- 火被熄灭后，可再次点燃。
- 有些物质在高度易燃的液体中运输。
- 泄漏物有着火或爆炸危险。

健康

- 吸入或直接接触本类物质、蒸气或分解产物可引起严重损伤或死亡。
- 遇水可产生腐蚀性溶液。
- 燃烧可产生刺激性、腐蚀性和 / 或有毒气体。
- 灭火的废水可引起污染。

公 众 安 全

- 首先拨打运输标签上的应急电话，若没有合适的信息，可依次拨打本地消防急救电话、国家中毒控制中心及各地分中心电话和各地化学品中毒抢救中心电话。
- 作为紧急预防措施，应在液体泄漏区四周至少隔离 50m，固体泄漏区至少隔离 25m。
- 疏散无关人员。
- 停留在上风向、上坡和 / 或上游。
- 进入密闭的空间前应先通风。

防护服

- 佩戴自给式空气呼吸器（SCBA）。
- 穿戴厂商专门推荐的化学防护服，这些防护服几乎或根本不能隔热。
- 一般消防服在灭火中只提供有限的防护作用，而在有可能直接接触本类物质的泄漏区则无防护效果。

现场疏散

大泄漏

- 见表 8.1 首次隔离和防护距离表。对首次隔离和防护距离表中没有列出的物质，可根据需要，按照"公众安全"条中列出的隔离距离，增加从下风向撤离的距离。

火灾

- 如果火场中有储罐、槽车、罐车，应向四周隔离 800m；而且，也可考虑首次就向四周撤离 800m。

火灾

- 不要用水或泡沫灭火。

小火

- 使用干粉、苏打粉、石灰或沙子灭火。

大火

- 使用干砂、干粉、苏打粉或石灰灭火，或者撤离火场让其自行燃烧。
- 在确保安全的情况下，将容器移离火场。

涉及金属或粉末（铝、锂、镁等）着火

- 可用干燥化学物质、干砂、氯化钠粉末、石墨粉末或 Met-L-X® 粉末灭火。除此，锂着火还可用 Lith-X® 粉末或铜粉灭火。

涉及储罐或货车 / 拖车着火

- 尽可能远距离灭火或用遥控水枪或水炮扑救。
- 切勿将水注入容器。
- 用大量自来水冷却盛有危险物的容器，直到火完全熄灭。
- 如果容器的安全阀发出响声或储罐变色，应迅速撤离。
- 切记远离被大火吞没的储罐。

溢出或泄漏

- 消除所有火源（泄漏区附近严禁吸烟、闪光、火花或其他任何形式明火）。
- 切勿接触或穿越泄漏物。
- 在确保安全的前提下，阻断泄漏。
- 用水幕减少蒸气或改变蒸气云流向。防止用水直接冲击泄漏物。
- 切勿让水接触泄漏物质，或将水注入容器中。

小泄漏

- 用干土、干砂或其他不燃物覆盖泄漏物，再盖上塑料布以减少扩散或雨水冲刷。
- 围堤待处理；切勿用水，除非有指令这样做。

粉状泄漏

- 用塑料布或毡布覆盖泄漏粉末以减少扩散，并保持粉末干燥。
- 除非在有关专家的指导下，否则不要清除或处理泄漏物。

急救

- 确保医护人员知晓事故中涉及的有关物质，并采取自我防护措施。
- 将患者移到空气新鲜处。
- 呼叫 120 或其他应急医疗服务中心。
- 如果患者停止呼吸，应立即实施人工呼吸。
- 如果出现呼吸困难应进行吸氧。
- 脱掉并隔离被污染的衣服和鞋。
- 若不慎接触本类物质，立即擦去并用自来水冲洗被污染的皮肤或眼睛至少 20min。
- 保持患者安静和温暖。

7

指南 140 　　　　　　　　　　 氧化剂 　　　　　　　　　　 ERG2016

潜 在 危 害

火灾或爆炸

- 这些物质着火时将增大火势。
- 加热或着火时，有些可发生爆炸性分解反应。
- 加热或受到污染可爆炸。
- 有些与烃（燃料）发生爆炸性反应。
- 本类物质可点燃可燃物质（如木材、纸张、油料、衣服等）。
- 容器受热可发生爆炸。
- 泄漏物有着火或爆炸危险。

健康

- 吸入、食入或直接接触（皮肤，眼睛）本类物质或蒸气时可引起严重损伤、烧（灼）伤或死亡。
- 燃烧可产生刺激性、腐蚀性和 / 或有毒气体。
- 灭火或稀释用的废水，可以引起污染。

公 众 安 全

- 首先拨打运输标签上的应急电话，若没有合适的信息，可依次拨打本地消防急救电话、国家中毒控制中心及各地分中心电话和各地化学品中毒抢救中心电话。
- 作为紧急预防措施，应在液体泄漏区四周至少隔离 50m，固体泄漏区至少隔离 25m。
- 疏散无关人员。
- 停留在上风向、上坡和 / 或上游。
- 进入密闭的空间前应先通风。

防护服

- 佩戴自给式空气呼吸器（SCBA）。
- 穿戴厂商专门推荐的化学防护服，这些防护服几乎或根本不能隔热。
- 一般消防服只提供有限的防护作用。

现场疏散

大泄漏

- 首先考虑下风向撤离至少 100m。

火灾

- 如果火场中有储罐、槽车、罐车，应向四周隔离 800m；而且，也可考虑首次就向四周撤离 800m。

应 急 反 应

火灾

小火

- 用水灭火。不得用干粉或泡沫灭火。二氧化碳或哈隆（Halon®）具有有限的灭火作用。

大火

- 远距离用水淹没火区。
- 切勿开动火场中的货船或车辆。
- 在确保安全的情况下，将容器移离火场。

涉及储罐或货车 / 拖车着火

- 尽可能远距离灭火或用遥控水枪或水炮扑救。
- 用大量自来水冷却盛有危险物的容器，直到火完全熄灭。
- 切记远离被大火吞没的储罐。
- 对于燃烧剧烈的大火，使用遥控水枪或水炮远距离灭火；否则撤离火场并任其燃烧。

溢出或泄漏

- 远离易燃物（木材、纸张、油料等）。
- 除非穿有合适的防护服，否则切勿触摸破损容器或泄漏物质。
- 在确保安全的前提下，阻断泄漏。
- 切勿将水注入容器。

少量干酒泄漏物

- 使用干净的铲子把泄漏物装入干净、干燥容器中，不要盖紧；将容器从泄漏区移开。

少量液态泄漏

- 使用诸如蛭石或沙子等不可燃物吸收泄漏物，并放入容器中待处理。

大泄漏

- 在泄漏液体的前方围堤，待以后处理。
- 泄漏物回收后，用水冲洗泄漏区。

急救

- 确保医护人员知晓事故中涉及的有关物质，并采取自我防护措施。
- 将患者移到空气新鲜处。
- 呼叫 120 或其他应急医疗服务中心。
- 如果患者停止呼吸，应立即实施人工呼吸。
- 如果出现呼吸困难应进行吸氧。
- 脱掉并隔离被污染的衣服和鞋。
- 被污染的衣服干燥时可有着火危险。
- 若不慎接触本类物质，立即用自来水冲洗被污染的皮肤或眼睛至少 20min。
- 保持患者安静和温暖。

指南 141　　　　　　　　　氧化剂——有毒　　　　　　　　ERG2016

潜 在 危 害

火灾或爆炸

- 这些物质着火时将增大火势。
- 加热或受到污染可爆炸。
- 有些可迅速燃烧。
- 有些与烃（燃料）发生爆炸性反应。
- 本类物质可点燃可燃物质（如木材、纸张、油料、衣服等）。
- 容器受热可发生爆炸。
- 泄漏物有着火或爆炸危险。

健康

- 食入有毒。
- 吸入粉尘有毒。
- 燃烧可产生刺激性、腐蚀性和／或有毒气体。
- 直接接触本类物质可严重烧（灼）伤皮肤和眼睛。
- 灭火或稀释用的废水，可以引起污染。

公 众 安 全

- 首先拨打运输标签上的应急电话，若没有合适的信息，可依次拨打本地消防急救电话、国家中毒控制中心及各地分中心电话和各地化学品中毒抢救中心电话。
- 作为紧急预防措施，应在液体泄漏区四周至少隔离 50m，固体泄漏区至少隔离 25m。
- 疏散无关人员。
- 停留在上风向、上坡和／或上游。
- 进入密闭的空间前应先通风。

防护服

- 佩戴自给式空气呼吸器（SCBA）。
- 穿戴厂商专门推荐的化学防护服，这些防护服几乎或根本不能隔热。
- 一般消防服只提供有限的防护作用。

现场疏散

大泄漏

- 首先考虑下风向撤离至少 100m。

火灾

- 如果火场中有储罐、槽车、罐车，应向四周隔离 800m；而且，也可考虑首次就向四周撤离 800m。

应 急 反 应

火灾

小火

- 用水灭火。不得用干粉或泡沫灭火。二氧化碳或哈隆（Halon®）具有有限的灭火作用。

大火

- 远距离用水淹没火区。
- 切勿开动火场中的货船或车辆。
- 在确保安全的情况下，将容器移离火场。

涉及储罐或货车（拖车）着火

- 尽可能远距离灭火或用遥控水枪或水炮扑救。
- 用大量自来水冷却盛有危险物的容器，直到火完全熄灭。
- 切记远离被大火吞没的储罐。
- 对于燃烧剧烈的大火，使用遥控水枪或水炮远距离灭火；否则撤离火场并任其燃烧。

溢出或泄漏

- 远离易燃物（木材、纸张、油料等）。
- 除非穿有合适的防护服，否则切勿触摸破损容器或泄漏物质。
- 在确保安全的前提下，阻断泄漏。

少量干燥泄漏物

- 使用干净的铲子把泄漏物装入干净、干燥容器中，不要盖紧；将容器从泄漏区移开。

大泄漏

- 在泄漏物前方围堤，待以后处理。

急救

- 确保医护人员知晓事故中涉及的有关物质，并采取自我防护措施。
- 将患者移到空气新鲜处。
- 呼叫 120 或其他应急医疗服务中心。
- 如果患者停止呼吸，应立即实施人工呼吸。
- 如果出现呼吸困难应进行吸氧。
- 脱掉并隔离被污染的衣服和鞋。
- 被污染的衣服干燥时可有着火危险。
- 若不慎接触本类物质，立即用自来水冲洗被污染的皮肤或眼睛至少 20min。
- 保持患者安静和温暖。

7

指南 147	锂离子电池	ERG2016

潜 在 危 害	应 急 反 应

火灾或爆炸

- 锂电池含有高度易燃液体电解质，当遇到高温（＞150℃），锂离子电池损坏或被滥用（如机械损伤、过度充电），可能喷出、点燃和产生火花。
- 遇火焰可能迅速燃烧。
- 可能点燃临近的其他电池。

健康

- 接触电池电解液可对皮肤、眼睛和黏膜产生刺激作用。
- 燃烧可产生刺激性，腐蚀性和／或有毒气体。
- 燃烧的电池可产生有毒的氟化氢气体（见指南 125）。
- 烟可导致眩晕或窒息。

公 众 安 全

- 首先拨打运输标签上的应急电话，若没有合适的信息，可依次拨打本地消防急救电话、国家中毒控制中心及各地分中心电话和各地化学品中毒抢救中心电话。
- 作为紧急预防措施，应在泄漏区四周隔离至少 25m。
- 疏散无关人员。
- 停留在上风向、上坡和／或上游。
- 进入密闭的空间前应先通风。

防护服

- 佩戴自给式空气呼吸器（SCBA）。
- 一般消防服只提供有限的防护作用。

现场疏散

大泄漏

- 首先考虑下风向撤离至少 100m。

火灾

- 如果火场中有槽车或拖车，应向四周隔离 500m；而且，也考虑首次（包括急救人员）就向四周撤离 500m。

火灾

小火

- 使用干粉、二氧化碳、水幕或常规泡沫灭火。

大火

- 使用水幕、雾状水或常规泡沫灭火。
- 在确保安全的情况下，将容器移离火场。

溢出或泄漏

- 消除所有火源（泄漏区附近严禁吸烟、闪光、火花或其他任何形式明火）。
- 切勿接触或穿越泄漏物。
- 用泥土、沙子或其他不可燃物质吸收泄漏物。
- 漏液电池和被污染的吸附材料应被置于金属容器内。

急救

- 确保医护人员知晓事故中涉及的有关物质，并采取自我防护措施。
- 将患者移到空气新鲜处。
- 呼叫 120 或其他应急医疗服务中心。
- 如果患者停止呼吸，应立即实施人工呼吸。
- 如果出现呼吸困难应进行吸氧。
- 脱掉并隔离被污染的衣服和鞋。
- 若不慎接触本类物质，立即用自来水冲洗被污染的皮肤或眼睛至少 20min。

指南 151　　　　　　　　　化学毒物（不可燃）　　　　　　　　ERG2016

潜 在 危 害	应 急 反 应

健康

- 高毒，如吸入、吞服或经皮肤吸收可致命。
- 避免皮肤直接接触。
- 直接接触或吸入可发生迟发性反应。
- 燃烧可产生刺激性、腐蚀性和／或有毒气体。
- 灭火或稀释用的废水具有腐蚀性和／或毒性，并可引起污染。

火灾或爆炸

- 本类物质本身不可燃，但其加热分解可产生腐蚀性和／或有毒的烟雾。
- 容器受热可发生爆炸。
- 泄漏物可污染下水道。

公众安全

- 首先拨打运输标签上的应急电话，若没有合适的信息，可依次拨打本地消防急救电话、国家中毒控制中心及各地分中心电话和各地化学品中毒抢救中心电话。
- 作为紧急预防措施，应在液体泄漏区四周至少隔离 50m，固体泄漏区至少隔离 25m。
- 疏散无关人员。
- 停留在上风向、上坡和／或上游。

防护服

- 佩戴自给式空气呼吸器（SCBA）。
- 穿戴厂商专门推荐的化学防护服，这些防护服几乎或根本不能隔热。
- 一般消防服在灭火中只提供有限的防护作用，而在有可能直接接触本类物质的泄漏区则无防护效果。

现场疏散

泄漏

- 见表 8.1 首次隔离和防护距离表。对首次隔离和防护距离表中没有列出的物质，可根据需要，按照"公众安全"条中列出的隔离距离，增加从下风向撤离的距离。

火灾

- 如果火场中有储罐、槽车、罐车，应向四周隔离 800m；而且，也可考虑首次就向四周撤离 800m。

火灾

小火

- 使用干粉、二氧化碳或水幕灭火。

大火

- 使用水幕、雾状水或常规泡沫灭火。
- 在确保安全的情况下，将容器移离火场。
- 围堤收容消防水待处理；切勿扩散泄漏物。
- 使用水幕或雾状水灭火，切勿用水流直接喷射灭火。

涉及储罐或货车／拖车着火

- 尽可能远距离灭火或用遥控水枪或水炮扑救。
- 切勿将水注入容器。
- 用大量自来水冷却盛有危险物的容器，直到火完全熄灭。
- 如果容器的安全阀发出响声或储罐变色，应迅速撤离。
- 切记远离被大火吞没的储罐。
- 对于燃烧剧烈的大火，使用遥控水枪或水炮远距离灭火；否则撤离火场并任其燃烧。

溢出或泄漏

- 除非穿有合适的防护服，否则切勿触摸破损容器或泄漏物质。
- 在确保安全的前提下，阻断泄漏。
- 防止泄漏物进入排水沟、下水道、地下室或其他密闭空间。
- 用塑料布覆盖泄漏物以防扩散。
- 可用干土、沙子或其他不可燃物质吸收或覆盖泄漏物，并转移到容器里。
- 切勿将水注入容器。

急救

- 确保医护人员知晓事故中涉及的有关物质，并采取自我防护措施。
- 将患者移到空气新鲜处。
- 呼叫 120 或其他应急医疗服务中心。
- 如果患者停止呼吸，应立即实施人工呼吸。
- 如果患者食入或吸入本类物质，请不要对其施行口对口人工呼吸。如果需做人工呼吸，要戴单向阀袖珍式面罩或其他合适的医用呼吸器进行。
- 如果出现呼吸困难应进行吸氧。
- 脱掉并隔离被污染的衣服和鞋。
- 若不慎接触本类物质，立即用自来水冲洗被污染的皮肤或眼睛至少 20min。
- 如果皮肤直接接触少量泄漏物，应防止扩散到未被污染的皮肤上。
- 保持患者安静和温暖。
- 吸入、食入或皮肤接触泄漏物可能出现迟发性反应。

7

指南 152	化学毒物（可燃）	ERG2016

潜 在 危 害

健康

- 高毒，如吸入、吞服或经皮肤吸收可致命。
- 直接接触熔融态的本类物质可严重烧（灼）伤皮肤和眼睛。
- 避免皮肤直接接触。
- 直接接触或吸入可发生迟发性反应。
- 燃烧可产生刺激性、腐蚀性和／或有毒气体。
- 灭火或稀释用的废水具有腐蚀性和／或毒性，并可引起污染。

火灾或爆炸

- 可燃物：可燃烧但不易点燃。
- 容器受热可发生爆炸。
- 泄漏物可污染下水道。
- 本类物质可在熔融态下运输。

公 众 安 全

- 首先拨打运输标签上的应急电话，若没有合适的信息，可依次拨打本地消防急救电话、国家中毒控制中心及各地分中心电话和各地化学品中毒抢救中心电话。
- 作为紧急预防措施，应在液体泄漏区四周至少隔离 50m，固体泄漏区至少隔离 25m。
- 疏散无关人员。
- 停留在上风向、上坡和／或上游。

防护服

- 佩戴自给式空气呼吸器（SCBA）。
- 穿戴厂商专门推荐的化学防护服，这些防护服几乎或根本不能隔热。
- 一般消防服在灭火中只提供有限的防护作用，而在有可能直接接触本类物质的泄漏区则无防护效果。

现场疏散

泄漏

- 见表 8.1 首次隔离和防护距离表。对首次隔离和防护距离表中没有列出的物质，可根据需要，按照"公众安全"条中列出的隔离距离，增加从下风向撤离的距离。

火灾

- 如果火场中有储罐、槽车、罐车，应向四周隔离 800m；而且，也可考虑首次就向四周撤离 800m。

应 急 反 应

火灾

小火

- 使用干粉、二氧化碳或水幕灭火。

大火

- 使用水幕、雾状水或常规泡沫灭火。
- 在确保安全的情况下，将容器移离火场。
- 围堤收容消防水待处理；切勿扩散泄漏物。
- 使用水幕或雾状水灭火，切勿用水流直接喷射灭火。

涉及储罐或货车／拖车着火

- 尽可能远距离灭火或用遥控水枪或水炮扑救。
- 切勿将水注入容器。
- 用大量自来水冷却盛有危险物的容器，直到火完全熄灭。
- 如果容器的安全阀发出响声或储罐变色，应迅速撤离。
- 切记远离被大火吞没的储罐。
- 对于燃烧剧烈的大火，使用遥控水枪或水炮远距离灭火；否则撤离火场并任其燃烧。

溢出或泄漏

- 消除所有火源（泄漏区附近严禁吸烟、闪光、火花或其他任何形式明火）。
- 除非穿有合适的防护服，否则切勿触摸破损容器或泄漏物质。
- 在确保安全的前提下，阻断泄漏。
- 防止泄漏物进入排水沟、下水道、地下室或其他密闭空间。
- 用塑料布覆盖泄漏物以防扩散。
- 可用干土、沙子或其他不可燃物质吸收或覆盖泄漏物，并转移到容器里。
- 切勿将水注入容器。

急救

- 确保医护人员知晓事故中涉及的有关物质，并采取自我防护措施。
- 将患者移到空气新鲜处。
- 呼叫 120 或其他应急医疗服务中心。
- 如果患者停止呼吸，应立即实施人工呼吸。
- 如果患者食入或吸入本类物质，请不要对其施行口对口人工呼吸。如果需做人工呼吸，要戴单向阀袖珍式面罩或其他合适的医用呼吸器进行。
- 如果出现呼吸困难应进行吸氧。
- 脱掉并隔离被污染的衣服和鞋。
- 若不慎接触本类物质，立即用自来水冲洗被污染的皮肤或眼睛至少 20min。
- 如果皮肤直接接触少量泄漏物，应防止扩散到未被污染的皮肤上。
- 保持患者安静和温暖。
- 吸入、食入或皮肤接触泄漏物可能出现迟发性反应。

指南 153　　　　　　　有毒和／或腐蚀性物质（可燃）　　　　　ERG2016

潜 在 危 害

健康

- 有毒；吸入、食入或皮肤直接接触本类物质可引起严重损伤或死亡。
- 直接接触熔融态的本类物质可严重烧（灼）伤皮肤和眼睛。
- 避免皮肤直接接触。
- 直接接触或吸入可发生迟发性反应。
- 燃烧可产生刺激性、腐蚀性和／或有毒气体。
- 灭火或稀释用的废水具有腐蚀性和／或毒性，并可引起污染。

火灾或爆炸

- 可燃物：可燃烧但不易点燃。
- 加热时，蒸气遇空气可形成爆炸性混合物：在室内、户外和下水道有爆炸的危险。
- 那些标有"P"字样的物质在加热或着火时可发生爆炸性聚合反应。
- 遇金属可释放易燃的氢气。
- 容器受热可发生爆炸。
- 泄漏物可污染下水道。
- 本类物质可在熔融态下运输。

公 众 安 全

- 首先拨打运输标签上的应急电话，若没有合适的信息，可依次拨打本地消防急救电话、国家中毒控制中心及各地分中心电话和各地化学品中毒抢救中心电话。
- 作为紧急预防措施，应在液体泄漏区四周至少隔离 50m，固体泄漏区至少隔离 25m。
- 疏散无关人员。
- 停留在上风向、上坡和／或上游。
- 密闭空间需通风。

防护服

- 佩戴自给式空气呼吸器（SCBA）。
- 穿戴厂商专门推荐的化学防护服，这些防护服几乎或根本不能隔热。
- 一般消防服在灭火中只提供有限的防护作用，而在有可能直接接触本类物质的泄漏区则无防护效果。

现场疏散

泄漏

- 见表 8.1 首次隔离和防护距离表。对首次隔离和防护距离表中没有列出的物质，可根据需要，按照"公众安全"条中列出的隔离距离，增加从下风向撤离的距离。

火灾

- 如果火场中有储罐、槽车、罐车，应向四周隔离 800m；而且，也可考虑首次就向四周撤离 800m。

应 急 反 应

火灾

小火

- 使用干粉、二氧化碳或水幕灭火。

大火

- 使用干粉、二氧化碳、耐醇性泡沫或水幕灭火。
- 在确保安全的情况下，将容器移离火场。
- 围堤收容消防水待处理；切勿扩散泄漏物。

涉及储罐或货车／拖车着火

- 尽可能远距离灭火或用遥控水枪或水炮扑救。
- 切勿将水注入容器。
- 用大量自来水冷却盛有危险物的容器，直到火完全熄灭。
- 如果容器的安全阀发出响声或储罐变色，应迅速撤离。
- 切记远离被大火吞没的储罐。

溢出或泄漏

- 消除所有火源（泄漏区附近严禁吸烟、闪光、火花或其他任何形式明火）。
- 除非穿有合适的防护服，否则切勿触摸破损容器或泄漏物质。
- 在确保安全的前提下，阻断泄漏。
- 防止泄漏物进入排水沟、下水道、地下室或其他密闭空间。
- 可用干土、沙子或其他不可燃物质吸收或覆盖泄漏物，并转移到容器里。
- 切勿将水注入容器。

急救

- 确保医护人员知晓事故中涉及的有关物质，并采取自我防护措施。
- 将患者移到空气新鲜处。
- 呼叫 120 或其他应急医疗服务中心。
- 如果患者停止呼吸，应立即实施人工呼吸。
- 如果患者食入或吸入本类物质，请不要对其施行口对口人工呼吸。如果需做人工呼吸，要戴单向阀袖珍式面罩或其他合适的医用呼吸器进行。
- 如果出现呼吸困难应进行吸氧。
- 脱掉并隔离被污染的衣服和鞋。
- 若不慎接触本类物质，立即用自来水冲洗被污染的皮肤或眼睛至少 20min。
- 如果皮肤直接接触少量泄漏物，应防止扩散到未被污染的皮肤上。
- 保持患者安静和温暖。
- 吸入、食入或皮肤接触泄漏物可能出现迟发性反应。

7

指南 154	有毒和／或腐蚀性物质（不可燃）	ERG2016

潜在危害	应急反应

健康

- 有毒；吸入、食入或皮肤直接接触本类物质可引起严重损伤或死亡。
- 直接接触熔融态的本类物质可严重烧（灼）伤皮肤和眼睛。
- 避免皮肤直接接触。
- 直接接触或吸入可发生迟发性反应。
- 燃烧可产生刺激性、腐蚀性和／或有毒气体。
- 灭火或稀释用的废水具有腐蚀性和／或毒性，并可引起污染。

火灾或爆炸

- 本类物质本身不可燃，但其加热分解可产生腐蚀性和／或有毒的烟雾。
- 有些是氧化剂，可点燃可燃物质（如木材、纸张、油料、衣服等）。
- 遇金属可释放易燃的氢气。
- 容器受热可发生爆炸。
- 对于混合动力汽车或设备，应查阅指南 147（锂离子电池）。

公众安全

- 首先拨打运输标签上的应急电话，若没有合适的信息，可依次拨打本地消防急救电话、国家中毒控制中心及各地分中心电话和各地化学品中毒抢救中心电话。
- 作为紧急预防措施，应在液体泄漏区四周至少隔离 50m，固体泄漏区至少隔离 25m。
- 疏散无关人员。
- 停留在上风向、上坡和／或上游。
- 密闭空间需通风。

防护服

- 佩戴自给式空气呼吸器（SCBA）。
- 穿戴厂商专门推荐的化学防护服，这些防护服几乎或根本不能隔热。
- 一般消防服在灭火中只提供有限的防护作用，而在有可能直接接触本类物质的泄漏区则无防护效果。

现场疏散

泄漏

- 见表 8.1 首次隔离和防护距离表。对首次隔离和防护距离表中没有列出的物质，可根据需要，按照"公众安全"条中列出的隔离距离，增加从下风向撤离的距离。

火灾

- 如果火场中有储罐、槽车、罐车，应向四周隔离 800m；而且，也可考虑首次就向四周撤离 800m。

火灾

小火

- 使用干粉、二氧化碳或水幕灭火。

大火

- 使用干粉、二氧化碳、耐醇性泡沫或水幕灭火。
- 在确保安全的情况下，将容器移离火场。
- 围堤收容消防水待处理；切勿扩散泄漏物。

涉及储罐或货车／拖车着火

- 尽可能远距离灭火或用遥控水枪或水炮扑救。
- 切勿将水注入容器。
- 用大量自来水冷却盛有危险物的容器，直到火完全熄灭。
- 如果容器的安全阀发出响声或储罐变色，应迅速撤离。
- 切记远离被大火吞没的储罐。

溢出或泄漏

- 消除所有火源（泄漏区附近严禁吸烟、闪光、火花或其他任何形式明火）。
- 除非穿有合适的防护服，否则切勿触摸破损容器或泄漏物质。
- 在确保安全的前提下，阻断泄漏。
- 防止泄漏物进入排水沟、下水道、地下室或其他密闭空间。
- 可用干土、沙子或其他不可燃物质吸收或覆盖泄漏物，并转移到容器里。
- 切勿将水注入容器。

急救

- 确保医护人员知晓事故中涉及的有关物质，并采取自我防护措施。
- 将患者移到空气新鲜处。
- 呼叫 120 或其他应急医疗服务中心。
- 如果患者停止呼吸，应立即实施人工呼吸。
- 如果患者食入或吸入本类物质，请不要对其施行口对口人工呼吸。如果需做人工呼吸，要戴单向阀袖珍式面罩或其他合适的医用呼吸器进行。
- 如果出现呼吸困难应进行吸氧。
- 脱掉并隔离被污染的衣服和鞋。
- 若不慎接触本类物质，立即用自来水冲洗被污染的皮肤或眼睛至少 20min。
- 如果皮肤直接接触少量泄漏物，应防止扩散到未被污染的皮肤上。
- 保持患者安静和温暖。
- 吸入、食入或皮肤接触泄漏物可能出现迟发性反应。

指南 156　　　　有毒和／或腐蚀性物质（可燃／对水敏感）　　　　ERG2016

| 潜在危害 | 应急反应 |

潜在危害

火灾或爆炸

- 可燃物：可燃烧但不易点燃。
- 本类物质与水反应（某些为剧烈反应）可释放易燃、有毒或腐蚀性气体并逸散。
- 加热时，蒸气遇空气可形成爆炸性混合物：在室内、户外和下水道有爆炸的危险。
- 许多蒸气比重比空气重，可沿地面扩散，积聚在地势低洼处和密闭空间（如下水道、地下室、储罐等）。
- 蒸气可能扩散遇火源引起回燃。
- 遇金属可释放易燃的氢气。
- 加热盛有本品的容器或容器内物质被水污染时可引起容器爆炸。

健康

- 有毒；吸入、食入或直接接触（皮肤，眼睛）本类物质、蒸气、粉尘时可引起严重损伤、烧（灼）伤或死亡。
- 直接接触熔融态的本类物质可严重烧（灼）伤皮肤和眼睛。
- 遇水或潮湿空气可释放有毒、腐蚀性或易燃气体。
- 与水反应可产生大量能增加空气中烟雾浓度的热量。
- 燃烧可产生刺激性、腐蚀性和／或有毒气体。
- 灭火或稀释用的废水具有腐蚀性和／或毒性，并可引起污染。

公众安全

- 首先拨打运输标签上的应急电话，若没有合适的信息，可依次拨打本地消防急救电话、国家中毒控制中心及各地分中心电话和各地化学品中毒抢救中心电话。
- 作为紧急预防措施，应在液体泄漏区四周至少隔离 50m，固体泄漏区至少隔离 25m。
- 疏散无关人员。
- 停留在上风向、上坡和／或上游。
- 密闭空间需通风。

防护服

- 佩戴自给式空气呼吸器（SCBA）。
- 穿戴厂商专门推荐的化学防护服，这些防护服几乎或根本不能隔热。
- 一般消防服在灭火中只提供有限的防护作用，而在有可能直接接触本类物质的泄漏区则无防护效果。

现场疏散

泄漏
- 见表 8.1 首次隔离和防护距离表。对首次隔离和防护距离表中没有列出的物质，可根据需要，按照"公众安全"条中列出的隔离距离，增加从下风向撤离的距离。

火灾
- 如果火场中有储罐、槽车、罐车，应向四周隔离 800m；而且，也可考虑首次就向四周撤离 800m。

应急反应

火灾

注：大多数泡沫可与本类物质反应，并释放腐蚀性和／或有毒气体。

小火
- 用二氧化碳、干粉、干砂或耐醇性泡沫灭火。

大火
- 使用水幕、雾状水或耐醇性泡沫灭火。
- 对于氯硅烷，切勿用水；用 AFFF 抗醇介质膨胀泡沫灭火。
- 在确保安全的情况下，将容器移离火场。
- 使用水幕或雾状水灭火，切勿用水流直接喷射灭火。

涉及储罐或货车／拖车着火
- 尽可能远距离灭火或用遥控水枪或水炮扑救。
- 切勿将水注入容器。
- 用大量自来水冷却盛有危险物的容器，直到火完全熄灭。
- 如果容器的安全阀发出响声或储罐变色，应迅速撤离。
- 切记远离被大火吞没的储罐。

溢出或泄漏

- 消除所有火源（泄漏区附近严禁吸烟、闪光、火花或其他任何形式明火）。
- 处理产品所用的设备必须接地。
- 除非穿有合适的防护服，否则切勿触摸破损容器或泄漏物质。
- 在确保安全的前提下，阻断泄漏。
- 使用压缩蒸气泡沫减少蒸气。
- 对于氯硅烷，用 AFFF 抗醇介质膨胀泡沫以减少蒸气。
- 切勿让水接触泄漏物质，或将水注入容器中。
- 用水幕减少蒸气或改变蒸气云流向。防止用水直接冲击泄漏物。
- 防止泄漏物进入排水沟、下水道、地下室或其他密闭空间。

小泄漏
- 用干土、干砂或其他不燃物覆盖泄漏物，再盖上塑料布以减少扩散或雨水冲刷。
- 用干净不起火花的工具收集泄漏物，并放入未密封的塑料容器中待处理。

急救

- 确保医护人员知晓事故中涉及的有关物质，并采取自我防护措施。
- 将患者移到空气新鲜处。
- 呼叫 120 或其他应急医疗服务中心。
- 如果患者停止呼吸，应立即实施人工呼吸。
- 如果患者食入或吸入本类物质，请不要对其施行口对口人工呼吸。如果需做人工呼吸，要戴单向阀袖珍式面罩或其他合适的医用呼吸器进行。
- 如果出现呼吸困难应进行吸氧。
- 脱掉并隔离被污染的衣服和鞋。
- 若不慎接触本类物质，立即用自来水冲洗被污染的皮肤或眼睛至少 20min。
- 如果皮肤直接接触少量泄漏物，应防止扩散到未被污染的皮肤上。
- 保持患者安静和温暖。
- 吸入、食入或皮肤接触泄漏物可能出现迟发性反应。

7

指南 157　　　　有毒和/或腐蚀性物质（不可燃/对水敏感）　　　ERG2016

潜在危害

健康

- 有毒；吸入、食入或直接接触（皮肤，眼睛）本类物质、蒸气、粉尘时可引起严重损伤、烧（灼）伤或死亡。
- 遇水或潮湿空气可释放有毒、腐蚀性或易燃气体。
- 与水反应可产生大量能增加空气中烟雾浓度的热量。
- 燃烧可产生刺激性、腐蚀性和/或有毒气体。
- 灭火或稀释用的废水具有腐蚀性和/或毒性，并可引起污染。

火灾或爆炸

- 本类物质本身不可燃，但其加热分解可产生腐蚀性和/或有毒的烟雾。
- 本类物质蒸气可在密闭空间[如地下室、储罐、斗车/油罐（槽）车等]积聚。
- 对于硝化酸混合物（UN1796）、废硝化酸混合物（UN1826）、硝酸（UN2031）处于高浓度时，以及发烟硝酸（UN2032）：可扮演氧化剂，也应查阅指南140。
- 本类物质可与水发生反应（有些是剧烈反应），释放出腐蚀性和/或有毒气体及溢流。
- 遇金属可释放易燃的氢气。
- 加热盛有本品的容器或容器内物质被水污染时可引起容器爆炸。

公众安全

- 首先拨打运输标签上的应急电话，若没有合适的信息，可依次拨打本地消防急救电话、国家中毒控制中心及各地分中心电话和各地化学品中毒抢救中心电话。
- 作为紧急预防措施，应在液体泄漏区四周至少隔离50m，固体泄漏区至少隔离25m。
- 疏散无关人员。
- 停留在上风向、上坡和/或上游。
- 密闭空间需通风。

防护服

- 佩戴自给式空气呼吸器（SCBA）。
- 穿戴厂商专门推荐的化学防护服，这些防护服几乎或根本不能隔热。
- 一般消防服在灭火中只提供有限的防护作用，而在有可能直接接触本类物质的泄漏区则无防护效果。

现场疏散

泄漏

- 见表8.1首次隔离和防护距离表。对首次隔离和防护距离表中没有列出的物质，可根据需要，按照"公众安全"条中列出的隔离距离，增加从下风向撤离的距离。

火灾

- 如果火场中有储罐、槽车、罐车，应向四周隔离800m；而且，也可考虑首次就向四周撤离800m。

应急反应

火灾

注：一些泡沫可与本类物质反应，并释放腐蚀性和/或有毒气体。

小火

- 用二氧化碳（对氰化物除外）、干粉、干砂或耐醇性泡沫灭火。

大火

- 使用水幕、雾状水或耐醇性泡沫灭火。
- 在确保安全的情况下，将容器移离火场。
- 使用水幕或雾状水灭火，切勿用水流直接喷射灭火。
- 围堤收容消防水待处理；切勿扩散泄漏物。

涉及储罐或货车/拖车着火

- 尽可能远距离灭火或用遥控水枪或水炮扑救。
- 切勿将水注入容器。
- 用大量自来水冷却盛有危险物的容器，直到火完全熄灭。
- 如果容器的安全阀发出响声或储罐变色，应迅速撤离。
- 切记远离被大火吞没的储罐。

溢出或泄漏

- 消除所有火源（泄漏区附近严禁吸烟、闪光、火花或其他任何形式明火）。
- 处理产品所用的设备必须接地。
- 除非穿有合适的防护服，否则切勿触摸破损容器或泄漏物质。
- 在确保安全的前提下，阻断泄漏。
- 使用压缩蒸气泡沫减少蒸气。
- 切勿将水注入容器。
- 用水幕减少蒸气或改变蒸气云流向。防止用水直接冲击泄漏物。
- 防止泄漏物进入排水沟、下水道、地下室或其他密闭空间。

小泄漏

- 用干土、干砂或其他不燃物覆盖泄漏物，再盖上塑料布以减少扩散或雨水冲刷。
- 用干净不起火花的工具收集泄漏物，并放入未密封的塑料容器中待处理。

急救

- 确保医护人员知晓事故中涉及的有关物质，并采取自我防护措施。
- 将患者移到空气新鲜处。
- 呼叫120或其他应急医疗服务中心。
- 如果患者停止呼吸，应立即实施人工呼吸。
- 如果患者食入或吸入本类物质，请不要对其施行口对口人工呼吸。如果需做人工呼吸，要戴单向阀袖珍式面罩或其他合适的医用呼吸器进行。
- 如果出现呼吸困难应进行吸氧。
- 脱掉并隔离被污染的衣服和鞋。
- 若不慎接触本类物质，立即用自来水冲洗被污染的皮肤或眼睛至少20min。
- 若不慎直接接触氢氟酸（UN1790），要用大量的水冲洗。皮肤接触，如有葡萄糖酸钙凝胶，先用清水冲洗5min，然后使用凝胶。否则，就一直用清水冲洗，直到可以进行医疗处置。眼睛接触，用水或盐水冲洗15min。
- 如果皮肤直接接触少量泄漏物，应防止扩散到未被污染的皮肤上。
- 保持患者安静和温暖。
- 吸入、食入或皮肤接触泄漏物可能出现迟发性反应。

指南 160　　　　　　　　　　卤化类溶剂　　　　　　　　　　ERG2016

潜在危害	应急反应

潜在危害

健康

- 食入有毒。
- 蒸气可导致眩晕或窒息。
- 在封闭场所接触本类物质非常有害。
- 直接接触可引起刺激或烧（灼）伤皮肤和眼睛。
- 燃烧可产生刺激性和 / 或有毒气体。
- 灭火或稀释用的废水，可以引起污染。

火灾或爆炸

- 本类物质有些可燃烧，但不易点燃。
- 本类物质大多数的蒸气比重比空气重。
- 点燃时，空气 / 蒸气混合物可爆炸。
- 容器在火中受热可爆炸。

公众安全

- 首先拨打运输标签上的应急电话，若没有合适的信息，可依次拨打本地消防急救电话、国家中毒控制中心及各地分中心电话和各地化学品中毒抢救中心电话。
- 作为紧急预防措施，应在泄漏区四周隔离至少 50m。
- 疏散无关人员。
- 停留在上风向、上坡和 / 或上游。
- 许多气体比重比空气重，可沿地面扩散，积聚在地势低洼处和密闭空间（如下水道、地下室、储罐等）。
- 进入密闭的空间前应先通风。

防护服

- 佩戴自给式空气呼吸器（SCBA）。
- 穿戴厂商专门推荐的化学防护服，这些防护服几乎或根本不能隔热。
- 一般消防服只提供有限的防护作用。

现场疏散

大泄漏

- 首先考虑下风向撤离至少 100m。

火灾

- 如果火场中有储罐、槽车、罐车，应向四周隔离 800m；而且，也可考虑首次就向四周撤离 800m。

应急反应

火灾

小火

- 使用干粉、二氧化碳或水幕灭火。

大火

- 使用干粉、二氧化碳、耐醇性泡沫或水幕灭火。
- 在确保安全的情况下，将容器移离火场。
- 围堤收容消防水待处理；切勿扩散泄漏物。

涉及储罐或货车 / 拖车着火

- 尽可能远距离灭火或用遥控水枪或水炮扑救。
- 用大量自来水冷却盛有危险物的容器，直到火完全熄灭。
- 如果容器的安全阀发出响声或储罐变色，应迅速撤离。
- 切记远离被大火吞没的储罐。

溢出或泄漏

- 消除所有火源（泄漏区附近严禁吸烟、闪光、火花或其他任何形式明火）。
- 在确保安全的前提下，阻断泄漏。

少量液体泄漏

- 用沙子、泥土或其他不可燃物吸收泄漏物。

大泄漏

- 在泄漏液体的前方围堤，待以后处理。
- 防止泄漏物进入排水沟、下水道、地下室或其他密闭空间。

急救

- 确保医护人员知晓事故中涉及的有关物质，并采取自我防护措施。
- 将患者移到空气新鲜处。
- 呼叫 120 或其他应急医疗服务中心。
- 如果患者停止呼吸，应立即实施人工呼吸。
- 如果出现呼吸困难应进行吸氧。
- 脱掉并隔离被污染的衣服和鞋。
- 若不慎接触本类物质，立即用自来水冲洗被污染的皮肤或眼睛至少 20min。
- 如果皮肤直接接触少量泄漏物，应防止扩散到未被污染的皮肤上。
- 用肥皂和水清洗皮肤。
- 保持患者安静和温暖。

7

指南 167　　　　　　　　　　　　氟（制冷液体）　　　　　　　　　　　ERG2016

潜 在 危 害	应 急 反 应

健康

- 有毒；如吸入可致命。
- 蒸气具有极强的刺激性。
- 直接接触气体或液化气可引起烧（灼）伤、严重损伤和／或冻伤。
- 液化气蒸气比重比空气重，可沿地面扩散。
- 灭火的废水可引起污染。

火灾或爆炸

- 本类物质不燃，但可助燃。
- 该物质是强氧化剂，可与包括燃料在内的许多物质发生剧烈或爆炸性反应。
- 本类物质可点燃可燃物质（如木材、纸张、油料、衣服等）。
- 蒸气在室内、户外或下水道内有引起爆炸和中毒危险。
- 容器受热可发生爆炸。
- 破裂的钢瓶具有飞射危险。

公 众 安 全

- 首先拨打运输标签上的应急电话，若没有合适的信息，可依次拨打本地消防急救电话、国家中毒控制中心及各地分中心电话和中国各地化学品中毒抢救中心电话。
- 作为紧急预防措施，应在泄漏区四周隔离至少 100m。
- 疏散无关人员。
- 停留在上风向。
- 许多气体比重比空气重，可沿地面扩散，积聚在地势低洼处和密闭空间（如下水道、地下室、储罐等）。
- 切勿进入低洼区。
- 进入密闭的空间前应先通风。

防护服

- 佩戴自给式空气呼吸器（SCBA）。
- 穿戴厂商专门推荐的化学防护服，这些防护服几乎或根本不能隔热。
- 一般消防在灭火中只提供有限的防护作用，而在有可能直接接触本类物质的泄漏区则无防护效果。
- 当处理制冷剂／低温液体时，要穿防寒服。

现场疏散

泄漏

- 见首次隔离和防护距离表。

火灾

- 如果火场中有储罐、槽车、罐车，应向四周隔离 1600m；而且，也可考虑首次就向四周撤离 1600m。

火灾

小火

- 使用干粉、苏打粉、石灰或沙子灭火。

大火

- 使用水幕或大量雾状水灭火。
- 切勿将水注入容器。
- 在确保安全的情况下，将容器移离火场。

储罐着火

- 尽可能远距离灭火或用遥控水枪或水炮扑救。
- 用大量自来水冷却盛有危险物的容器，直到火完全熄灭。
- 切勿对泄漏源或安全阀直接喷水，防止产生冰冻。
- 如果容器的安全阀发出响声或储罐变色，应迅速撤离。
- 切记远离被大火吞没的储罐。
- 对于燃烧剧烈的大火，使用遥控水枪或水炮远距离灭火；否则撤离火场并任其燃烧。

溢出或泄漏

- 切勿接触或穿越泄漏物。
- 如果没有穿着适用于本类物质的特殊防护服，不要直接接触有危险的本类物质。
- 禁止用水直接冲击溢出物或泄漏源。
- 用细水雾远距离喷洒泄漏区的边缘，让泄漏物在受控的条件下保持大火燃烧。
- 远离易燃物（木材、纸张、油料等）。
- 在确保安全的前提下，阻断泄漏。
- 用水幕减少蒸气或改变蒸气云流向。防止用水直接冲击泄漏物。
- 如果有可能，转动泄漏容器使气体逸出而避免液体流出。
- 防止泄漏物进入排水沟、下水道、地下室或其他密闭空间。
- 隔离泄漏区域，直到泄漏气体散尽。
- 对泄漏区进行通风。

急救

- 将患者移到空气新鲜处。
- 呼叫 120 或其他应急医疗服务中心。
- 如果患者停止呼吸，应立即实施人工呼吸。
- 如果出现呼吸困难应进行吸氧。
- 将冻结在皮肤上的衣服解冻后再脱掉。
- 脱掉并隔离被污染的衣服和鞋。
- 若不慎接触本类物质，立即用自来水冲洗被污染的皮肤或眼睛至少 20min。
- 保持患者温暖和安静。
- 密切观察患者。
- 直接接触或吸入可发生迟发性反应。
- 确保医护人员知晓事故中涉及的有关物质，并采取自我防护措施。

指南 168　　　　　　　　**一氧化碳（制冷液体）**　　　　　　　　**ERG2016**

潜在危害	应急反应

潜在危害

健康

- 有毒；极危险。
- 吸入极其危险；可致命。
- 直接接触气体或液化气可以引起烧（灼）伤、严重损伤和 / 或冻伤。
- 无气味，不能凭嗅觉察觉。

火灾或爆炸

- 极度易燃。
- 加热、火花或明火可点燃本品。
- 燃烧时看不见火焰。
- 容器受热可发生爆炸。
- 蒸气在室内、户外或下水道内有爆炸和中毒危险。
- 液化气蒸气比重比空气重，可沿地面扩散。
- 蒸气可能扩散遇火源引起回燃。
- 泄漏物有着火或爆炸危险。

公众安全

- 首先拨打运输标签上的应急电话，若没有合适的信息，可依次拨打本地消防急救电话、国家中毒控制中心及各地分中心电话和各地化学品中毒抢救中心电话。
- 作为紧急预防措施，应在泄漏区四周隔离至少 100m。
- 疏散无关人员。
- 停留在上风向、上坡和 / 或上游。
- 许多气体比重比空气重，可沿地面扩散，积聚在地势低洼处和密闭空间（如下水道、地下室、储罐等）。
- 进入密闭的空间前应先通风。

防护服

- 佩戴自给式空气呼吸器（SCBA）。
- 穿戴厂商专门推荐的化学防护服，这些防护服几乎或根本不能隔热。
- 一般消防服在灭火中只提供有限的防护作用，而在有可能直接接触本类物质的泄漏区则无防护效果。
- 当处理制冷剂 / 低温液体时，要穿防寒服。

现场疏散

泄漏

- 见表 8.1 首次隔离和防护距离表。

火灾

- 如果火场中有储罐、槽车、罐车，应向四周隔离 800m；而且，也可考虑首次就向四周撤离 800m。

应急反应

火灾

- 除非能切断泄漏，否则不要扑灭正在燃烧的气体。

小火

- 使用干粉、二氧化碳或水幕灭火。

大火

- 使用水幕、雾状水或常规泡沫灭火。
- 在确保安全的情况下，将容器移离火场。

涉及储罐着火

- 尽可能远距离灭火或用遥控水枪或水炮扑救。
- 用大量自来水冷却盛有危险物的容器，直到火完全熄灭。
- 切勿对泄漏源或安全阀直接喷水，防止产生冰冻。
- 如果容器的安全阀发出响声或储罐变色，应迅速撤离。
- 切记远离被大火吞没的储罐。

溢出或泄漏

- 消除所有火源（泄漏区附近严禁吸烟、闪光、火花或其他任何形式明火）。
- 处理产品所用的设备必须接地。
- 应穿全封闭式蒸气防护服处理无着火的泄漏或溢出。
- 切勿接触或穿越泄漏物。
- 在确保安全的前提下，阻断泄漏。
- 用水幕减少蒸气或改变蒸气云流向。防止用水直接冲击泄漏物。
- 禁止用水直接冲击溢出物或泄漏源。
- 如果有可能，转动泄漏容器使气体逸出而避免液体流出。
- 防止泄漏物进入排水沟、下水道、地下室或其他密闭空间。
- 隔离泄漏区域，直到泄漏气体散尽。

急救

- 确保医护人员知晓事故中涉及的有关物质，并采取自我防护措施。
- 将患者移到空气新鲜处。
- 呼叫 120 或其他应急医疗服务中心。
- 如果患者停止呼吸，应立即实施人工呼吸。
- 如果出现呼吸困难应进行吸氧。
- 脱掉并隔离被污染的衣服和鞋。
- 若不慎接触本类物质，立即用自来水冲洗被污染的皮肤或眼睛至少 20min。
- 若直接接触液化气，应用温水融化冻结部分。
- 保持患者安静和温暖。
- 密切观察患者。
- 直接接触或吸入可发生迟发性反应。

7

指南 170　　　　金属（粉末、粉尘、刨屑、镗屑、削屑或切屑等）　　　ERG2016

潜 在 危 害	应 急 反 应

火灾或爆炸

- 遇水可发生剧烈或爆炸性反应。
- 某些金属可在易燃液体中运输。
- 摩擦、热、火花或明火可能点燃。
- 某些金属遇高热可燃烧。
- 金属尘或烟在空气中可形成爆炸性混合物。
- 容器受热可发生爆炸。
- 火被熄灭后，可再次点燃。

健康

- 金属燃烧时所产生的氧化物可产生严重的健康损害。
- 吸入或直接接触该物质或其分解产物可引起严重损伤或死亡。
- 燃烧可产生刺激性、腐蚀性和／或有毒气体。
- 灭火或稀释用的废水，可以引起污染。

公 众 安 全

- 首先拨打运输标签上的应急电话，若没有合适的信息，可依次拨打本地消防急救电话、国家中毒控制中心及各地分中心电话和各地化学品中毒抢救中心电话。
- 作为紧急预防措施，应在液体泄漏区四周至少隔离 50m，固体泄漏区至少隔离 25m。
- 停留在上风向、上坡和／或上游。
- 疏散无关人员。

防护服

- 佩戴自给式空气呼吸器（SCBA）。
- 一般消防服只提供有限的防护作用。

现场疏散

大泄漏

- 首先考虑下风向撤离至少 50m。

火灾

- 如果火场中有储罐、槽车、罐车，应向四周隔离 800m；而且，也可考虑首次就向四周撤离 800m。

火灾

- 切勿使用水、泡沫或二氧化碳灭火。
- 用水扑灭金属着火，尤其是发生在密闭空间（如建筑物、船舱等）的着火，可产生氢气，有极严重的爆炸危害。
- 用干砂、石墨粉、干氯化钠等为原料的灭火器，G-1® 或 Met-L-X® 粉末等灭火。
- 用限制法和窒息法扑灭金属着火优于用水灭火。
- 在确保安全的情况下，将容器移离火场。

涉及储罐或货车／拖车着火

- 如果不能扑灭火灾，保护周围环境并容许其燃尽。

溢出或泄漏

- 消除所有火源（泄漏区附近严禁吸烟、闪光、火花或其他任何形式明火）。
- 切勿接触或穿越泄漏物。
- 在确保安全的前提下，阻断泄漏。
- 防止泄漏物进入排水沟、下水道、地下室或其他密闭空间。

急救

- 确保医护人员知晓事故中涉及的有关物质，并采取自我防护措施。
- 将患者移到空气新鲜处。
- 呼叫 120 或其他应急医疗服务中心。
- 如果患者停止呼吸，应立即实施人工呼吸。
- 如果出现呼吸困难应进行吸氧。
- 脱掉并隔离被污染的衣服和鞋。
- 若不慎接触本类物质，立即用自来水冲洗被污染的皮肤或眼睛至少 20min。
- 保持患者安静和温暖。

指南 171　　　　　　低至中等危害物质　　　　　　ERG2016

潜 在 危 害

火灾或爆炸

- 本类中有些可燃烧，但不易点燃。
- 容器受热可发生爆炸。
- 有些物质可进行热运输。
- 对于电力电容器（UN3508），当心在运输过程中处于充电状态可能发生短路。

健康

- 吸入本类物质有害健康。
- 直接接触可灼伤皮肤和眼睛。
- 吸入石棉尘可引起肺部损害。
- 燃烧可产生刺激性、腐蚀性和／或有毒气体。
- 某些液体产生致头晕或窒息的蒸气。
- 灭火的废水可引起污染。

公 众 安 全

- 首先拨打运输标签上的应急电话，若没有合适的信息，可依次拨打本地消防急救电话、国家中毒控制中心及各地分中心电话和各地化学品中毒抢救中心电话。
- 作为紧急预防措施，应在液体泄漏区四周至少隔离 50m，固体泄漏区至少隔离 25m。
- 疏散无关人员。
- 停留在上风向、上坡和／或上游。

防护服

- 佩戴自给式空气呼吸器（SCBA）。
- 一般消防服只提供有限的防护作用。

现场疏散

泄漏

- 见表 8.1 首次隔离和防护距离表。对首次隔离和防护距离表中没有列出的物质，可根据需要，按照"公众安全"条中列出的隔离距离，增加从下风向撤离的距离。

火灾

- 如果火场中有储罐、槽车、罐车，应向四周隔离 800m；而且，也可考虑首次就向四周撤离 800m。

应 急 反 应

火灾

小火

- 使用干粉、二氧化碳、水幕或常规泡沫灭火。

大火

- 使用水幕、雾状水或常规泡沫灭火。
- 切勿用高压水流冲散泄漏物。
- 在确保安全的情况下，将容器移离火场。
- 围堤收容消防用水待处理。

涉及储罐着火

- 用大量自来水冷却盛有危险物的容器，直到火完全熄灭。
- 如果容器的安全阀发出响声或储罐变色，应迅速撤离。
- 切记远离被大火吞没的储罐。

溢出或泄漏

- 切勿接触或穿越泄漏物。
- 在确保安全的前提下，阻断泄漏。
- 防止形成尘云。
- 避免吸入石棉尘。

少量干燥泄漏物

- 使用干净的铲子把泄漏物装入干净、干燥容器中，不要盖紧；将容器从泄漏区移开。

小泄漏

- 用沙子或其他不可燃材料吸收泄漏物，并将泄漏物放入容器中待处理。

大泄漏

- 在泄漏液体的前方围堤，待以后处理。
- 用塑料布或油布覆盖泄漏粉末以减少扩散。
- 防止泄漏物进入排水沟、下水道、地下室或其他密闭空间。

急救

- 确保医护人员知晓事故中涉及的有关物质，并采取自我防护措施。将患者移到空气新鲜处。
- 呼叫 120 或其他应急医疗服务中心。
- 如果患者停止呼吸，应立即实施人工呼吸。
- 如果出现呼吸困难应进行吸氧。
- 脱掉并隔离被污染的衣服和鞋。
- 若不慎接触本类物质，立即用自来水冲洗被污染的皮肤或眼睛至少 20min。

7

指南 172 镓和汞 ERG2016

潜在危害

健康

- 直接接触本类物质或吸入其蒸气可导致污染和潜在有害反应。
- 燃烧可产生刺激性、腐蚀性和／或有毒气体。

火灾或爆炸

- 本类物质本身不可燃，但遇热反应可产生腐蚀性和／或有毒烟雾。
- 泄漏物可污染下水道。

公众安全

- 首先拨打运输标签上的应急电话，若没有合适的信息，可依次拨打本地消防急救电话、国家中毒控制中心及各地分中心电话和各地化学品中毒抢救中心电话。
- 作为紧急预防措施，应在泄漏区四周隔离至少 50m。
- 停留在上风向、上坡和／或上游。
- 疏散无关人员。

防护服

- 佩戴自给式空气呼吸器（SCBA）。
- 一般消防防护服只能提供有限的防护效果。

现场疏散

大泄漏

- 首先考虑下风向撤离至少 100m。

火灾

- 当任何大容器着火时，应考虑首次就向四周撤离 500m。

应急反应

火灾

- 选用适合于火灾类型的灭火剂。
- 切勿直接用水喷受热的金属。

溢出或泄漏

- 切勿接触或穿越泄漏物。
- 除非穿有合适的防护服，否则切勿触摸破损容器或泄漏物质。
- 在确保安全的前提下，阻断泄漏。
- 防止泄漏物进入排水沟、下水道、地下室或其他密闭空间。
- 切勿使用钢或铝质工具或设备。
- 用泥土、沙子或不燃材料覆盖泄漏物，再盖上塑料布以减少扩散或雨水冲刷。
- 使用专用工具处理汞泄漏。
- 随后用硫化钙或硫代硫酸钠冲洗汞泄漏区以中和任何残留的汞。

急救

- 确保医护人员知晓事故中涉及的有关物质，并采取自我防护措施。
- 将患者移到空气新鲜处。
- 呼叫 120 或其他应急医疗服务中心。
- 如果患者停止呼吸，应立即实施人工呼吸。
- 如果出现呼吸困难应进行吸氧。
- 脱掉并隔离被污染的衣服和鞋。
- 若不慎接触本类物质，立即用自来水冲洗被污染的皮肤或眼睛至少 20min。
- 保持患者安静和温暖。

第八章

首次隔离和防护距离表

8.1 术语解释
Terminology

8.1.1 首次隔离和防护距离
Initial isolation and protective action distances

该距离被建议用于保护人们免受危险货物泄漏所致有毒蒸气的吸入毒性危害（TIH）。危险品包括某些化学武器毒剂，或遇水产生有毒气体的物质。在有技术资质的应急救援人员到达事发地点之前，本表为紧急救援人员提供初始指导。

8.1.2 首次隔离区
Initial isolation zone

是指在事故周围人们可能接触毒物（上风向）和威胁生命的（下风向）危险品浓度的区域。

8.1.3 防护区
Protective action zone

是指可以使事故下风向的人们失能并且没有能力采取保护行动，并（或）遭受严重或不可逆健康损害效应的区域。本表为白天或黑夜发生的大泄漏和小泄漏提供具体的指导。

对具体事故的防护距离的调整涉及许多相互影响的因素，应该只有有资质的技术人员可以做出这样的调整，为此，本书中没有给出用于调整距离的准确指南；然而，一般性指南可以参考表 8.1。

8.2 可能改变防护距离的因素
Factors that may change the protective action distances

应急救援卡"现场疏散"中"火灾"部分清楚地显示防止大容器碎片危害所需撤离的距离。如果物品着火，毒性危害可能就次于火灾或爆炸危险。这种情况下应使用火灾防护距离。

如果事故中多个装有 TIH 物质的油罐（槽）车发生泄漏，可能要考虑增加大泄漏防护距离。

对于采用 11.0km 以上防护距离的物品，在某种大

气条件下实际应急防护距离可能会更大。如果危险品蒸气在峡谷或建筑物之间形成涡流，由于这种涡流与大气混合的机会较少，在表中列出的防护距离也应相应增大。白天泄漏区，在已知风向强逆转、雪覆盖或近日落、伴有平稳的风速等情况下，可能需要增加防护距离。当存在这些情况时，空气中污染物混合、扩散缓慢，并可漂移到下风向更远的地方。在这种情况下，可能更合适为夜晚防护距离。另外，如果物品温度或室外气温超过 30℃，对于液体泄漏可能要增大防护距离。

首次隔离和防护距离表（表 8.1）中还包括遇水反应产生大量有毒气体的物质。应引起注意，某些遇水反应的物质，也有 TIH［如三氟化溴、二硫酰（二）氯等］，泄漏到水中时会产生另一种 TIH。对于这些物质，在首次隔离和防护距离表中列出了两个条目（如在陆地的泄漏和在水中的泄漏）。如果不知道泄漏发生在陆地还是水里，或既发生在水里又发生在陆地，可选择较大的防护距离。在首次隔离和防护距离表后列出了泄漏到水中会产生有毒气体的物质表（请查询英文原书）。

当遇水反应产生的 TIH 物质泄漏到小河或小溪里，有毒气体污染源可能随着水流流向下游。

表 8.1 列出了常见的 TIH 物质的首次隔离和防护距离。

列举的物质包括：

· 无水氨（UN1005）

· 氯（UN1017）

· 环氧乙烷（UN1040）

· 无水氟化氢（UN1052）

· 二氧化硫（UN1079）

本部分按字母顺序排序，提供不同容器类型（不同体积容量）大泄漏（大于 208L）时的首次隔离和防护距离，且区分了白天、夜晚及不同风速的情况。

首次隔离距离和防护距离表中也列入了某种化学武器毒剂。当作为化学武器毒剂使用时，所显示的距离是在最坏的情况下计算出的距离。

本指南的首次隔离和防护距离是源于运输事故中的历史数据和统计模型。在全部包装物品瞬时大量泄漏（由恐怖活动、破坏行动或灾难所致）的最坏情况下，

8

可增加距离，可以增加 2 倍距离。

8.3 决定防护措施需考虑的因素
Protective action decision factors to consider

在特定条件下选择保护措施取决于许多因素。在某些情况下，撤离是最好的选择；在其他情形之下，就地躲避可能是最好的选择。有时，可能联合使用这两种方法。在任何紧急情况下，官员需要立即给公众指导。撤离或者就地躲避时公众需要不断的信息交流和指导。

适当评估以下所列因素以判定撤离或者就地躲避的有效性。随着应急条件的变化，这些因素的重要性也随之变化。在特定紧急的情况下，可能需要识别和考虑其他因素，以下内容表明初始决定所需要的信息。

8.3.1 危险品
The hazardous materials/dangerous goods

（1）健康危害程度。
（2）理化特性。
（3）涉及的数量。
（4）泄漏的污染／控制。
（5）蒸气移动速率。

8.3.2 危及的人群
The population threatened

（1）地理位置。
（2）人数。
（3）可利用的撤离或者就地躲避的时间。
（4）控制撤离或者就地躲避的能力。
（5）建筑物类型及其可利用的程度。
（6）特殊机构或人群，如救济所、医院、监狱。

8.3.3 气候条件
The weather conditions

（1）对蒸气和云雾漂移的影响。
（2）改变可能性。
（3）对撤离或就地躲避的影响。

8.4 防护行动相关内容
Protective actions

8.4.1 防护行动
Protective actions

防护行动指在发生危险品泄漏事故期间所采取的保护紧急救援人员及公众健康和安全的步骤。首次隔离和防护距离表（绿边页）预测到有毒气体云影响下风向区的范围。该区域的人员应当撤离和／或就地躲避在建筑物内。

8.4.2 隔离危害区与禁止进入
Isolate hazard zone and deny entry

隔离危害区与禁止进入指不直接参与紧急救援工作的所有人员不得停留在该区域。无防护装置的紧急救援人员也应禁止进入该隔离区。"隔离"任务首先是建立控制区。这是随后采取任何保护行动的第一步。欲知特殊物质的详细信息请查询首次隔离和防护距离表（绿边页）。

8.4.3 撤离
Evacuation

撤离是指所有人员从危险区转移到更安全区。为了实施撤离，必须要留有足够的时间向人们发出警告、做好准备和撤离该区。如果时间充裕，撤离是一种最好的防护行动。开始撤离附近的民众和现场能直接看到的室外民众。当有其他的援助时，至少将救援范围扩大到推荐的下风向和侧风向距离内。即使人们疏散到建议的距离，并非排除了危害而完全安全。因此不容许人们在这样的距离条件下聚集在一起，应通过特殊的路径将疏散者送到指定的足够远的地方，保证即使在风向改变的情况下，他们也不用再转移。

8.4.4 就地躲避
Shelter-in-place

就地躲避指人们在建筑物内寻求保护并等待危险过去。在公众疏散要比待在原地更危险的条件下，或者在不能采取撤离措施时可就地躲避。指导室内人们关闭所有门、窗，关闭所有通风、送暖和制冷系统。以下情形下就地保护不是最佳选择：①易燃蒸气；②需要很长时间清理本地区的气体；③建筑物门、窗关不紧。如果窗和通风系统被关闭后，短时间内交通工具能提供一些保护作用。交通工具不能达到像建筑物样的就地防护效果。

与建筑物内有能力的人士保持联系，建议他们改变条件至关重要。应当警告就地躲避的人远离门、窗，因为有来自火灾区和 / 或爆炸散射的玻璃和金属碎片进入的危险。

不同危险品事故是各不相同的。每种事故会有各自的特殊问题和要点。必须仔细选择保护公众的行动。这些内容有助于做出如何帮助保护公众的最初的决定。官员必须持续收集信息并监测事态进展，直到威胁消除。

8.5　首次隔离与防护距离表的背景资料

Background on table—initial isolation and protective action distances

在指南中对白昼或夜晚发生的大泄漏和小泄漏已规定了首次隔离与防护距离。对所用排放率和扩散模式的技术状况和性质进行了全面的统计学分析。根据美国运输部有害物质事故报告系统（HMIS）数据库的统计学资料，对美国、加拿大和墨西哥的 120 个城市做了 5 年的气象学观察数据，而且也参考了最新的毒理学接触的相关指南。

为解释释放量和大气状况的两种统计学变异，对每种化学物质都进行了上千个排放模式的设想。根据这些统计事例，在表 8.1 中选用的化学物质及其类别的防护距离的 90%。以下提供了分析的简要描述。在首次隔离与防护距离中所用详细方法学和数据的摘要报道可从美国运输部管道和危险物品安全管理局查到。

8.5.1　释放量与排放率

Release amounts and emission rates

进入大气中的释放量和排放率统计模型的依据如下。①美国运输部有害物质事故报告系统的数据；②运输部所规定的容器类型及其容量见美国联邦法规 49CFR72.101 和 173 节的说明；③有关的物理性质；

④历史性气象数据库。排放模型可以计算地面液体槽蒸发的蒸气量，容器中直接释放的蒸气量或两者联合量；液化气能够逸出而形成蒸气 / 气溶胶的混合物和蒸发槽。此外，释放模型也可以计算遇水反应的泄漏物在水中产生的副产物的有毒蒸气释放量。液体释放量 ≤ 200L 或固体释放量 ≤ 300kg 的泄漏被认为是小泄漏，而液体释放量 ＞ 200L 或固体释放量 ＞ 300kg 的泄漏为大泄漏。化学武器毒剂例外，其释放量 ≤ 2kg 为小泄漏，2kg ＜释放量 ≤ 25kg 为大泄漏，这些毒剂包括 BZ（二苯羟乙酸，毕兹）、CX（战争毒剂）、GA（塔崩）和 GB（沙林）、GD（索曼）、GF、HD（芥子气 - 路易氏气，用于冷冻）、HL（芥子气纯品）、HN1（氮芥，氮芥 -1）、HN2（氮芥，氮芥 -2）、HN3（氮芥，氮芥 -3）、L（路易氏毒气）及 VX（维埃克斯、战争毒剂）。

8.5.2　下风向扩散

Downwind dispersion

对各个模拟的事故可以计算出蒸气向下风向的扩散。从美国、加拿大和墨西哥的 120 个城市的每小时气象变化数据库中选用了影响大气扩散、排放率的统计学变量。扩散与泄漏源随时变化的排放率及蒸气流（即重气效应）的密度有关。

因为夜间蒸气流扩散与大气混合的效果较差，所以需要分别分析白天和夜间的扩散。表 8.1 中的"白天"是指日出至日落前的时段，而"夜晚"指日落至日出前的时段。

8.5.3　毒理学短时间接触指南

Toxicological short-term exposure guidelines

在遇到极少发生的接触时，化学物质的短时间接触指南可以用来确定人能否采取防护行动或是否会引起严重的健康效应的下风向距离。如能获得，毒理学接触指南选自 AEGL-2 或 ERPG-2 应急救援指南，且优先选择 AEGL-2 的值。若 AEGL-2 或 ERPG-2 均无值可参考，则可选择动物研究所得的致死浓度，这些内容是工业方面和学术机构的独立的毒理专家委员会提出的建议。

8

8.6 如何使用首次隔离和防护距离表
How to use table—initial isolation and protective action distances

（1）紧急救援人员应当做好下述准备。

• 按照识别号（ID号）和名称确认物品（如果不能找到ID号，可使用本书粉红边页、蓝边页的物质中、英文名称索引寻找其号码）。

• 查出该物质三位数的指南卡号，以便查询与此表共同推荐的应急行动。

• 注意风向。

（2）在绿边页的表8.1内查出事故中有关的物品的ID号和名称。一些ID号有多于一种列出的货运名称——见物品的特异名称（如果不知道货运名称而且表中列出同一ID号多于一种名称，使用最大防护距离）。

（3）判定事故是小泄漏还是大泄漏，发生在白天还是夜晚。一般情况下，小泄漏仅涉及单个小包装（如一个圆桶装满约为200L）、小钢瓶或者大包装的小泄漏。大泄漏是指大包装的泄漏，或者许多小包装发生多个泄漏。白天是指日出后至日落前的任何时间。夜晚是指日落至日出前的任何时间。

（4）查出首次隔离距离。指导所有人员进行转移，在侧风处，从泄漏点撤至说明的距离（以m为单位）。

示意图见图8.1。

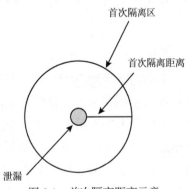

图8.1 首次隔离距离示意

（5）查到表8.1中列出的首次防护距离。对于一种给出的物质，泄漏的大小及发生在白天或晚上，该表给出应考虑防护的下风向距离（km）。为了实用，防护区（如人们处于有害接触风险下的区域）是正方形的，长和宽同表8.1中所示的下风向距离一样长。

（6）首次防护行动应尽量从泄漏的最近点开始，尽量在远离下风向的地点工作。如果遇水反应TIH危险品泄漏到小河或溪流时，毒物会随着溪流从泄漏点流到下游。

图8.2显示出采取保护行动的防护距离区的范围。泄漏位于小圈的中心，大圈代表环绕泄漏处的首次隔离距离。

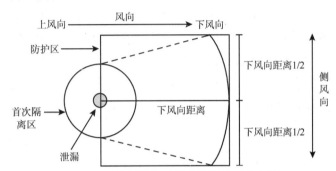

图8.2 采取保护行动的防护距离区的范围

参见本书8.2节可能改变防护距离的因素。

尽快拨打货运单上的应急号码或联系适当的应急机构以得到更多关于物品、安全预防措施及救援程序的信息。

8.7 如何使用表8.2——6种常见TIH气体大泄漏时的首次隔离和防护距离
How to use table 8.2—The initial isolation and protective action distances for six common TIH gas leaks

表8.2列出了常见的TIH物质。

列举的物质包括：

• 无水氨（UN1005）

• 氯（UN1017）

• 环氧乙烷（UN1040）

• 无水氯化氢（UN1050）；氯化氢冷冻液（UN2186）

• 无水氟化氢（UN1052）

• 二氧化硫（UN1079）

本部分按字母顺序排序，提供不同容器类型（不同体积容量）大泄漏（大于208L）时的首次隔离和防护距离，且区分了白天、夜晚及不同风速的情况（表8.3）。

表 8.1 首次隔离和防护距离表

识别号	应急救援指南卡号	英文名称	中文名称	首次隔离和防护距离					
				小泄漏			大泄漏		
				首次隔离距离 (m)	下风向撤离距离 (km) 白天	夜晚	首次隔离距离 (m)	下风向撤离距离 (km) 白天	夜晚
1005	125	Ammonia, anhydrous	氨，无水氨	30	0.1	0.2		见表 8.2	
1005	125	Anhydrous ammonia	无水氨	30	0.1	0.2		见表 8.2	
1008	125	Boron trifluoride	三氟化硼	30	0.1	0.7	400	2.2	4.8
1008	125	Boron trifluoride (compressed)	三氟化硼（压缩气体）	30	0.1	0.7	400	2.2	4.8
1016	119	Carbon monoxide	一氧化碳	30	0.1	0.1	90	0.7	2.4
1016	119	Carbon monoxide (compressed)	一氧化碳（压缩气体）	30	0.1	0.1	90	0.7	2.4
1017	124	Chlorine	氯；氯气	30	0.3	1.1		见表 8.2	
1040	119	Ethylene oxide	环氧乙烷，氧丙烷	30	0.1	0.2		见表 8.2	
1040	119	Ethylene oxide with nitrogen	充氮气的环氧乙烷	30	0.1	0.2		见表 8.2	
1045	124	Fluorine	氟	30	0.1	0.2	100	0.5	2.2
1045	124	Fluorine (compressed gas)	氟（压缩气体）	30	0.1	0.2	100	0.5	2.2
1051	117	Hydrocyanic acid, aqueous solutions, with more than 20% hydrogen cyanide	氢氰酸溶液（氢氰酸含量 > 20%）	60	0.2	0.9	300	1.1	2.4
1051	117	Hydrogen cyanide (anhydrous, stabilized)	氢氰酸（无水，加稳定剂）	60	0.2	0.9	300	1.1	2.4
1051	117	Hydrogen cyanide (stabilized)	氢氰酸（加稳定剂）	60	0.2	0.9	300	1.1	2.4
1052	125	Hydrogen fluoride (anhydrous)	氟氢酸（无水）	30	0.1	0.5		见表 8.2	
1053	117	Hydrogen sulphide (sulfide)	硫化氢	30	0.1	0.4	400	2.1	5.4
1062	123	Methyl bromide	溴甲烷	30	0.1	0.1	150	0.3	0.7
1064	117	Methyl mercaptan	甲基硫醇，甲硫醇	30	0.1	0.3	200	1.1	3.1
1067	124	Nitrogen dioxide	二氧化氮	30	0.1	0.4	400	1.2	3.0
1076	125	Phosgene	光气，碳酰氯	100	0.6	2.5	500	3.0	9.0

8

续表

识别号	应急救援指南卡号	英文名称	中文名称	首次隔离和防护距离					
				小泄漏			大泄漏		
				首次隔离距离 (m)	下风向撤离距离 (km)		首次隔离距离 (m)	下风向撤离距离 (km)	
					白天	夜晚		白天	夜晚
1079	125	Sulfur dioxide	二氧化硫	100	0.7	2.2	见表 8.2		
1135	131	Ethylene chlorohydrin	氯乙醇	30	0.1	0.2	60	0.4	0.6
1244	131	Methylhydrazine	甲基肼	30	0.3	0.6	100	1.3	2.1
1259	131	Nickel carbonyl	羰基镍	100	1.4	4.9	1000	11.0+	11.0+
1560	157	Arsenic chloride	五氯化砷	30	0.2	0.3	100	1.0	1.4
1560	157	Arsenic trichloride	三氯化砷	30	0.2	0.3	100	1.0	1.4
1595	156	Dimethyl sulfate	硫酸二甲酯	30	0.2	0.2	60	0.5	0.6
1613	154	Hydrocyanic acid, aqueous solutions, with more than 20% hydrogen cyanide	氢氰酸水溶液，氢氰酸 > 20%	30	0.1	0.1	100	0.5	1.1
1613	154	Hydrogen cyanide, aqueous solution, with not more than 20% hydrogen cyanide	氢氰酸水溶液，氢氰酸 < 20%	30	0.1	0.1	100	0.5	1.1
1614	152	Hydrogen cyanide, stabilized (absorbed)	氢氰酸，加稳定剂（吸收的）	60	0.2	0.6	150	0.5	1.6
1732	157	Antimony pentafluoride (when spilled in water)	五氟化锑（泄漏到水中时）	30	0.1	0.5	100	1.0	3.8
1745	144	Bromine pentafluoride (as spilled on land)	五氟化溴（泄漏到地面时）	60	0.8	2.4	400	4.9	10.2
1745	144	Bromine pentafluoride (when spilled in water)	五氟化溴（泄漏到水中时）	30	0.1	0.5	100	1.1	3.9
1746	144	Bromine trifluoride (as spilled on land)	三氟化溴（泄漏到地面时）	30	0.1	0.2	180	1.8	4.8
1746	144	Bromine trifluoride (when spilled in water)	三氟化溴（泄漏到水中时）	30	0.2	0.9	210	1.9	5.8
1749	124	Chlorine trifluoride	三氟化氯	60	0.3	1.1	300	1.4	4.1
1754	137	Chlorosulfonic acid (with or without sulfur trioxide mixture) (as spilled on land)	氯磺酸（含或不含三氧化硫混合物）（泄漏到地面时）	30	0.1	0.1	30	0.2	0.3

续表

识别号	应急救援指南卡号	英文名称	中文名称	首次隔离和防护距离						
				小泄漏			大泄漏			
				首次隔离距离（m）	下风向撤离距离（km）		首次隔离距离（m）	下风向撤离距离（km）		
					白天	夜晚		白天	夜晚	
1754	137	Chlorosulfonic acid（with or without sulfur trioxide mixture）（when spilled in water）	氯磺酸（含或不含三氧化硫混合物）（泄漏到水中时）	30	0.1	0.3	60	0.7	2.2	
1754	137	Chlorosulphonic acid（with or without sulfur trioxide mixture）（as spilled on land）	氯磺酸（含或不含三氧化硫混合物）（泄漏到地面时）	30	0.1	0.1	30	0.2	0.3	
1754	137	Chlorosulphonic acid（with or without sulfur trioxide mixture）（when spilled in water）	三氧化硫（含或不含三氧化硫混合物）（泄漏到水中时）	30	0.1	0.3	60	0.7	2.2	
1758	137	Chromium oxychloride（when spilled in water）	氧氯化铬（泄漏到水中时）	30	0.1	0.1	30	0.2	0.7	
1777	137	Fluorosulfonic acid（when spilled in water）	氟硫酸（泄漏到水中时）	30	0.1	0.1	30	0.2	0.7	
1777	137	Fluorosulphonic acid（when spilled in water）	氟硫酸（泄漏到水中时）	30	0.1	0.1	30	0.2	0.7	
1829	137	Sulfur trioxide（stabilized）	三氧化硫（加稳定剂）	60	0.4	1.0	300	2.9	5.7	
1829	137	Sulphur trioxide（stabilized）	三氧化硫（加稳定剂）	60	0.4	1.0	300	2.9	5.7	
1831	137	Sulfuric acid（fuming）	硫酸（发烟的）	60	0.4	1.0	300	2.9	5.7	
1831	137	Sulfuric acid（fuming, with not less than 30% free Sulfur trioxide）	硫酸（发烟的，含游离三氧化硫＞30%）	60	0.4	1.0	300	2.9	5.7	
1831	137	Sulphuric acid（fuming）	硫酸（发烟的）	60	0.4	1.0	300	2.9	5.7	
1831	137	Sulphuric acid（fuming, with not less than 30% free Sulphur trioxide）	硫酸（发烟的，含游离三氧化硫＞30%）	60	0.4	1.0	300	2.9	5.7	
1859	125	Silicon tetrafluoride	四氟化硅	30	0.2	0.7	100	0.5	1.8	
1859	125	Silicon tetrafluoride（compressed gas）	四氟化硅（压缩气）	30	0.2	0.7	100	0.5	1.8	
1967	123	Parathion and compressed gas mixture	对硫磷与压缩气体混合物	100	1.0	3.4	500	4.4	9.6	
1975	124	Nitric oxide and nitrogen dioxide mixture	一氧化氮与二氧化氮混合物	30	0.1	0.5	100	0.5	2.2	

8

续表

识别号	应急救援指南卡号	英文名称	中文名称	首次隔离和防护距离					
				小泄漏			大泄漏		
				首次隔离距离 (m)	下风向撤离距离 (km)		首次隔离距离 (m)	下风向撤离距离 (km)	
					白天	夜晚		白天	夜晚
1975	124	Nitrogen dioxide and nitric oxide mixture	二氧化氮与一氧化氮的混合物	30	0.1	0.5	100	0.5	2.2
2188	119	Arsine	胂, 三氢化砷	60	0.6	3.0	420	4.1	9.5
2188	119	SA (when used as a weapon)	胂 (用作战争毒剂时)	60	0.9	2.5	420	4.1	8.1
2190	124	Oxygen difluoride	二氟化氧	300	1.6	6.7	1000	9.8	11.0+
2190	124	Oxygen difluoride (compressed)	二氟化氧 (压缩气体)	300	1.6	6.7	1000	9.8	11.0+
2191	123	Sulfuryl fluoride	硫酰氟, 二氟二氧化硫	30	0.1	0.5	300	1.9	4.4
2191	123	Sulphuryl fluoride	硫酰氟, 二氟二氧化硫	30	0.1	0.5	300	1.9	4.4
2194	125	Selenium hexafluoride	六氟化硒	200	1.1	3.4	600	3.4	7.8
2195	125	Tellurium hexafluoride	六氟化碲	600	3.6	8.6	1000	11.0+	11.0+
2196	125	Tungsten hexafluoride	六氟化钨	30	0.2	0.7	150	0.9	2.8
2198	125	Phosphorus pentafluoride	五氟化磷	30	0.2	0.8	150	0.8	2.9
2198	125	Phosphorus pentafluoride (compressed gas)	五氟化磷 (压缩气体)	30	0.2	0.8	150	0.8	2.9
2199	119	Phosphine	磷化氢, 膦	60	0.2	1.0	300	1.3	3.8
2407	155	Isopropyl chloroformate	氯甲酸异丙酯	30	0.1	0.2	60	0.5	0.9
2418	125	Sulphur tetrafluoride	四氟化硫	100	0.5	2.4	400	2.1	6.0
2548	124	Chlorine pentafluoride	五氟化氯	100	0.5	2.5	800	5.2	11.0+
2600	119	Carbon monoxide and hydrogen mixture (compressed gas)	一氧化碳与氢混合的压缩气体	30	0.1	0.2	200	1.2	4.4
2600	119	Hydrogen and carbon monoxide mixture (compressed gas)	氢气与一氧化碳混合的压缩气	30	0.1	0.2	200	1.2	4.4
2676	119	Stibine	氢化锑	60	0.3	1.6	200	1.2	4.2
2977	166	Radioactive material, Uranium hexafluoride, fissile (when spilled in water)	放射性物质, 六氟化铀, 裂变的 (泄漏到水中时)	30	0.1	0.4	60	0.5	2.1

续表

识别号	应急救援指南卡号	英文名称	中文名称	首次隔离和防护距离						
				小泄漏			大泄漏			
				首次隔离距离（m）	下风向撤离距离（km）		首次隔离距离（m）	下风向撤离距离（km）		
					白天	夜晚		白天	夜晚	
2977	166	Uranium hexafluoride, fissile containing more than 1% Uranium-235 (when spilled in water)	六氟化铀，易裂变的，含＞1%的铀-235（泄漏到水中时）	30	0.1	0.4	60	0.5	2.1	
2978	166	Radioactive material, Uranium hexafluoride, non fissile or fissile-excepted (when spilled in water)	放射性物质，六氟化铀，非裂变的或除裂变外的（泄漏到水中时）	30	0.1	0.4	60	0.5	2.1	
3083	124	Perchloryl fluoride	全氯（酸基氟化物）	30	0.2	1.1	800	4.5	9.6	
3294	131	Hydrogen cyanide, solution in alcohol, with not more than 45% hydrogen cyanide	氢氰酸醇溶液，氢氰酸含量≤45%	30	0.1	0.3	200	0.5	1.9	
3300	119P	Carbon dioxide and ethylene oxide mixture, with more than 87% Ethylene oxide	一氧化碳与环氧乙烷混合物，环氧乙烷含量＞87%	30	0.1	0.2	100	0.7	1.9	
3300	119P	Ethylene oxide and carbon dioxide mixture, with more than 87% Ethylene oxide	环氧乙烷与一氧化碳混合物，环氧乙烷含量＞87%	30	0.1	0.2	100	0.7	1.9	
9202	168	Carbon monoxide, refrigerated liquid (cryogenic liquid)	一氧化碳冷冻液	30	0.1	0.2	200	1.2	4.4	

参考来源：《危险化学品应急救援指南》。

表 8.2 6种常见 TIH 气体大泄漏时的首次隔离和防护距离

运输容器	首次隔离距离 (m)	下风向撤离距离					
		白天			夜晚		
		轻风 (km)	和风 (km)	强风 (km)	轻风 (km)	和风 (km)	强风 (km)
UN1005 无水氨：大泄漏							
铁路槽车	300	1.7	1.3	1.0	4.3	2.3	1.3
高速路罐车或拖车	150	0.9	0.5	0.4	2.0	0.8	0.6
农业护理储罐	60	0.5	0.3	0.3	1.3	0.3	0.3
多用途小钢瓶	30	0.3	0.2	0.1	0.7	0.3	0.2
UN1017 氯：大泄漏							
铁路槽车	1000	9.9	6.4	5.1	11+	9.0	6.7
高速路罐车或拖车	600	5.8	3.4	2.9	6.7	5.0	4.1
多用途大钢瓶	300	2.1	1.3	1.0	4.0	2.4	1.3
多用途小钢瓶—用途大钢瓶	150	1.5	0.8	0.5	2.9	1.3	0.6
UN1040 环氧乙烷：大泄漏							
铁路槽车	200	1.6	0.8	0.7	3.3	1.4	0.8
高速路罐车或拖车	100	0.9	0.5	0.4	2.0	0.7	0.4
多用途小钢瓶或单—用途大钢瓶	30	0.4	0.2	0.1	0.9	0.3	0.2
UN1050 无水氯化氢：大泄漏 UN2186 氯化氢冷冻液：大泄漏							
铁路槽车	500	3.7	2.0	1.7	9.9	3.4	2.3
高速路罐车或拖车	200	1.5	0.8	0.6	3.8	1.5	0.8
多用途大钢瓶	30	0.4	0.2	0.1	1.1	0.3	0.2
多用途小钢瓶或单—用途大钢瓶	30	0.3	0.2	0.1	0.9	0.3	0.2
UN1052 无水氟化氢：大泄漏							
铁路槽车	400	3.1	1.9	1.6	6.1	2.9	1.9
高速路罐车或拖车	200	1.9	1.0	0.9	3.4	1.6	0.9
多用途小钢瓶或单—用途大钢瓶	100	0.8	0.4	0.3	1.6	0.5	0.3
UN1079 二氧化硫：大泄漏							
铁路槽车	1000	11+	11+	7.0	11+	11+	9.8
高速路罐车或拖车	1000	11+	5.8	5.0	11+	8.0	6.1
多用途大钢瓶	500	5.2	2.4	1.8	7.5	4.0	2.8
多用途小钢瓶或单—用途大钢瓶	200	3.1	1.5	1.1	5.6	2.4	1.5

表 8.3　根据环境情况估计风速

风速（km/h）	风级	说明
＜ 10	轻风	人面感觉有风；树叶微响；风向标能随风转动
10～20	和风	扬尘，纸片飞扬，小树枝摇摆
＞ 20	强风	大树枝摇动；电话里可听到风声；撑伞困难

8

参 考 文 献

国际化学品安全规划署，欧洲共同体委员会，1995. 国际化学品安全卡手册（一卷）[M]. 国家环境保护局组织译 . 北京：化学工业出版社 .

国际化学品安全规划署，欧洲共同体委员会，1996. 国际化学品安全卡手册（二卷）[M]. 国家环境保护局组织译 . 北京：化学工业出版社 .

国际化学品安全规划署，欧洲共同体委员会，1999. 国际化学品安全卡手册（三卷）[M]. 国家环境保护局组织译 . 北京：化学工业出版社 .

国际劳工局，2000. 职业卫生与安全百科全书 . 第 4 版 . [M]. 中译本译审委员会译 . 北京：中国劳动社会保障出版社 .

李德鸿，赵金垣，李涛，2019. 中华职业医学 [M]. 第 2 版 . 北京：人民卫生出版社 .

美国国立职业安全卫生研究所，2007. 危险化学品使用手册（2005）[M]. 李涛，张敏，贺青华，等主译 . 北京：中国科学技术出版社 .

任引津，2003. 实用急性中毒全书 [M]. 北京：人民卫生出版社 .

任引津，张寿林，1994. 急性化学物中毒救援手册 [M]. 上海：上海医科大学出版社 .

夏元洵，1991. 化学物质毒性全书 [M]. 上海：上海科学技术文献出版社 .

俞志明，2001. 新编危险物品安全手册 [M]. 北京：化学工业出版社 .

中国疾病预防控制中心，2003. 最新实用危险化学品应急救援指南 [M]. 北京：中国协和医科大学出版社 .

中华人民共和国国家统计局，2022. 中国统计年鉴 2022[S]. 北京：北京出版社 .

中华人民共和国国家卫生和计划生育委员会，2014. 职业健康监护技术规范：GBZ 188—2014[S]. [2023-11-17]. http：//www.nhc.gov.cn/zwgkzt/pyl/201111/53328.shtml.

中华人民共和国国家卫生和计划生育委员会，2014. 职业性铬鼻病的诊断：GBZ 12—2014[S]. [2023-11-17]. http://www.nhc.gov.cn/zwgkzt/pyl/201410/0476fe393cea484daa524c800df9206a.shtml.

中华人民共和国国家卫生和计划生育委员会，2014. 职业性过敏性肺炎的诊断：GBZ 60—2014[S]. [2023-11-17]. http：//www.nhc.gov.cn/zwgkzt/pyl/201410/d45c28e11dc64dfab4b4c3595bfb3a22.shtml.

中华人民共和国国家卫生和计划生育委员会，2014. 职业性急性磷化氢中毒的诊断：GBZ 11—2014[S]. [2023-11-17]. https：//www.spc.org.cn/online/4810d4c28591130158514c5047cda4cb.html.

中华人民共和国国家卫生和计划生育委员会，2015. 职业性丙烯酰胺中毒的诊断：GBZ 50—2015[S]. [2023-11-17]. https：//www.spc.org.cn/online/5b390f595703b8d8dafcb8c3675171dc.html.

中华人民共和国国家卫生和计划生育委员会，2015. 职业性尘肺病的诊断：GBZ 70—2015[S]. [2023-11-17]. http://www.nhc.gov.cn/wjw/pyl/202305/a96e9f48238d45f29443d73a1b0c5a07.shtml.

中华人民共和国国家卫生和计划生育委员会，2015. 职业性镉中毒的诊断：GBZ 17—2015[S]. [2023-11-17]. https：//www.spc.org.cn/online/e60aeb29f1680dd657cad2fbc315fa80.html.

中华人民共和国国家卫生和计划生育委员会，2015. 职业性急性氨中毒的诊断：GBZ 14—2015[S]. [2023-11-17]. https：//www.spc.org.cn/online/6ce275084d9f4dbdf3ed47f582f4edf6.html.

中华人民共和国国家卫生和计划生育委员会，2015. 职业性急性苯的氨基、硝基化合物中毒的诊断：GBZ 30 —2015[S]. [2023-11-17]. https：//www.spc.org.cn/online/bf08b1d1e9d24364852913eee815a06d.html.

中华人民共和国国家卫生和计划生育委员会，2015. 职业性慢性铅中毒的诊断：GBZ 37—2015[S]. [2023-11-17]. https：//www.spc.org.cn/online/fa4c76a1b029c0b48082787bdc2bcff8.html.

中华人民共和国国家卫生和计划生育委员会，2015. 职业性铍病的诊断：GBZ 67—2015[S]. [2023-11-17]. https：//www.spc.org.cn/online/5cbfa8126c663fec05cab1492fd808a9.html.

中华人民共和国国家卫生和计划生育委员会，2015. 职业性牙酸蚀病的诊断：GBZ 61—2015[S]. [2023-11-17]. https：//www.spc.org.cn/online/3835ce1a12c98423c2b1ef7232d52af7.html.

中华人民共和国国家卫生和计划生育委员会，2016. 职业性氟及其无机化合物中毒的诊断：GBZ 5—2016[S]. [2023-11-17]. https：//www.spc.org.cn/online/850fc0c2aacefd2d0d741156bc1abf41.html.

中华人民共和国国家卫生和计划生育委员会，2016. 职业性急性丙烯腈中毒的诊断：GBZ 13—2016[S]. [2023-11-17]. http：//www.nhc.gov.cn/wjw/pyl/202305/b360127cb4c44531ac18135c874cc7cb.shtml.

中华人民共和国国家卫生和计划生育委员会，2016. 职业性急性钒中毒的诊断：GBZ 47—2016[S]. [2023-11-17]. http：//www.nhc.gov.cn/wjw/pyl/202305/1e6bf60029b04fd380b625d496505908.shtml.

中华人民共和国国家卫生和计划生育委员会，2016. 职业性急性砷化氢中毒的诊断：GBZ 44—2016[S]. [2023-11-17]. http：//www.nhc.gov.cn/wjw/pyl/202305/01a5cec0991849c58964c87502dff9ca.shtml.

中华人民共和国国家卫生和计划生育委员会，2017. 职业性化学性眼灼伤的诊断：GBZ 54—2017[S]. [2023-11-17]. http：//www.nhc.gov.cn/fzs/s3582h/201711/eb02e41f44d244889a3decb3026499cb.shtml.

中华人民共和国国家卫生和计划生育委员会，2017. 职业性氯乙烯中毒的诊断：GBZ 90—2017[S]. [2023-11-17]. http：//www.nhc.gov.cn/fzs/s3582h/201706/b1200cdfa86a43acb5d42b8533f3008d.shtml.

中华人民共和国国家卫生和计划生育委员会，2017. 职业性肿瘤的诊断：GBZ 94—2017[S]. [2023-11-17]. http：//www.nhc.gov.cn/fzs/s3582h/201706/a84d8eaf76aa484b878ef360fd868715.shtml.

中华人民共和国国家卫生健康委员会，2019. 工作场所有害因素职业接触限值第 1 部分：化学有害因素：GBZ 2.1—2019[S]. [2023-11-17]. http：//www.nhc.gov.cn/wjw/pyl/202003/67e0bad1fb4a46ff98455b5772523d49.shtml.

中华人民共和国国家卫生健康委员会，2022. 职业性二硫化碳中毒诊断标准：GBZ 4—2022[S]. [2023-11-17]. http：//www.nhc.gov.cn/wjw/pyl/202203/2d783bfcda63497381a4a3aa14f2d0b0.shtml

中华人民共和国国家质量监督检验检疫总局，2002. 呼吸防护用品的选择、使用与维护：GB/T 18664—2002[S]. [2023-11-17]. https：//www.spc.org.cn/online/794df5edcc603108cdff25d0b293bc73.html.

中华人民共和国卫生部，2002. 职业性痤疮诊断标准：GBZ 55—2002[S]. [2023-11-17]. http：//www.nhc.gov.cn/zwgkzt/pyl/201212/33964.shtml.

中华人民共和国卫生部，2002. 职业性黑皮病诊断标准（总则）：GBZ 22—2002[S]. [2023-11-17]. https：//www.baidu.com/link?url=P58CQaH8REB2YlFIf3P0uk2zGsvHSQEqNTTczstH7zVkRck2Kjf_1CmzuqnHFhQXmF1x-2fq7FVAARzpOgTPFe3ThYe7cXpwKAMkRaEW3Wq&wd=&eqid=b1ce9d4f000166ec00000004655f0144.

中华人民共和国卫生部，2002. 职业性急性化学物中毒性神经系统疾病诊断标准：GBZ 76—2002[S]. [2023-11-17]. http：//www.nhc.gov.cn/zwgkzt/pyl/201212/34553.shtml.

中华人民共和国卫生部，2002. 职业性急性甲醛中毒诊断标准：GBZ 33—2002[S]. [2023-11-17]. http：//www.nhc.gov.cn/zwgkzt/pyl/201212/33942.shtml.

中华人民共和国卫生部，2002. 职业性急性硫化氢中毒诊断标准：GBZ 31—2002[S]. [2023-11-17]. http：//www.nhc.gov.cn/zwgkzt/pyl/201212/33940.shtml.

中华人民共和国卫生部，2002. 职业性急性硫酸二甲酯中毒诊断标准：GBZ 40—2002[S]. [2023-11-17]. http：//www.nhc.gov.cn/zwgkzt/pyl/201212/33949.shtml.

中华人民共和国卫生部，2002. 职业性急性氯气中毒诊断标准：GBZ 65—2002[S]. [2023-11-17]. http：//www.nhc.gov.cn/zwgkzt/pyl/201212/34543.shtml.

中华人民共和国卫生部，2002. 职业性急性偏二甲基肼中毒诊断标准：GBZ 86—2002[S]. [2023-11-17]. http：//www.nhc.gov.cn/zwgkzt/pyl/201212/34558.shtml.

中华人民共和国卫生部, 2002. 职业性急性一氧化碳中毒诊断标准：GBZ 23—2002[S]. [2023-11-17]. http：//www.nhc.gov.cn/zwgkzt/pyl/201212/33932.shtml.

中华人民共和国卫生部, 2002. 职业性磷中毒诊断标准：GBZ 81—2002[S]. [2023-11-17].

中华人民共和国卫生部, 2002. 职业性皮肤溃疡诊断标准：GBZ 62—2002[S]. [2023-11-17]. http：//www.nhc.gov.cn/zwgkzt/pyl/201212/34540.shtml.

中华人民共和国卫生部, 2003. 工作场所职业病危害警示标识：GBZ 158—2003[S]. [2023-11-17]. http：//www.nhc.gov.cn/zwgkzt/pyl/201212/34562.shtml.

中华人民共和国卫生部, 2006. 职业性慢性锰中毒诊断标准：GBZ 3—2006[S]. [2023-11-17]. http：//www.gxzfy.cn/html/2017/zybzdbz_0622/965.html.

中华人民共和国卫生部, 2007. 工作场所有害因素职业接触限值第 2 部分：物理因素：GBZ 2.2—2007[S]. [2023-11-17]. https：//www.cqcdc.org/index.php?c=wap&a=shows&catid=140&id=1128.

中华人民共和国卫生部, 2007. 职业性汞中毒诊断标准：GBZ 89—2007[S]. [2023-11-17]. http：//www.gxzfy.cn/html/2017/zybzdbz_0622/882.html.

中华人民共和国卫生部, 2008. 职业性哮喘诊断标准：GBZ 57—2008[S]. [2023-11-17]. http：//www.gxzfy.cn/html/2017/zybzdbz_0622/912.html.

中华人民共和国卫生部, 2009. 职业性化学性皮肤灼伤诊断标准：GBZ 51—2009[S]. [2023-11-17]. http：//www.gxzfy.cn/html/2017/zybzdbz_0622/918.html.

中华人民共和国卫生部, 2009. 职业性急性化学物中毒性呼吸系统疾病诊断标准：GBZ 73—2009[S]. [2023-11-17]. http：//www.gxzfy.cn/html/2017/zybzdbz_0622/897.html.

中华人民共和国卫生部, 2009. 职业性急性化学物中毒性心脏病诊断标准：GBZ 74—2009[S]. [2023-11-17]. http：//www.nhc.gov.cn/zwgkzt/pyl/200908/42169.shtml.

中华人民共和国卫生部, 2010. 职业性急性化学物中毒性血液系统疾病诊断标准：GBZ 75—2010[S]. [2023-11-17]. http：//www.gxzfy.cn/html/2013/zybzdbz_0325/129.html.

中华人民共和国卫生部, 2010. 职业性急性羰基镍中毒诊断标准：GBZ 28—2010[S]. [2023-11-17]. http：//www.nhc.gov.cn/zwgkzt/pyl/201004/46808.shtml.

中华人民共和国卫生部, 2010. 职业性三硝基甲苯白内障诊断标准：GBZ 45—2010[S]. [2023-11-17]. http：//www.nhc.gov.cn/zwgkzt/pyl/201102/50725.shtml

中华人民共和国卫生部, 2010. 职业性中毒性肝病诊断标准：GBZ 59—2010[S]. [2023-11-17]. http：//www.gxzfy.cn/html/2017/zybzdbz_0622/910.html.

中华人民共和国卫生部, 2011. 职业性急性光气中毒的诊断：GBZ 29—2011[S]. [2023-11-17]. https：//www.spc.org.cn/online/b5b21163b68ca5628ef3bc0afe9105d0.html.

中华人民共和国卫生部, 2011. 职业性慢性三硝基甲苯中毒的诊断：GBZ 69—2011[S]. [2023-11-17]. http：//www.nhc.gov.cn/wjw/pyl/202305/a8132d968df6404ba7df769600e45cb9.shtml.

中华人民共和国卫生部, 2013. 职业性苯中毒的诊断：GBZ 68—2022[S]. [2023-11-17]. http：//www.nhc.gov.cn/wjw/pyl/201410/1f4b144cdc5b4c72a6f910209518daa3.shtml.

中华人民共和国卫生部, 2013. 职业性急性化学物中毒的诊断总则：GBZ 71—2013[S]. [2023-11-17]. https：//www.spc.org.cn/online/a915714e395492e716eaa43e1c48fc82.html.

中华人民共和国卫生部, 2013. 职业性急性中毒性肾病的诊断：GBZ 79—2013[S]. [2023-11-17]. https：//www.spc.org.cn/online/30051840b057dc1b857e5ec0a69ed22e.html.

中华人民共和国卫生部, 2013. 职业性皮肤病的诊断 总则：GBZ 18—2013[S]. [2023-11-17]. https：//www.spc.org.cn/online/c9a5108fe

ba73b9ec117e2128cabab0c.html.

中华人民共和国卫生部，2013. 职业性砷中毒的诊断：GBZ 83—2013[S]. [2023-11-17]. https：//www.spc.org.cn/online/65b53366b4d7c b1f251ffed464f15ab7.html.

中华人民共和国卫生部卫生法制与监督司，卫生部卫生监督中心，全国职业卫生标准委员会. 工作场所职业病危害警示标识使用指南 [M]. 北京：人民卫生出版社，2003.

中华人民共和国卫生部卫生法制与监督司. 中华人民共和国职业卫生法规汇编 [M]. 北京：中国人口出版社，2002.

周国泰. 危险化学品安全技术全书 [M]. 北京：化学工业出版社，1997.

产业医学振兴财团. 化学物质取报业务の健康管理 [M]. 东京：神田印刷株式会社，1993.

俊藤稠等编集，1990. 产业中毒便览（增补版）[M]. 东京：医齿药出版株式会社.

劳动省安全卫生部监修，1991. 化学物质の危険. 有害便览 [M]. 东京：日本中央劳动灾害防止协会.

American conference of governmental industrial hygienists，2023. TLV and BEI Documentation [EB/OL]. [2023-07-04]. https：//portal. acgih.org/s/store#/store/browse/cat/a0s4W00000g02f8QAA/tiles.

International agency for research on cancer，2019. IARC Monographs on the Identification of Carcinogenic Hazards to Humans[EB/OL]. [2023-07-04]. https：//monographs.iarc.who.int/iarc-monographs-preamble-preamble-to-the-iarc-monographs/.

The National Institute for Occupational Safety and Health（NIOSH），2020. All Workplace Safety & Health Topics Our World[EB/OL]. [2023-07-04]. https：//www.cdc.gov/niosh/topics/.

Weast，Robert C，1988. CRC handbook of chemistry and physics[M]. Florida：CRC Press Inc.